치과 임상을 위한

감염관리학

3판

저 자

권정림 (서울대학교 치과병원)
김기은 (을지대학교)
김선경 (서울대학교 치과병원)
김진경 (대구보건대학교)
배수명 (강릉원주대학교)
심연수 (선문대학교)
안소연 (원광대학교 치과대학)
우성윤 (서울성모병원)
윤경옥 (신성대학교)
이선영 (서울성모병원)
이수영 (남서울대학교)
장분실 (서라벌대학교)
정유선 (백석문화대학교)
최문실 (송원대학교)

도서출판 웰

도서출판 웰

Copyright©2020 WELL Publishing Inc.

142-070. 22, Samyang-ro 118 gil, Gangbuk-gu, Seloul, Korea
T. 82. 2. 907. 2872 F. 82. 2. 907. 2873
E. bkc905@hanmail.net
H. www.wellpub.net

This book was originally pubished in Korea
under the title of :

Infection Control 3ed

Printed in Korea

Preface / 서문

학생들이 감염관리에 **흥미와 자신감**을 얻어
교과학습은 물론, **감염관리의 길잡이가 되기를 소망합니다.**

의료 관련 감염발생은 환자에게 신체적으로 질병을 악화시키고 합병증을 유발하며 심각한 경우는 사망에까지 이르게 합니다. 뿐만 아니라 의료 관련 감염이 발생한 환자는 발생하지 않은 환자에 비하여 입원기간이 증가하고 진료 비가 상승하는 등의 경제적 영향을 초래하고 윤리적 · 법적문제를 야기하는 등 그 심각성이 상당히 큽니다. 이러한 이유로 의료 관련 감염 발생은 의료환경 내에서 환자의 안전과 의료의 질을 평가하는 핵심지표로 다루기 때문에 의료 관련 감염 발생을 예방하기 위한 감염관리 활동은 환자의 안전 보장 차원에서 매우 중요합니다.

선진국에서는 일찍부터 의료기관의 감염관리 중요성을 인식하고 적극적인 연구와 활동들을 진행해 왔으며, 최근 국내에서도 감염관리에 대한 제도를 확립하기 위해 의료법을 개정하고, 의료기관 인증평가를 실시하고 있습니다.

보건복지부는 2014년부터 '치과병원에 대한 인증제'를 도입을 발표하였으며 현재 치과병원 인증제를 시행하고 있습니다. 2015년 메르스 사태를 겪으면서 병원 감염관리 및 예방의 중요성을 깊이 인식하였고, 2020년 코로나-19 바이러스 발병 이후 모든 병원에서 환자의 감염관리 및 예방을 기본부터 더욱 철저히 시행하고 있습니다.

특히 학생들에게 감염관리에 대한 올바른 지식을 습득하게 하는 것은 향후 의료진으로서 역할을 수행할 때 올바른 감염관리의 실천 여부를 좌우할 것입니다. 아무쪼록 본 교재를 통해 학생들이 감염관리에 흥미와 자신감을 얻어 교과학습은 물론 차후 치과병의원에서 근무할 때 이 책이 감염관리의 길잡이가 되기를 소망합니다.

바쁘신 일정에도 오랜 시간 귀중한 원고를 집필하며 고생하신 모든 저자 분께 지면을 통해 고마움을 전합니다. 끝으로 좋은 책을 만들기 위해 수고하신 도서출판웰의 봉기철 사장님과 서석호 이사님, 그리고 예쁘게 만들어주신 김정순님 등 관계자 여러분께 감사를 드립니다.

2020년 8월

집필진 일동

CONTENTS / 목차

8장 치과 방사선실 감염관리

9장 치과기공실 감염관리

10장 치과진료실의 수질 및 공기질 관리

11장 의료폐기물 관리

12장 감염관리 활동

13장 부록

01

의료 관련 감염과 감염관리

학습목표

1. 감염관리 중요성과 필요성에 대해서 설명할 수 있다.
2. 치의학에서 대표적인 감염성 질환에 대하여 설명할 수 있다.
3. 미생물 전파의 관계를 설명할 수 있다.

핵심용어

▪ **의료 관련 감염(Healthcare-associated infection)**
입원뿐만 아니라 외래진료를 포함하여 의료와 관련된 모든 감염을 말한다.

▪ **감염관리(Infection control)**
질병 전파의 잠재적 가능성을 예방하거나 줄이는 데 사용되는 정책 및 절차이다.

▪ **감염감시(surveillance)**
병원 내 감염의 발생과 분포, 발생 위험의 증감 요인이 되는 조건이나 상황을 체계적으로 계속 관찰하는 것이다.

▪ **병원감염(Nosocomial infection)**
'입원 당시 나타나지 않았음은 물론 잠복상태도 아니었던 감염이 입원기간에 발생한 경우'이다.
즉 입원 이전에 감염되지 않았던 사람이 입원 후 병원 환경에서 병원성 미생물에 노출되어 발생되었거나
환자 자신이 이미 가지고 있던 내인성 미생물에 의해 발생된 감염증을 말한다.

▪ **치과의료 종사자(Dental healthcare personnel, DHCP)**
치과의사, 치과위생사, 치과조무사, 치과기공사 그리고 환자 치료와 직접적으로 관련되지 않았지만 오염원에 잠재적으로 노출된 사람을 포함한다.

▪ **교차감염(Cross-infection)**
주로 저항력이 약한 사람에게 발생하며 환자나 환자를 많이 접하는 의료인, 병원 직원, 진료용 기구,
심지어는 면회객을 통해 병원균에 감염되는 것이다.

▪ **미국 질병 관리센터(Center for disease control prevention; CDC)**
미국의 연방 정부기관인 보건복지부의 산하기관으로서, 양질의 건강 정보를 제공하고 주 정부의 보건부서 및
여타 기관과 연계함으로써 공중보건 및 안전을 개선하기 위해 질병 예방 및 통제 수준을 개선하고 동시에
환경보건, 산업안전보건, 건강증진, 상해 예방 및 건강교육 등 다양한 분야의 정책을 담당하고 있다.

▪ **보편적 예방조치(Universal precautions)**
혈액에 오염될 수 있는 모든 혈액과 체액은 감염성으로서 치료되어야 한다는 개념에 입각한 실습과 절차이다.

▪ **기회감염(Opportunistic infection)**
면역체계가 정상적으로 작동하지 않을 때 발생하는 감염을 말한다.

▪ **개인 보호구(Personal protective epuiment)**
고용인이 위험에 대한 보호를 위해 착용하는 전문 장비(예: 장갑, 마스크, 보안경, 보호복)이다.
일반 작업복(예: 유니폼, 바지, 셔츠 및 블라우스)은 위험에 대한 보호 기능을 하지 않으므로
개인 보호구로 간주되지 않는다.

의료 관련 감염(Healthcare-associated infection)이란 입원뿐만 아니라 외래진료를 포함하여 의료와 관련된 모든 감염을 말한다. 의료 관련 감염은 환자의 유병률을 증가시키고, 영구적인 후유증을 초래하거나 심각한 경우 사망에 이르기도 한다. 이러한 신체적 영향뿐만 아니라 의료 관련 감염 발생으로 인한 입원비용 증가와 같은 경제적 영향도 초래할 수 있다. 미국 내 의료 관련 감염감시 결과에 따르면 입원 환자의 5~10%가 의료 관련 감염에 이환되고, 이로 인해 연간 10만 명 정도가 사망하며 약 100억 달러의 손실이 추산된다고 보고되고 있다. 최근 국내에서도 의료서비스에 대한 국민들의 인식 변화와 의료시장의 경쟁 등 의료를 둘러싼 환경의 변화로 각 병원은 의료서비스의 질 향상에 많은 관심과 노력을 기울이게 되었고, 의료의 질을 평가하는 중요 요소로써 의료 관련 감염관리에 관심을 갖게 되었다.

01 병원감염의 역사

질병은 인류의 역사와 더불어 존재해 왔으며 질병치료의 한 방법으로 외과적 수술 방법이 도입되었다. B.C. 1600년경 이집트의 Edwin Smith는 48개의 수술사례를 보고했는데 수술에 수반되는 출혈과 동통에 대한 문제해결이 어려웠음은 물론, 수술 후 감염증(postoperative infection)이 상당히 심각했다고 한다. 즉 수술을 받았던 환자의 80~90%가 수술 후 감염증으로 사망했기 때문에 외과적 수술을 기피하는 것이 일반적인 상황이었다.

1500년경 봉합사와 소작술(cauterization)이 개발되고, 1742년 ether, 1890년 chloroform과 같은 마취제를 사용하면서 수술에 수반되는 출혈과 동통 문제 해결에 커다란 기여를 했음에도 수술 후 감염증에 대한 문제는 여전히 해결되지 않았다. 의료 관련 감염관리의 역사는 1840년대 오스트리아의 의사 Semmelweis가 손 위생 개념을 고안한 것을 기원으로 볼 수 있으나, 본격적으로 병원감염이 중요한 주제로 떠오른 것은 1950년대부터라 할 수 있다. 1888년경 수술환자의 수술 후 감염률은 25~80%나 되었고 이때부터 의료인들은 환경 속에 존재하는 미생물에 관심을 갖기 시작했다.

1865년 Lister는 수술실에 석탄산을 분무하고 수술 전에 석탄산으로 손을 씻기 시작하여 소독(antisepsis)의 신기원을 이룩하였다. 1912년 Brewer가 철저한 무균술로 감염원을 차단하면 수술 후 감염률을 5% 이하로 감소시킬 수 있다는 보고와 함께 그 중요성을 강조한 이후 무균술을 계속 발전시킨 결과 수술 후 감염률은 현저히 저하되었다.

미국은 1760년 감염관리 기준법(Infection control standard)을 만들었고, 1976년부터는 행정적인 수준에서 감염관리를 시행하여 병원감염의 감소에 커다란 공헌을 하였는데, 최근 병원감염률은 3~4%로 보고되고 있다.

우리나라도 전염병예방법 시행규칙을 1977년 8월 공포 후 수차례의 개정이 있었으나 감염관리에 대한 관심도가 그리 높지는 않았던 것이 사실이다. 1983년 보건사회부에서는 전염병 예방에 대한 시행규칙을 마련하였다. 1981년부터 실시한 병원표준화 심사에도 병원감염관리 기준을 제시하여 감염관리를 권장하고 있는데 우리나라의 병원감염률은 1964년 13% 정도였으나 1990년대에는 5~6%인 것으로 알려졌다.

1995년 11월에 발족된 대한병원감염관리학회가 창립되면서 감염관리소식지가 발행되었으며, 1996년 11월 감염관리지침 발간, 2001년 감염관리지침 2판 발간, 2006년 4월 감염관리지침 3판 출간, 2011년 4월 의료기관의 감염관리 제4판 발간 등의 꾸준한 관심과 자료발간이 이루어졌다. 이러한 성과로『감염병의 예방 및 관리에 관한 법률』이 2010년 1월 18일 전면 개정되면서, 보건복지부에 감염병관리위원회가 운영되고 있다.

최근 우리나라도 병원 감염관리에 관심이 높아지는 가운데 2002년에 의료법상 300병상 이상의 의료기관에서는 의료 관련 감염관리를 의무화하도록 법으로 규정하였으며, 2004년부터 전국 규모의 의료기관 평가가 시행되기 시작하였다. 2010년 11월부터는 의료법 개정에 따른 의료기관 인증평가 제도로 변경되었으며, 그로 인해 의료관련 감염관리가 의료기관 평가에 중요한 비중을 차지하게 되었다.

인증을 위한 의료기관평가인증원은 정부 중심의 강제평가였던 의료기관평가 제도를 2010년 의료기관의 자율적인 참여를 바탕으로 실시하도록 인증제도로 전환한 것이 설립의 배경이다. 2010년 4월에 의료기관 인증기준 초안 확정 및 가이드북을 완성하고, 2010년 11월 의료기관인증평가 인증조사를 처음 실시하였다.

2012년 개정된 의료법은 의료기관내 의료관련감염 관리의 중요성을 매우 강조하고 환자안전과 의료안전을 위하여 감염관리가 필수 사항임을 강조하고 있다. 2012년 정신의료기관 평가가 처음 실시되었으며, 요양병원 인증기준 공표와 더불어 2013년1월 요양병원의 인증조사 또한 처음 실시되었다. 2013년 9월 한방병원 인증 기준이 공표되어 2014년 한방병원인증조사가 실시되었고, 2018년 개정 이후 종합병원 150개 이상의 병상을 갖춘 병원에서는 의무적으로 감염관리위원회를 설치하도록 하였다.

치과계는 2012년 한국치위생감염관리학회를 발족하여 인증기준과 방향성, 감염관리 체계에 대해 여러 각도로 활발한 연구를 진행하고 있으며 2014년부터 치과병원 인증제를 시행하고 있다.

02 병원감염의 정의

병원감염이란 병원에서 획득된 감염(hospital acquired infection)을 의미하는 것으로 의료관련감염이라고도 한다. 혹은 히랍어로 병원인 nosocomia에서 유래한 원내 감염(nosocomial infection)이라고 통칭한다.

병원감염에 대한 구체적인 정의는 미국병원협회의 '병원 내 감염관리'에서 최초로 언급하였고, 그 이후 1970년 US Public Health Service에서 현재 널리 인용되는 용어로서 '입원 당시 나타나지 않았음은 물론 잠복상태도 아니었던 감염이 입원기간에 발생한 경우'라고 정의하였다.

1992년 미국 질병관리센터(Center for Disease Control and Prevention: CDC)에서 제정된 병원성 감염의 정의는 "입원 이전에 감염되지 않았던 사람이 임원 후 병원환경에서 병원성 미생물에 폭로되어 발생하거나 이미 가지고 있던 내인성 미생물에 의해 발생된 감염증"을 의미하며, 일반적으로 '입원24시간에서 48시간 이후에 발생하는 감염, 혹은 병원에서 퇴원한 후에 감염증상을 일으키는 상태'로 정의 한다. 병원감염의 대부분은 환자의 입원기간에 발생하지만, 퇴원 후에 발견될 수도 있다. 이때 퇴원 후 30일 이내에 발생하는 것까지 포함하는 것이 일반적이다. 환자의 허약 및 노약과 질병에 기인한 쇠약상태, 병원이라는 제한된 공간에 의해 환자 밀집, 각종 수술과 마취, 보조기구의 이용, 약물투여 등은 환자에게 병원환경에서 미생물 침입을 용이하게 하므로 일반 건강인보다 병원 감염률이 증가한다. 대표적인 병원감염에는 요로감염, 창상감염, 폐렴, 혈류감염증 등이 있다. 병원감염의 종류와 기준은 **표 1-1**과 같다.

표 1-1 병원감염의 종류와 기준

병원감염의 종류	기준
수술 창상	농성 분비물이 생성되는 경우
비뇨기계	소변 배양검사에서 2회 이상 양성 반응 또는 1회 검사에서 1,000,000 colonies/ml 이상 검출되는 경우
호흡기계	신체적 증상과 방사선 상 검사 및 균 배양검사에서 양성
혈액계	혈액 배양검사에서 양성반응을 보인 경우
소화기계	대변 배양검사에서 양성 또는 설사가 2일 이상 계속되는 경우
정맥계	정맥 맥관 부위가 발적되고 홍반이 나타나는 경우
화상	농성 분비물이 생성되거나 조직생검에서 10^6 organism/gm이 검출될 때

03 감염관리의 중요성

현대의 의료환경은 새로운 항생제가 개발되고, 각종 소독제가 사용되며 장갑과 보호복 등 개인 보호구의 착용이 강화되었는데도 항암 요법의 발달, 면역억제제 사용 등으로 인한 면역기능 저하 환자의 증가, 침습적 시술의 보편화, 인공의료기구 사용 증가, 항생제 내성 증가 등으로 인해 병원감염은 지속적으로 증가하고 있다. 국내의 연구 결과에 의하면 병원감염 발생률은 입원환자의 3.7~15.5%, 병원감염 1건당 추가 재원일수는 평균 12일, 병원감염 1건당 최소 65만원에서 최대 636만원의 추가 진료비가 소요되는 것으로 보고된 바 있으며, 이 중 약제비가 51~83%로 대부분 항생제로 인한 비용이다. 다음에 전국 중환자실 병원감염 발생률은 표 1-2와 같다.

병원감염은 의료의 질 저하, 경제적 손실, 법적·윤리적·사회적 문제를 초래할 수 있다. 첫째, 의료의 질 저하 측면에서 보면, 병원감염으로 인해 유병률의 증가, 치료의 지연 및 심한 경우 환자를 사망에 이르게 할 수 있다. 둘째, 경제적 손실 측면에서 보면, 병원감염으로 인한 입원 및 치료기간의 연장과 항생제 사용으로 인한 의료비용의 추가 등이 발생할 수 있다. 이와 같은 병원감염이 발생할 경우, 일반인들에게는 의료인 혹은 의료기관의 부주의 또는 과실로 인해 발생하는 것으로 오해되어 법적 소송으로 진행되기도 한다. 현대의학 수준에서 병원감염은 100% 예방은 불가능하며, 30~50% 수준만이 예방된다고 한다. 그러나 의료기관의 과실이 명백하게 인정되거나 병원감염을 예방하기 위한 의료기관의 노력을 증명하지 못하는 경우는 이에 대한 배상으로 이어지게 된다. 셋째, 윤리적인 측면에서 보면, 의료의 모든 행위가 히포크라테스와 나이팅게일선서에 의거하여 환자에게 최선을 다해야 한다. 그러나 병원감염 자체가 인간의 노력으로 예방할 수 없었던 경우라도 환자를 담당하는 의료인으로서 윤리적 책임감을 느끼게 할 수 있다.

표 1-2 전국 중환자실 병원감염 발생률

구 분	병원감염률(재원일수 1,000일당)			
연도	2004	2005	2006	2007.7~2008.6
참여병원 수	16개	16개	44개	56개
감시 기간	4개월	6개월	6개월	12개월
환자 재원일수	42,255	82,053	173,559	367,352
병원감염 발생건수	505	791	1,343	2,637
발생률(재원일수 1,000일당 병원감염 발생건수)	11.95	9.64	7.74	7.18

마지막으로 사회적인 측면에서 보면, 원인이 무엇이든 병원감염이 많이 발생하는 의료기관으로 언론에서 보도될 경우, 해당 의료기관의 이미지 손상 및 환자의 불신감이 높아질 수 있으므로 환자와 의료인 간의 기본적인 신뢰가 바탕이 되어야 할 의료행위 시 피해의식을 유발할 수 있다. 미국 질병관리센터(CDC)의 연구결과에 의하면, 감염관리사업이 가장 효율적으로 시행되는 병원에서는 전체 병원감염의 약 1/3을 예방할 수 있다고 한다. 뒷부분에 치의학에서 대표적인 감염성 질병은 **표 1-3**과 같다.

표 1-3 치의학에서 대표적인 감염성 질병

구 분	병원체	잠복기간
박테리아에 의한 질병		
포도상알균 감염	화농성 간농양	4 ~ 10일
결핵	결핵균	6개월까지
연쇄상알균 감염	폐렴알균	1 ~ 3일
폐렴균 감염	레지오넬라 뉴모필라	1 ~ 3일
레지오넬라증		2 ~ 10일
바이러스에 의한 질병		
인플루엔자(독감)	독감 바이러스	1~ 4일
감기(일반적 감기)	리노바이러스(가장 흔함)	몇주
재발성 헤르페스 병변	단순포진, 타입 1 및 2	2수 정도
풍진	풍진바이러스	9~11일
B형 간염	B형 간염 바이러스	6주 이상
C형 간염	C형 간염 바이러스	6개월 수주 ~ 수개월
델디 간염(D형 간염)	D형 간염 바이러스	수주 ~ 수개월
전염성 단핵증	에프스타인 바바이러스	4 ~ 7주
수족구병	콕사키바이러스 A16	2일 이상
헤르팡지나(포진성 구협염)	그룹A 콕사키바이러스	3주
에이즈	인체 면역결핍바이러스(HIV)	5일
(AIDS: 후천성 면역결핍 증후군)		수개월 ~ 수년
균류성		
피부진균병(표재성 피부 감염)	백선균, 소포자균	
칸디다증	피하진균증, 칸디다속	수일 ~ 수주
	칸디다 알비칸스	수일 ~ 수주
기타		
치면세균막,치석	다양한 미생물	1~8일
손가락 · 손 · 눈의 감염		

그러므로 감염관리를 하는 궁극적인 목적은 의료 관련 감염 발생을 감소시키는 것이다. 이를 통해 의료 관련 감염에서 환자를 보호하여 감염 발생률을 낮추고, 생존율을 증가시키며 유병률을 감소시켜 의료 관련 감염으로 인한 입원 기간 및 비용 증가와 같은 경제적 악영향도 감소시킬 수 있게 된다.

의료 관련 감염관리의 두 번째 중요한 목적은 환자와 의료기관 종사자 간 감염의 전파를 예방하는 것이다. 의료기관 종사자들은 기회감염에 노출되어 있으므로 자신을 보호해야 하며, 더불어 감염된 의료기관 종사자들이 환자에게로 감염을 전파하는 것을 예방하고 환자가 다른 직원에게 전파하는 교차감염을 예방하는 것이 중요하다. 또한 방문객을 통한 지역사회 감염이 병원 내로 유입, 확산되거나 병원 내 감염이 지역사회로 확산되지 않도록 예방해야 한다.

치과의료 종사자는 환자를 치료하면서 일상적으로 교차감염의 위험에 처할 수 있다.

04 미생물의 전파 가능성

혈액과 타액에 존재하는 미생물체에 대한 지속적인 연구를 해오던 중 감염방지에 깊은 관심을 갖게 하고 감염방지책을 재평가할 수밖에 없는 중요한 사건이 발생하였다. 바로 1970년대 초반에 본격적으로 보고되기 시작한 B형 간염의 원인인자인 HBV 발견과 1980년대 초반에 AIDS의 원인인자인 HIV의 발견이었다. 특히 1990년에 AIDS에 걸린 미국의 한 치과의사에게서 6명의 환자가 감염된 사건은 HIV 감염된 치과의료 종사자가 진료과정 중에 환자에게 전파한 사실이 확인되면서 감염방지에 대한 경각심을 다시 한 번 불러일으킨 계기가 되었다. B형 간염과 AIDS 이외에도 치과진료실에서 발생할 수 있는 질병의 전파와 전염은 수없이 많다. 독감 · 결핵 · 단순포진(herpes simplex) 감염 · 폐렴 · 심내막염 · C형 간염 · 인플루엔자 그리고 피부과적인 세균과 진균성 질환 등 그 예가 매우 다양하다.

결과적으로 치과의료 종사자는 최대한 환자와 자신을 위하여 질병매개의 잠재적인 위험을 줄이고 적절한 감염관리 대책을 세워야 한다.

치의학에서 미생물의 전파를 위한 일반적 경로는 다음과 같다.

- 감염성 병변 혹은 감염된 타액 · 혈액과의 직접적 접촉
- 오염된 중간 매개체에서 세균의 전파를 통한 간접적 접촉
- 혈액 · 타액 · 비인두의 분비물이 직접 손상된 피부나 손상되지 않은 피부 및 점막에 튀는 것
- 에어로졸 분사 미생물의 공기를 통한 전파

감염관리 측면에서 멸균과 소독은 구분되어야 한다. 멸균은 모든 미생물을 살균 또는 제거하여 무균상태로 만드는 것이다. 소독은 물체의 표면 또는 그 내부에 있는 병원균을 죽여 전파력 또는 감염력을 없애는 것이다. 치과치료 중에 오염된 모든 기자재의 표면을 소독하는 것이 불가능하므로 특정한 경우 화학적 소독제를 사용하는 것이 정당화된다. 진료 환자 중 감염 발생에 이환된 환자를 정확히 구별하여 이들에 대해서만 선택적으로 감염경로를 차단한다는 것은 현실적으로 거의 불가능하다. 따라서 환자가 감염성 질환에 이환되어 있고 치명적인 감염균을 보유하고 있다는 가정 하에 진료 시에는 모든 환자에게 보편적 예방조치(Universal precautions)를 적용해야 한다. 이 같은 개념을 구체화하기 위해 치과진료실에서 노출표면에 대한 감염 통제, 개인 보호구의 사용, 예방접종, 기구소독 및 멸균이 이루어져야 하고 아울러 감염방지에 대한 계속적인 교육을 시행해야 한다.

REPORT

■ 학번:　　　　　　■ 이름:

1. 병원감염이란 무엇인지 서술하시오.

2. 감염관리의 중요성을 서술하시오.

02 감염성 질환

학습목표

1. 치과진료 시 감염 매개체를 나열할 수 있다.
2. 치과진료 시 발병 가능한 감염성 질환을 알고, 위험요인을 나열할 수 있다.
3. 치과치료 시 환자 구강에서 공기 중에 에어로졸이 발생될 가능성을 설명할 수 있다.
4. 치과의료 종사자가 에어로졸에 노출되는 것을 방지하기 위한 호흡기 감염관리 이론과 방법을 설명할 수 있다.
5. 감염 노출을 최소화할 수 있는 방법을 인지하고 실천할 수 있다.

핵심용어

- **간염(Hepatitis)**
  간의 염증상태로 6가지 간염바이러스 중 한 가지에 의한 감염으로 나타난다.
  드물게 다른 바이러스·세균·기생충 또는 약물·알코올·화학약품의 독소반응 등에 의해 나타난다.
- **후천성 면역결핍증(Acquired immunodeficiency syndrome, AIDS)**
  면역결핍 바이러스(HIV)로 인해 발생하는 인체 면역 체계의 질병. AIDS의 가장 큰 특징은 CD4 세포가 죽어 버림으로써 감염이나 암을 발생하게 하는 등 생명을 치명적인 질병에 노출시킨다.
- **CD4**
  T세포의 세포막 단백질의 일종으로, T세포의 분화 및 기능 발현에 중요한 역할을 한다.
  인간면역결핍바이러스의 외막 당단백질(gp120)과 결합한다.
- **급성 레트로 바이러스 증후군(Acute retrovirus syndrome, ARS)**
  일차 HIV감염 또는 급성 HIV감염이라고도 한다. HIV에 감염되면 2~4주에 HIV가 급속히 복제되며, 이와 함께 CD4 세포 수가 감소하고 혈액 내 HIV 수치가 증가하는 특징을 보인다.
- **항레트로바이러스 치료(Antiretroviral therapy, ART)**
  HIV감염에 권장되는 항레트로바이러스 치료는 극활성화된 항레트로바이러스 치료라고 하며(HAART), 감염 기간에 HIV를 각기 다른 시기별로 공격하기 위해 여러 약물을 복합적으로 사용한다.
- **인간면역결핍바이러스(Human immunodeficiency virus, HIV)**
  AIDS를 일으키는 바이러스이다. HIV는 레트로바이러스군으로 HIV-1 및 HIV-2 두 가지 종류가 있으며, HIV-1은 대부분의 HIV감염을 일으키고, HIV-2는 아프리카 서부지역의 감염을 일으키는 것으로 알려져 있다.
- **림프구(Lymphocyte)**
  면역 백혈구의 일종으로 혈액·림프 및 림프 조직 내에 있다.
- **기회감염(Opportunistic infection, OI)**
  숙주 내에 기생하는 일반 비병원성 미생물에 의한 감염을 말한다.
- **레트로바이러스(Retrovirus)**
  단일섬유 RNA 분자 내에 자신의 유전 정보를 저장하는 바이러스의 한 종류이다. 추후에 역전사 효소라는 특별한 효소를 사용하여 자체 유전자의 이중 가닥 DNA를 만들어 낸다. DNA 복제는 그 후 숙주세포 고유의 유전물질로 통합된다.
  대표적인 레트로바이러스로는 HIV가 있다.
- **비말핵(Droplet nuclei)**
  장시간 공기 중에 떠도는 미생물을 포함한, 공기로 운반되는 작은 방울의 탈수에 의해 형성되는, 지름 5㎛ 이하의 입자이다.
- **에어로졸(Aerosol)**
  대기 중에 연기나 안개처럼 기체 내에 고체나 액체의 미립자가 분산부유하는 상태이다.
- **결핵결절(Tubercle)**
  결합조직에 둘러싸인 염증세포와 박테리아 덩어리로 구성된 결핵균의 감염으로 만들어진 작은 원형의 종양이다.

치과진료실에서 혈액, 다른 감염된 체액 또는 비말을 매개로 한 전염을 막기 위해 직업적 위험에 노출된 의료인들이 지켜야 할 종합적이고 다면적인 프로그램을 실행해야 한다. 혈액이나 다른 기회감염에 노출되는 것을 피하기 위한 안전장치에는 무균술을 사용한 예방책이나 개인보호장비, 기계 및 작업장 관리, 초기 단계에서의 면역조치 등이 포함된다. 하지만 직업적 위험에 대한 노출은 치과의료 종사자가 노력하지만 여전히 발생하고 있다. 치과의료 종사자는 직업적으로 HBV, HCV 그리고 HIV를 포함한 혈액 매개병원체에 노출되는 위험에 처해 있다. 또한, 빈번하게 공기 중 상주하는 병원균에 노출되고 있다. 그러므로, 혈액 및 감염된 체액을 매개로 전염될 수 있는 직업적 노출위험에 대해 인지하고 주의할 필요가 있다.

01 바이러스성 감염(Hepatitis virus)

간염(hepatitis)은 HBV 감염에 의한 간의 염증상태로, 감염이 지속될 경우 만성 감염으로 간경변, 초기 간암의 주요한 원인이다. 이 바이러스는 1965년 처음 밝혀졌으며, HBV 감염은 빈번하게 발생하고 전이양상이 다양하게 나타난다. 우리나라에서 많이 발생하는 것은 B형과 C형, A형 간염이 있다(**표 2-1**). Hepadnavirus는 다른 바이러스들에 비교했을 때 상대적으로 저항력이 있는데 이는 체외에서도, 혈액 내에서 생존할 수 있고 무생물적 환경에서도 대략 일주일 동안 견딜 수 있기 때문이다. 실제 우리나라는 세계보건기구(WHO)가 2012년에 발표한 자료에서 B형 간염 위험도가 중위험에서 고위험의 중간 단계로 분류되고 있다(**표 2-2**).

표 2-1 바이러스성 간염의 종류와 특징

	Hepatitis A	Hepatitis B	Hepatitis C	Hepatitis D	Hepatitis E	Hepatitis G
잠복기	15~50일(평균 28일)	60~150일	2주~6개월	21~90일	15~70일	알려지지 않음
발현	급성	서서히 진행	서서히 진행	급성	급성	급성 범위는 알려지지 않음
전구증상	없음	가끔	가끔	알려지지 않음	없음	알려지지 않음
전이	대변 - 구강: 불량한 구강상태	비경구, 성접촉, 출산기, 타액 등	비경구, 성접촉을 통해 드물게 발생, 기타 분비물	비경구, 성접촉을 통해 드물게 발생	대변 - 구강: 수인성	비경구: 주산기에 HCV를 포함한 바이러스에 의한 잦은 감염
보균상태	없음	있음 (5~10%)	있음 (85% 이상)	있음	없음	있음
전이 가능성	보고되지 않음	간암, 간경변	간암, 간경변	간암, 간경변	보고되지 않음	보고되지 않음
사망률	0.1 ~ 0.3 50세 이상에서 1.8%	40세 이상 성인 1 ~ 2%	1 ~ 2%	2 ~ 20%	일반 ~ 1% 임신부 ~ 20%	알려지지 않음
상응하는 면역력	Anti-HAV	Anti-HBsAg	정의되지 않음	Anti-HBs	AgAnti-HEV	Anti-HGV

정보출처 : 2020 질병관리본부, 감염병감시체계 감염병의 분류 및 종류

표 2-2 감염병 발생 현황

단위: 보고환자수

유형	질병분류	2020누계	연도별 환자 수(사망자수)				
			2016	2017	2018	2019	2020
A형	제1군	31,442(7)	4,679(2)	4,419(3)	2,437(2)	17,598	2309
B형(급)	제2군	1,744(5)	359(0)	391(1)	392(2)	389(2)	213
C형	제3군	6,966(10)	-	6,396(0)	10,811(5)	9,810(5)	7,450

자료출처 : 질병관리본부 감염병 주요통계 2020.8

1) A형 간염

A형 간염 바이러스(Hepatitis A virus)감염에 의한 급성 간염 질환이다. 주된 전이 경로는 불량한 구강위생이나 오염된 음식 및 오염된 물 섭취 등에 의해 감염되므로 치과의료 종사자에게 위험성이 비교적 크지 않다. 사용 가능한 백신이 있어 예방 및 치료에 안정적이다.

2) B형 간염

한국의 B형 간염 바이러스 보균자는 5~10%로 알려져 있으며, 약 300만 명의 보균자가 있는 것으로 추정된다. 급성 간염으로 사망하거나 만성 간염 보균자가 되며, 증상이 심할 경우 간경화와 간암으로 사망에 까지 이르게 된다. B형 간염 백신을 맞은 의료인들과 원래 면역이 있었던 의료인들은 사실상 감염의 위험이 없다. 그러나 바늘에 한번 찔렸다거나, 베인 상처가 간염바이러스에 노출된 혈액에 의해 감염되는 등 민감한 사람의 경우 감염률이 6~30%이다. 점막이나 상처 난 피부는 간염바이러스에 노출되면 감염될 위험이 있는 반면, 건강한 피부가 바이러스에 노출되었다고 해서 감염이 보고된 적은 없다. 감염된 산모의 경우, 신생아가 만성 HBV 감염으로 전염될 수 있는 위험률은 90%에 이른다. 생후 1년 내에 B형간염에 감염된 아기의 약 90%가 만성간염으로 발전하고 1-4세에 감염된 소아의 경우는 약 30-50%가 만성간염으로 발전될 수 있다. 어린시절 만성 B형간염에 감염된 성인의 약 25%는 HBV에 의한 간암이나 간질환으로 사망한다. 18세 이전에 예방접종을 하지 않은 모든 소아와 청소년은 예방 백신을 접종받아야 하며 HBV 감염자의 가족 및 섹스파트너, 마약 사용사, 정기적으로 혈액제제를 사용하는 사람, 장기이식자, 의료종사자를 포함하여 HBV 감염 위험이 있는 사람, HBV 발생이 높은 나라를 여행하는 사람은 예방 백신을 접종받아야 한다

(1) 전이 기전

B형 간염은 비경구, 성접촉 등 수직적으로 전이될 수 있는 가능성이 있다. 비경구적 감염은 피부를 통하거나 통하지 않은 경로의 감염을 모두 포함한다. 피부를 통한 치과감염은 치과진료 시에는 매우 작고 날카로운 기구를 사용하는데, 이 때문에 시술 시에 부주의로 인해 피부에 상처가 날 가능성이 있다. 구강 내 진료 시, 인상체와 석고모형을 다루거나 멸균을 위해 오염된 기구를 세척하는 동안에 치과의료 종사자는 위험에 노출될 수 있다. 피부를 통하지 않은 치과감염은 혈액 · 타액, 혼합된 물질 등과 같은 감염성 인체 분비물로 인한 전이를 포함한다. 잠복기가 긴 경우, 다른구성원, 환자 또는 환자 가족에게 잠재적으로 바이러스가 전이될 수 있는 시간이 길어, 긴 잠복기간은 진료제공자 또는 환자의 감염을 가능하게 하는 데 유리하게 작용한다.

진료실에서의 B형 간염은 수평적인 방법으로 발생한다. 즉, 치과의료 종사자와 환자, 환자 가족 사이에서 일어나는 것으로, 감염은 환자에서 치과의료 종사자에게 전이되는 것이 우세하다.

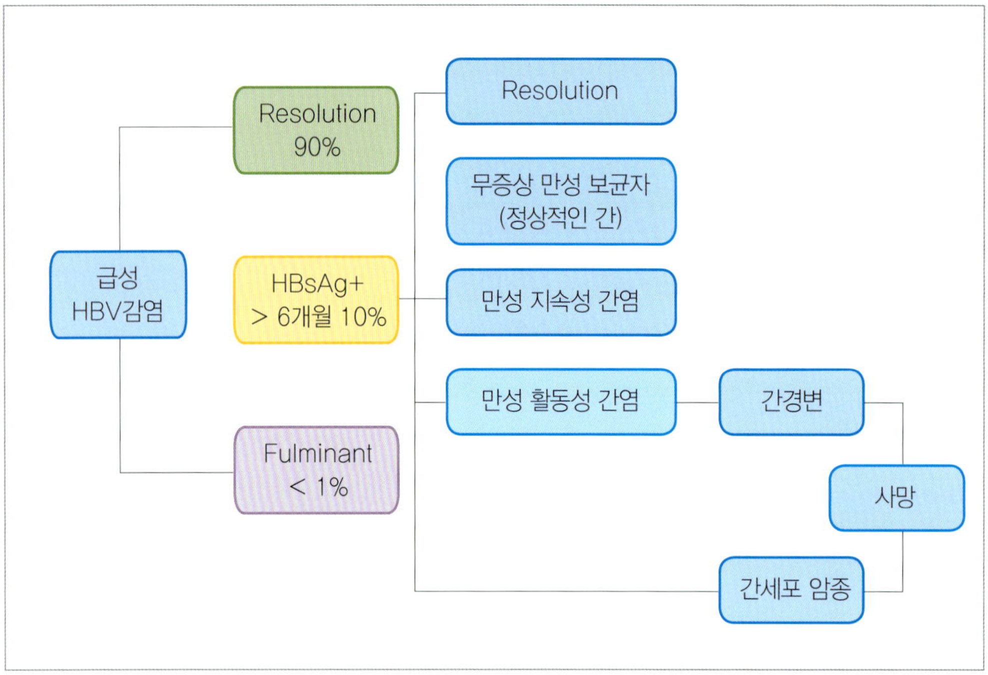

그림 2-1 | B형 간염으로 인해 발생 가능한 질병 유형

(2) 감염

B형 간염의 감염 발생이 증가함에 따라 보균자를 갖고 있는 환자 집단의 수는 예상보다 훨씬 크다. 그러므로, 특이적인 감염관리 예방조치를 시행해야 하는 고위험환자 집단으로서 B형 간염 백신 접종을 실시해야 한다(표 2-3).

표 2-3 B형 간염 발생 위험이 높은 집단

의료제공자	**치과의사, 의사** 치과위생사, 간호사, 치과조무사 등 바이러스에 노출될 수도 있는 비의학적 및 관리직 직원 혈액, 혈액 제품, 기타 환자시료 등을 취급하는 임상실험실 직원 치과대학생, 의과대학생, 치위생(학)과 학생, 간호학과 학생, 치과기공사
일부 환자 및 환자접촉	**혈액투석과 혈액학 / 종양학 단위의 환자 및 직원** 혈우병 또는 지중해 빈혈을 앓고 있는 환자 발육성 장애인 보호시설의 의뢰인과 직원 만성 B형 간염 항원 혈증을 앓고 있는 사람 및 가족 등에 밀접한 사람 HBsAg – 보균 모성의 신생아

1975~82년에 미국에서 실시한 치과의료 종사자의 B형 간염 바이러스 검사에서 치과의료진은 일반인보다 2~5배 이상 B형 간염 바이러스에 감염되기 쉬운 것으로 보고되었다(**표 2-4**).

〈치과에서 가장 흔한 직업성 위험요인〉

- 오염된 날카로운 것(주삿바늘, 칼, 버 등)에 찔리는 손상
- 장갑을 착용하지 않은 손, 찍어진 장갑을 착용한 손의 상처에 혈액, 타액 등이 오염
- 피부나 점막의 개방된 병소에 혈액과 타액의 분사

치과의료 종사자는 B형 간염을 예방하기 위해 개인 보호장구를 착용해야 하며 오염된 날카로운 기구나 바늘에 찔리지 않도록 주의해야 한다.

표 2-4 치과의료 종사자에게 나타나는 B형 간염 유병률(1979~81)

치과의료 종사자	양성결과수(명)	유병률(%)
치과위생사	10/59	16.9
치과기공사	22/155	14.2
치과조무사	45/350	12.9
사무원	5/56	8.9
기타	0/9	0
전체	86/629	13.0

(3) 증상

감염된 사람의 30% 가량은 피부황달, 눈의 백반, 밝은색의 변, 관절통, 열, 발진, 가려움 등과 같은 증상이 나타난다. 나머지 70% 가량은 권태감, 식욕상실, 구토, 복통 증상을 보이는데, 이러한 증상은 가볍게 나타나거나 전혀 나타나지 않기도 한다. 5세 이전에 감염된 어린이의 25~50%, 성인의 경우 5~10%는 보균자가 된다.

3) C형 간염

C형간염은 C형간염 바이러스(Hepatitis C Virus; HCV)에 의한 간질환으로, WHO에서는 매년 3-4백만명이 HCV에 감염되고 약 1억3천-1억7천만명이 보균자로 만성간염과 함께 간염, 간경변의 위험이 있으며, 매년 35만명이 HCV관련 간질환으로 사망하는 것으로 추정하고 있다. 의료인들이 C형 간염 바이러스에 감염된 혈액에 상처가 노출되었거나 주삿바늘에 찔린 후 감염될 위험은 1.8% 정도이다. C형 간염의 감염 가능성을 높이는 가장 위험한 형태의 노출은 주삿바늘에 의한 사고이다.

(1)전이기전

HCV는 일반적으로 혈액에 의해 전달되고 감염경로는 오염된 수혈 및 혈액제품, 장기이식, 주사마약 사용, 오염된 주사기, HCV에 감염된 모체를 통한 수직 감염 등이며 드물게는 성관계를 통하여 감염될 수 있다. 그러나 모유, 음식이나 물, 가벼운 신체접촉 등에 의해서는 감염되지 않는다고 알려져 있다.

(2) 증상

감염 초기 80%에서는 증상이 없으나 나머지에서 열, 피로, 식욕저하, 메스꺼움, 구토, 복통, 진한 소변, 회백색의 변, 관절통, 황달 등의 증상을 보이며, 통계학적으로 만성간염의 60-70%는 만성 간질환으로 진행되며, 5-20%는 간경변으로, 1-5% 간경변이나 간염으로 사망한다.

(3) 치료

C형간염은 A형간염이나 B형간염과 달리 현재 예방 백신이 없기 때문에 감염관리는 감염위험을 피하고 줄일 수 있도록 하고 예방하는데 중점을 두어야 한다. 일차적으로는 불필요하고 오염된 주사와 혈액제품, 폐기물처리에 유의하고, 불법마약 및 주사기의 공유, HCV 감염자와의 안전하지 않은 성관계, 개인용품 공유로 인한 오염된 혈액으로부터 감염, 오염된 장비로의 문신, 피어싱, 침술 등에 대하여 주의하여야 한다. 이차적으로 HCV에 감염된 감염자는 C형간염의 관리 및 치료에 대한 교육과 상담을 받으며, 간염바이러스의 중복감염을 예방하기 위해 A형과 B형간염 예방 백신을 접종하고, 항바이러스의 치료가 적절한 경우 조기에 치료받으며, 간질환 조기진단을 위한 정기적인 모니터링이 필요하다.

혈액 내 바이러스 입자는 HIV보다 많아 더 위험하다고 여기지만, 바이러스의 농도는 B형 간염바이러스에 감염된 사람에게서 일반적으로 나타나는 것보다 훨씬 낮다.

4) D형 간염

D형 간염은 B형 간염 환자의 바이러스에 영향을 받는다. 즉, 활성이 있는 B형 간염바이러스의 존재 하에서만 감염이 일어날 수 있다. 감염 매개체는 혈액과 다른 체액과의 접촉이며, B형 간염에 대한 예방접종으로 D형 간염을 예방할 수 있다.

5) G형 간염

G형 간염은 가장 최근에 밝혀진 간염 바이러스로 혈인성이다. 잠복기가 길고 감염자수는 매우 적다. 밝혀진 특성은 미비하나 간장 내 효소의 수치가 높아지는 것으로 보고 되어 있다.

02 인간면역결핍바이러스 감염

현대 사회가 발전함에 따라 유행병인 '중증급성호흡기증후군(SARS)'과 같은 신종 질병이 나타나는 등 감염성 질환에도 변화가 있었다. 2002년 11월부터 2003년 7월까지 발생한 SARS 감염자는 8,098명이고, 그중 사망자는 774명에 불과했으나, 26개국에서 발병된 이 질병의 세계적 전파력은 가히 충격적이었다.

AIDS의 근원지는 아프리카의 사하라사막 이남으로, 이곳에 거주하는 감염자 수는 총 감염자의 약 68%에 이른다. AIDS에 대한 의학적 치료를 도입한 이후로 의료 관행은 급변하여 특히 감염관리에서 많은 변화가 일어났다.

한편 HIV감염 진행은 면역 기능을 급격히 감소시키고 기회감염을 관리하는 데 큰 어려움이 있다. 이 질병의 대부분은 구강악안면 손상을 동반하여 HIV 질병으로 인한 구강 내 증상을 일으킨다. 따라서 HIV감염자가 늘어날수록, HIV 환자를 위한 구강치료의 필요성 역시 증가하게 될 것이다. 따라서 치과의료 종사자들 역시 HIV/AIDS 환자들을 위한 의학적 및 치의학적 관리에 대해 보다 철저하게 지식을 갖춰야 한다.

1) HIV/AIDS의 발병

1981년 6월 5일 미국질병관리센터(Centers for Disease Control and Prevention, CDC)에서는 아주 건강한 5명의 동성연애자에게서 특이한 Penumocystis carinii 폐병 증상과 더불어 역시 이례적인 다른 증상을 발견하게 되었다. 각 환자는 PCP와 림프구의 비정상적인 비율이 있었으며, 거대세포 바이러스를 활발히 발산하는 드문 양상을 보였다. 그 밖의 기회감염에 노출된 경우 미생물 감염, 톡소플라즈마병(toxoplasmosis), 진균 감염, 비포지킨림프종(non-Hodgkin's lymphoma) 및 카포시육종 등이 나타나기도 한다.

질병의 원인은 1993년에 들어서야 레트로바이러스를 따로 분류하여 AIDS의 발달을 촉진시키는 병원균이라고 간주하기 시작하였다.

2) HIV 질환의 발병 및 역학

HIV는 리보핵산 바이러스의 한 종류로서, 레트로바이러스로 분류된다. 레트로바이러스는 역전사 효소를 가지는 독자적인 바이러스이다. 이 효소는 유전자 분열의 역진행에 필수적으로 작용하는데, 이 효소에 의해 RNA 바이러스는 이중 DNA로 전환되어 새로운 감염 바이러스를 만들어낸다. 감염은 바이러스성 당 단백질 gp 120이 CD4 분자 표면을 이룬 세포에 접촉하고 그 세포에 달라붙으면서 발생하는데, 여기에서 CD4 분자 표면은 높은 친연성의 표면 바이러스 수용기의 역할을 하게 된다. 단핵 백혈구 및 대식세포 또한 감염될 수 있으며, CD4는 많은 양의 생존 가능한 HIV를 저장하는 장소를 제공하는데, 이 저장소는 특히 림프절에서 발견된다. 감염세포는 몇 년 동안 잠복해 있거나 활성화되어 감염성 비리온을 만들어 낸다. 세포 내에 HIV가 잠복해 있거나 활성화되고 있는지는 바이러스 및 숙주 통제 체계의 복잡한 상호작용에 따라 달라지며 이렇게 일단 HIV가 잠복하거나 활성화가 이루어지면 숙주는 HIV를 제거하기 힘들다.

수용체 세포 CD4 분자와 gp 120이 결합되면 다른 수용기 단백질과의 아주 복잡한 상호작용이 일어나며, 그 결과 HIV가 림프구 세포의 외부 지방질층과 결합된다. 이러한 초기 복제 주기 단계를 퓨전(융합)이라고 한다(그림 2-2). 일단 바이러스가 CD4 분자 및 공동 수용체와 결합되면 바이러스는 세포막을 통과해 지나간다. HIV RNA가 숙주 CD4+에 들어가면, HIV RNA는 역전사 효소에 의해 HIV DNA로 전환된다. 이 같은 DNA의 프로바이러스 복제물은 숙주세포의 유전물질과 통합되는데, 이 유전물질이 세포가 HIV를 복제하게 한다. **(표 2-5)**.

표 2-5 2018년 현재 HIV/AIDS 내국인 성별, 연령별 현황

단위:명

구분		전체	남자	여자
계		12,991	12,106	885
연령	0–4세	0	0	0
	5–9세	1	1	0
	10–14세	2	1	1
	15–19세	41	34	7
	20–24세	574	562	12
	25–29세	1,529	1,495	34
	30–34세	1,474	1,398	76
	35–39세	1,389	1,298	91
	40–44세	1,686	1,587	99
	45–49세	1,602	1,501	101
	50–54세	1,558	1,452	106
	55–59세	1,213	1,109	104
	60–64세	912	800	112
	65–69세	480	421	59
	70세 이상	530	447	83

• 질병관리본부. 2018_HIV/AIDS_신고현황_연보.

표 2-6 AIDS로 정의되는 질병

식도, 기도, 기관, 폐의 캔디다증	1개월 이상 피부점막의 궤양을 동반한 단순포진 또는 기관지염, 폐렴, 식도염
자궁경부암, 침습성	히스토플라즈모증, 폐 외
콕시디아진균증, 폐 외	HIV 관련 치매: 인지 불능 또는 직업이나 일상생활을 인지하는 운동기능 저하
효모균증, 폐 외	HIV 관련 소모성: 만성 설사뿐 아니라 10% 이상의 원인 모를 체중 감소(30일 간 매일 2회 이상 묽은 변) 또는 만성 쇠약 및 30일 이상 원인 미상의 열 기록
1개월 이상 설사를 동반하는 크립토스포리디아증	1개월 이상 설사를 동반하는 아이소포로증
간, 비장, 림프절 외 다른 기관의 거대세포바이러스	60세 이하 환자에서의 카포시 육종 (HIV혈청검사 양성인 60세 이상인 자)
60세 이하 환자에게서의 뇌 림프종 (또는 HIV혈청검사 양성인 60세 이상인 자)	폐포자충폐렴
림프종, 비홉킨스	폐렴, HIV혈청검사 양성 재발
조형결핵균 또는 칸사시결핵균, 산재성	진행성 다병소성 백질뇌증
결핵균, 산재성	패혈증(비장티푸스), HIV혈청검사 양성 재발
결핵균, 폐	톡소플라즈마증

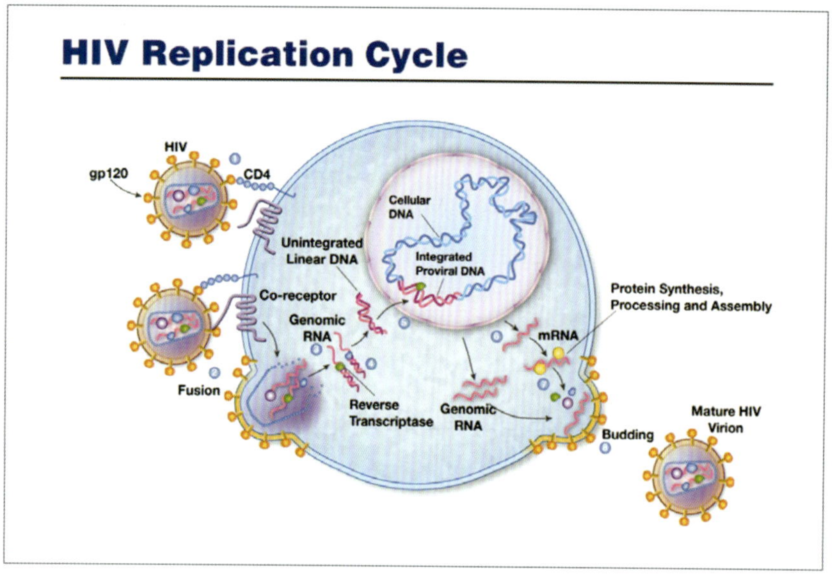

그림 2-2 | HIV복제 주기

3) HIV의 임상적 특징

여섯 단계로 이루어지는 치료되지 않은 HIV 진행과정에서 죽음에 이르기까지 걸리는 평균 시간은 10년이다. 이 HIV 진행과정은 바이러스 전이, 일차 HIV감염/급성레트로바이러스 증후군, 회복 및 혈청 전환, 무증상 세균뇨 만성 HIV감염, HIV감염/AIDS 증상 및 사망 순으로 전개된다(**그림 2-3, 4**).

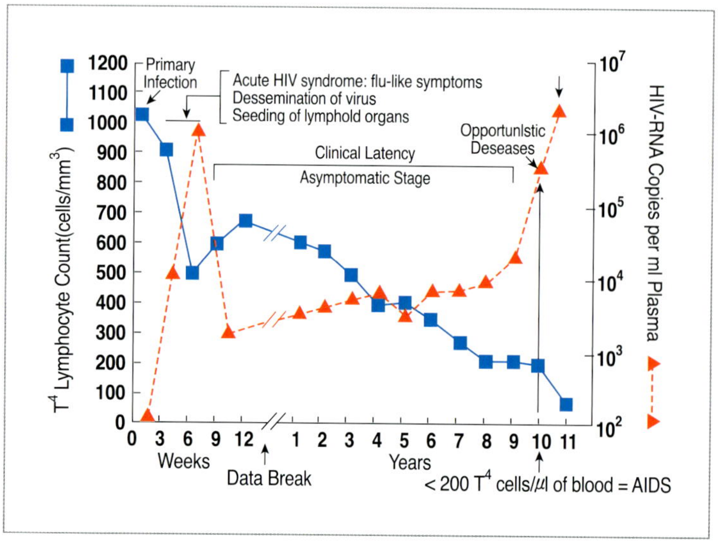

그림 2-3 | 치료되지 않은 HIV감염의 일반적 진행과정

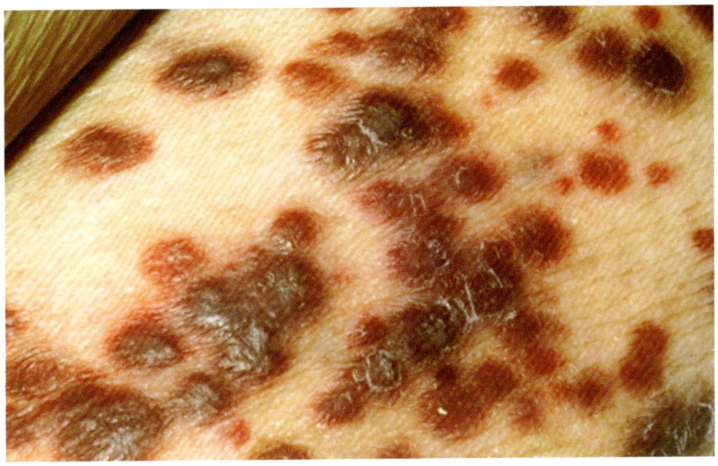

그림 2-4 | HIV감염 사진

4) HIV 전파

HIV는 혈액, 체액(정액, 질 분비물, 모유)과의 접촉으로 확산되며, HIV 전파 경로는 아래와 같다.

- 성관계
- 마약주사 사용(Injection drug use, IDU)
- 모체에서 아이에게
  - 출산 전후
  - 모유 수유
- 혈액 노출 / 혈액제제
  - 혈액 혹은 혈액제제의 투입 및 주입
  - 장기이식
  - 직업성 노출

성인에게서 HIV의 주된 원인은 성관계다. 질 · 음문 · 음경 · 직장 혹은 구강의 내벽은 면역 시스템 세포(수지상 돌기세포)와 연결되어 있으며, HIV에 존재하는 수용체와 결합한다. 바이러스는 성관계 동안 점막 표면을 통해 체내 유입이 가능하다. HIV 전파는 생식기 헤르페스와 같이 점막 표면 손상(상처나 찢김)의 원인 또는 궤양이나 감염의 원인인 다른 성적으로 전파된 질병이 있는 환경에서 높아진다. 혈액 전파 HIV 및 의학적/치과적 치료행위 또는 직업적인 업무는 HIV에 감염될 위험이 있는 개인이 혈액, 혈액제제 또는 체액을 다루는 것과 관계 있다(표 2-7).

그러나 HIV의 혈액을 통한 감염은 저개발국가의 경우, 검사로 발견할 방법이 거의 없어 여전히 HIV를 퍼뜨리는 역할을 하고 있다. 이러한 레트로바이러스는 자연환경에서는 살아남기 힘들며 신체 외부에서 복제를 하지 않고 급속히 비활성화되므로, 환경전이는 불가능하다. 또한 일반적인 접촉, 공기, 물, 벌레나 그 외 동물에게 물린 감염 역시 과학적으로 증명되지 않았다.

표 2-7 연도별 HIV/AIDS 내국인 감염경로 분포

연도	계	전체						
		성 접촉			수직 감염	마약주사 공동사용	수혈/ 혈액제제↑	무응답
		소계	이성	동성↑				
2011	888	649	359	290	0	0	0	239
2012	868	541	321	220	1	0	0	326
2013	1,013	599	357	242	0	0	0	414
2014	1,081	652	368	284	1	0	0	428
2015	1,018	652	364	288	0	0	0	366
2016	1,060	712	387	325	0	0	0	348
2017	1,008	752	394	358	0	1	0	255
2018	989	799	425	374	0	0	0	190

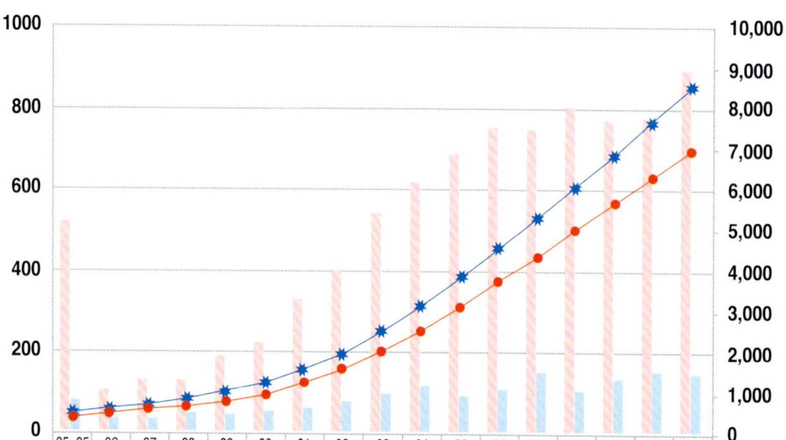

	85~95	96	97	98	99	00	01	02	03	04	05	06	07	08	09	10	11
감염인수 (New HIV infection)	517	105	124	129	186	219	327	398	534	610	680	749	740	797	768	773	888
사망자수 (Death)	76	33	36	46	43	52	58	76	96	114	91	109	149	104	132	149	148
누적감염인수 (Cumulative HIV infection)	517	622	746	875	1,061	1,280	1,607	2,005	2,539	3,149	3,829	4,578	5,318	6,115	6,883	7,656	8,544
누적생존자수 (Cumulative survivors)	441	513	601	684	827	994	1,263	1,585	2,023	2,519	3,108	3,748	4,339	5,032	5,668	6,292	7,032

그림 2-5 | HIV감염 내국인 발생 및 사망추이 (1985~2011. 12)

5) HIV의 직업성 전파 위험

의학 및 과학적 증거에 의하면 HIV 환자를 치료하는 의료종사자(HCP)가 치료과정 및 환자의 혈액에서 감염되는 경우는 극히 드물다. 피부의 상처를 통한 감염이 약 0.3%, 점액질 막을 통한 감염은 0.09%인 것으로 나타났으나, 상처 없는 피부로 노출된 경우 감염 위험성은 낮은 것으로 나타났다. 오늘날까지, 치과의료 종사자가 업무 중 HIV에 감염된 사례는 단 한 건도 기록된 것이 없다. 하지만 57가지의 알려진 경우를 살펴보면, 의료 환경에서 직업상 HIV를 전이하는 역할을 하는 요인이 몇 가지 존재하는 것으로 드러났다(**표 2-8**). 즉, 의료 환경에서, 혈액 제공자의 다량의 혈액에 의한 노출, 깊은 상처, 혈액 내 HIV의 높은 농도가 위험성을 높이는 것으로 나타났다.

표 2-8 HIV에 감염된 의료종사자

감염된 의료종사자	노출경로	감염원인
간호사(24명) 내과의사(6명) 외과의사(2명) 투석전문가(1명) 호흡기치료사(1명) 건강보좌관(1명) 방부처리기사(1명) 건물관리인(2명)	피부(상처/칼) (48명) 점액의 피부노출(5명) 상처 난 피부의 점액노출(2명) 원인 미상(2명)	HIV감염혈액(49명) 실험실 내 바이러스(3명) 혈청척수액(1명) 원인 미상 척수액(4명)

〈근무 중 노출사고 위험을 줄이기 위한 예방조치〉

치과에서 발생하는 노출사고는 대부분 예방이 가능하다. 혈액과의 접촉위험을 줄이고, HBV, HCV, HIV의 전염을 막기 위한 방법에는 업무수행 태도를 바꿈으로써 실행 될 수 있다.

예를 들어,

- 바늘의 뚜껑을 닫을 때 한 손을 사용하는 기법(**11장 참조**)
- 주삿바늘 뚜껑을 다시 닫는 데 쓰이는 리캡용 기구(**11장 참조**)
- 폐기 전에는 바늘을 구부러지거나 부러뜨리지 않기
- 바늘 부분의 마개를 닫지 않고 주사기 건네지 않기
- 핸드피스를 분리하기 전에 bur를 먼저 제거하기

- 바늘 또는 매스를 끼우거나 제거 할 때 손보다는 기구를 사용하기
- 사용한 날카로운 기구들은 가장 가까운 구멍이 없는 단단한 용기에 버리기
- 날카로운 기구를 건넬 때는 미리 말로 알려주기

만일 업무 중 노출사고가 발생된 경우 명시된 절차에 따라 대처해야 한다(**그림 2-6**).

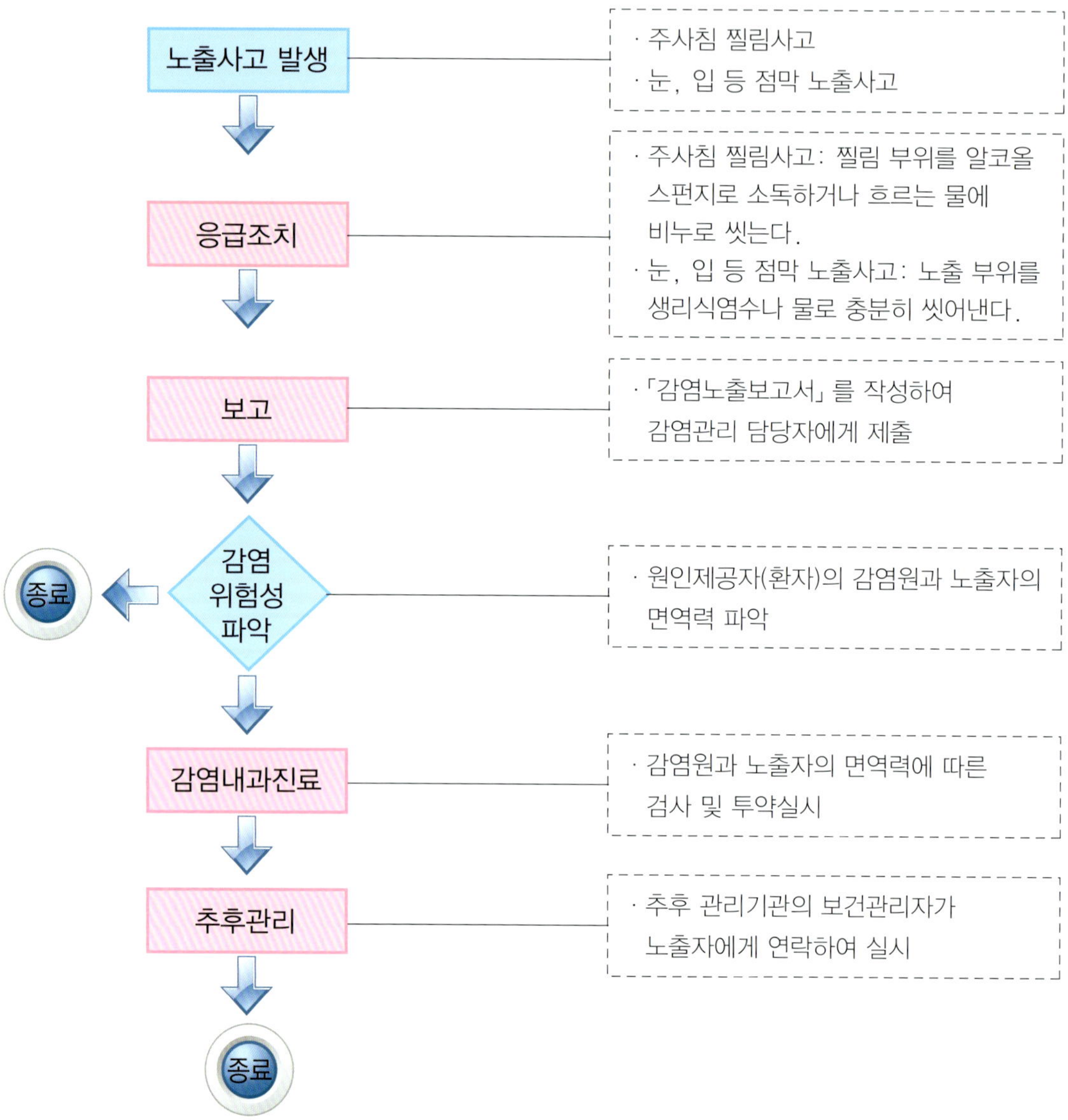

그림 2-6 | HIV에 피부 손상 후 감염예방을 위한 권고

6) 진단 검사

표준 HIV 검사로는 면역분석과 연관된 초기효소면역검사법(enzyme linked immunoassay, EIA)과 그 이후에 개발된 Western-blott(WB)이 있다. EIA는 HIV 항원과 결합된 항체를 검색해 낸다. 현재의 검사는 HIV감염 3개월 이후 측정 시 99.5%의 민감도와 99.9%의 특수성을 보일 정도로 매우 정확하다. WB 검사는 확인 검사로, HIV에 대한 항체를 찾아낸다. 결과가 양성인 경우에는 여러 번 검사를 반복 확인해야 할 필요가 있다. 대부분의 경우(95%)에는 HIV감염 후 6개월 이내에 HIV 항체가 검사에서 발견될 만큼 크게 자라난다. 잠복기에 의해 음성 EIA 결과가 나오더라도 HIV감염의 가능성은 함부로 배제될 수 없다. 최근 FDA에 의해 급성 HIV 검사에 대한 승인이 이뤄졌으며, 급성 HIV 검사 중 대부분이 혈액/ 플라즈마/ 혈청을 검사 매체로 사용한다. 신속한 검사는 매우 중요한데, 이는 특히 치료자가 치료 시 HIV에 노출되었거나 HIV 감염자와 성관계를 가졌을 때 더욱 그러하다. 혈액 대신 타액을 사용하는 급성검사의 경우 실험물질 수집이 용이하며 정맥혈 채취 또는 핑거스틱을 할 필요가 없다.

7) HIV 증상의 의학적 관리

HIV에 감염되면, 바이러스가 급속히 복제되면서 T-4 보조 림프절을 감염시켜 없앤나. 징싱적인 CD4 1,000개가 500개로, 그 후 200개로, 점차 그 이하로 줄어들면서 기회감염이 나타나는데, 이는 치료하기가 매우 어려우며 특히 면역기능의 점진적인 감소를 유발한다. 1980년대에는 100%의 사망률을보였으나, 지도부딘(ZDV, 역전사효소억제제) 1987년 FDA 승인을 받았나. 그 이후로 30가지 이상의 ART 약이 FDA에 의해 승인되었고 현재 더 많은 약을 개발하고 있다(**표 2-9**).

항레트로바이러스치료(HAART)는 HIV의 복제 주기 중 각기 다른 시기에 HIV를 공격하는 여러 약을 복합적으로 사용하여, 신종 AIDS계 질병, 입원기간, 사망률을 60~80% 감소시킨다. 이로써, HAART는 HIV감염치료를 위한 표준으로 발전하게 되었다.

〈HAART의 사용목적〉

(a) 삶의 질 향상

(b) HIV 바이러스성 로드 감소

(c) 면역기능 향상

(d) 약의 상호작용/독성 최소화

(e) HIV의 수직감염 차단

표 2-9 항레트로바이러스 약물

역전사효소 억제제 (NRTI)	비역전사효소 억제제 (NNRTI)	효소 억제제(PI)	억제제 항목
zidovudine, AZT, ZDV (Retrovir)	nevirapine, NVP (Viramune)	saquinavir, SQV (Invirase)	enfuvirtide, T-20 (Fuzeon)
didanosine, ddi (Videx)	delavirdine, DLV (Rescriptor)	ritonavir, RTV (Norvir)	mavavirco, MVC (Selzentry)
stavudine, d4T (Zerit)	efavirenz, EFV (Sustiva)	indinvir, IDV (Crixivan)	Integrase 억제제
lamivudine, 3TC (Epivir)		nelfinavir, NFV (Viracept)	raltegravir, MK-0518 (Isentress)
abacavir, ABC (Ziagen)		atazanavir (ATV) (Reyataz)	ART 결합 공식표시
emtricitabine (FTC)(Emtriva)		fosamprenavi (TPV) (Aptivus)	zidovudine + lamivudine, 3TC / AZT (Combivir)
역전사효소 억제제 (NRTI)		tipranavir (DRV) (Prezista)	abacavir + lamivudine + zidovudine ABC/3TC/AZT(Trizivir)
tenofovir DF, (TDF) (Viread)		durunavir (DRV) (Prezista)	lopinavir/ritonavir, LPV / RTV (Kaletra)
		lopinavir (LPV) lopinavir와 ritonavir를 동시에 적용하는 경우에만 사용 가능. LPV/RTV (Kaletra)	efavirenz/tenofovir/ emtrictabine EFV/ TDV/ FTC (Atripla)

8) 기회감염(OI)

HIV/AIDS 증상 초기에는 면역기능이 저하되면서 복합적 합병증 및 기회감염이 발생한다. 이러한 현상은 HIV감염 환자가 사망에 이르는 주된 원인으로 작용하고 있다(**표 2-9**). 절대적인 CD4 세포수를 기회감염(OI) 예측의 기반으로 했을 때, 기회감염(OI)은 CD4 세포수가 200개 이하로 떨어질 때 발생한다. 따라서 CD4 세포수를 200개 이상으로 유지하는 것이 기회감염(OI) 예방을 위한 일차적 전략으로 여기고 있다. HAART는 환자가 HIV 관련 증상을 겪거나 CD4 세포수가 200개에 가까워질 때 반드시 시행해야 한다. 인체의 면역체계가 감염과 싸울 때 HIV 복제는 더욱 활발해지기 때문에, 인체 방어체계를 보호하기 위해서는 기회감염(OI)을 즉각적으로 치료해야 한다.

03 결핵 및 기타 호흡기 감염

호흡기 감염은 인간에게서 발견되는 가장 흔한 미생물 질환이다. 게다가 인플루엔자, 결핵, 폐렴과 같은 급성 호흡기 질병이 야기하는 질환은 전세계 미생물 감염에 의한 사망의 10% 이상을 차지한다. 수많은 바이러스, 세균, 곰팡이와 기생균이 관련되어 있으며, 각각의 공기 부유물 또는 비말감염은 뚜렷한 징후를 나타낸다(**표 2-10**). 이러한 징후의 범위는 에어로졸 및 비말에 의한 미생물 질환의 대표적인 목록을 검토하여 쉽게 평가할 수 있다(**표 2-11**).

상기도 감염의 원인이 되는 다수의 미생물은 치과 에어로졸에서 분리된다. 이러한 공기 부유액의 방출은 대부분의 치료기간, 치과 보건소 직원과 환자들에게 빈번히 나타난다. 실제, 치과 대학생은 의과대학과 약학대학의 학생들보다 일반적으로 더 높은 상기도 감염 발생을 경험하는 것으로 알려져 왔다.

감염성 결핵(TB)을 앓는 치과의료 종사자와 환자들은 기침, 재채기, 웃음과 대화로 비말핵을 발생시킬 수 있다고 예측된다. 치과의사, 치과위생사 및 치과보조원을 대상으로 12개월에 걸쳐 결핵피부검사를 시행한 결과 양성 기준치 인구는 4.6%였다.

표 2-10 성인에서 발견되는 기회감염과 관련된 HIV 및 AIDS (계속)

기회감염성	증상	1차 예방	치료	대체법
Aspergillosis (아스페루길루스증)	천명, 열, 기침, 짧은 호흡을 동반한 진균감염; 산재성 감염을 일으키기도 함	권장하지 않음	Voriconazole 6mg/kg 12시간 간격으로 2회, 후에 4mg/kg 12시간 간격으로 1주 이상, 200mg 하루 2회	4형 Amphotericin B
Toxoplasmosis (톡소플라스마증)	정신상태를 변화시키는 뇌에 1차 기생충 감염; 극심한 두통,열, 발작	• TMP/SMX(동시) 매일 • TMP/SMX 매일	Pyrimethamine 200mg 경구, 50~75mg 매일 경구, sukfadiazine 1g 하루 4회 경구 + leucovorin 10~20mg 매일 경구로 6주간	• 4형 TMZ/SMX • Pyrimethamine+ Leucovorin+ Clindamycin 600mg 4형 또는 경구로 매일
Cryptosporidosis (크립토스포리디아증)	설사를 일으키는 기생충 감염	배설물에 기반한 생물체 및 배설물에 오염된 식수에 노출됨을 피함	바이러스성 감염 가능성 및 HAART와 함께 CD4 세균수가 100 이상이 검출되지 않도록 관리	• Nitazixanide 500mg 경구 하루 2회 • Paromomycin 25~35mg/kg 경구복용 • 수산화를 위한 지원관리
Mycobacterium Avium Complex (복합성 조형결핵균)	식은땀, 열, 피곤, 체중감소, 설사, 쇠약, 빈혈증을 일으키는 세균감염	• Clarithromycin 500mg 하루 2회 • Azithromycin 1,200mg을 주 1회	Clarithromycin 500mg 경구 하루 2회 + Ethambutol 15mg/kg 매일 경구	Azithromtcin 500–600mg 매일 경구 + Ethambutol
Herpes Simplex Virus Disease (단순포진 바이러스 질병)	바이러스성 감염; 탈장으로 인한 통증이 있고, 비가역적인 궤양이 있는 소포성 병소	억제요법 또는 질환별 치료; 병소나 궤양에 단기간 권장되는 드물게 발생하는 초기 치료	• Acyclovir 400mg 경구 하루 3회 • Famciclovir 250mg 경구 하루 3회 • Valacyclovir 1g 경구 하루 2회 모두 7~10일간	• Foscarnet 단백질당 120~200mg을 매일 4회 • Cidofovir 주 4회

표 2-10 성인에서 발견되는 기회감염과 관련된 HIV 및 AIDS (계속)

기회감염성	증상	1차 예방	치료	대체법
Pneumocystic carinii Pneumonia (=P. jiroveci pneumonia) (폐포자충폐렴	폐의 기생충 감염; 열, 기침, 호흡곤란, 식은땀, 피곤, 체중 감소	• Trimethoprim/ Sulfamethoxaxole (TMP/SMX) 매일 경구투여 • TMP/SMX 동시에 경구 3회/주 • Dapsone 50mg 하루 두 번 경구투여 • Dapsone 100mg 매일 경구투여 • Pentamdine 연무제 300mg 한 달에 한 번	• TMP/SMX 동시에 2정씩 하루 두 번, 21일 동안 • 4형 TMP/SMX	• Pantamidine 연무제 • Dapsone 100mg 매일 경구 + TMP 체중당 15mg 하루 3회 경구
Oral Candida Oropharyngeal (캔디다 구강, 구인두)	진균감염; 종종 구강점막에 백색 또는 노란색의 플라그를 나타냄; 붉은 흑점이나 조각들을 보이기도 함	azole 저항 캔디다가 진행될 위험 때문에 권하지 않음	• Clotrimazole 정제 10mg, 하루 5회; 10~14일간 • Nystain 알약 200,000단위, 매일 4~5회, 14일간 • Fluconazole 200mg 현탁액을 공복에 매일 경구복용	• Amphotericine B 0.3~0.7mg/kg 4형; 하루 2회 • Voriconazole 200mg 매일 경구; 10~14일간
Cryptococcal Meningitis (크립토코쿠스 수막염)	뇌, 척수에 진균감염; 메스꺼움, 두통, 열, 피곤	권장하지 않음	IV Amphotericin B 0.7mg/kg + Flucytosine 25mg/kg 하루 4회 14일간 경구; 후에 Fluconazole 400mg 경구 4회 매일 8주간 또는 생리수액 배양이 무균일 때까지	• 4형 Amphotericin B 0.7mg/kg 매일 14일간 후에 Fluconazole 400~800mg 매일 • Fluconazole+ flucytosine 25mg/kg을 하루 4회 4~6 주간
Histoplasmosis (히스토플라즈마증)	열, 피곤, 체중감소, 호흡곤란, 림프선부종을 동반한 진균감염	Itraconazole 200mg 매일; CD4 세포수가 100 이하이거나 감염의 위험이 있을 경우	• Amphotericin B • Itraconazole 200mg 하루 2회 경구	• Itraconazole 400mg 4형 매일 • Fluconazole 800mg 경구 매일

표 2-10 성인에서 발견되는 기회감염과 관련된 HIV 및 AIDS

기회감염성	증상	1차 예방	치료	대체법
Herpes Zoster Dermatomal (대상포진 피부절단(원발성))	바이러스성 감염; 감각신경 휴면기에 발생하는 수두대상포진 바이러스의 활성; 단독, 종종 소포성 병소로 나타남	수두나 수두대상포진 바이러스에 노출된 후 48~96시간에 수두대상포진 면역글로불린 항체 적용	• Fcyclovir 500mg 경구 하루 3회 • Valyciclovir 1g 경구 하루 3회 뒤 두 가지를 7~10일간 또는 병소에 딱지가 생길 때까지 • Valacyclovir에 따라 Acyclovir을 10mg/kg 8시간 간격 복용	Foscarnet 4형 120~200mg/kg/매일
Cytomegalovirus (CMW) 거대세포바이러스 (시토메갈로바이러스)	긴밀한 접촉을 통한 바이러스성 감염의 전파; 모든 신체 조직 및 기관에 감염을 일으킬 수 있음	Ganciclovir 1g 하루 3회	• CMV 망막염을 위해 Ganciclovir 안구식립 및 Valganciclovir 900mg 경구 매일 • 4형 Ganciclovir 또는 4형 Foscanet을 21~28일간 복용 • Valganciclovir 900mg 경구 하루 2회, 14~21일간, 후에 900mg 매일	• 4형 Ganciclovir을 단백질 당 5mg을 12시간 간격으로 14~21일간, 후에 kg당 5mg을 매일 • Cidofovir kg당 5mg을 주 1회 2주간 + Probenecid 2g을 3시간 전에 경구복용.후에 Cidofovir 2시간 후에 1g 경구, 후에 8시간 후에 1g 경구복용

(Modified from Treating Opportunistic Infections Among HIV-infected Adults and Adolscents. MMWR Morb Mortal Weekly RR 2004;53(RR-15):1-113.

표 2-11 미생물 호흡기 감염의 일반적 특징

세균감염	• 비침투성 질환에 대한 부분적 감염 부위의 염증 • 발열과 백혈구세포 침투와 관련한 좀 더 심각한 침투성 질환 • 징후는 진행성 폐렴에 감염된 부위에 제한됨 • 결핵, 폐렴 쌍알균성 폐렴, 재향군인병, 야토병, 플라그, 탄저병 • 대부분 항생물질로 적절하게 관리하면 효과적으로 치료될 수 있음
미생물 감염	• 사람질병, 입원, 사망의 원인으로 알려짐 • 임상징후는 가벼운 감기부터 급성 및 만성 폐렴으로 진행됨 • 미국에서는 급성 질환의 가장 흔한 단일 원인임 • 대부분 항균화학요법으로 치료되지 않음 • 부적절한 항생제 사용의 원인으로 야기됨
진균 및 기생충 감염	• 대다수는 만성 감염 및 폐렴과 관련됨 • 감수성 증가는 면역기능이 저하된 사람에게서 발견됨

표 2-12 대표적인 공기 중 비말 미생물 감염

감염병	노출경로
폐렴균(페스트균)	곤충 매개 없는 환자에서 환자로: 흡입
결핵(결핵균)	기침에 의한 비말핵
인플루엔자(인플루엔자 바이러스)	기침, 직접접촉에 의해 발생가능
레지오넬라(레지오넬리 뉴모필라)	분무 주입: 흡입
감기(다수 바이러스)	에어로졸: 손이나 비생체 매개물에 의한 바이러스 감염
아급성 호흡기 증후군(SARS-코로나 바이러스)	비말핵의 에어로졸화: 직접접촉
탄저병(탄저균)	포자 흡입: 접종, 섭취(드묾)
수두(수두 바이러스)	대개 호흡기를 통함
홍역(홍역 바이러스)	공기 중에 부유된 호흡기 비말
유행성 이하선염(이하선 바이러스)	직접 사람에서 사람으로 매개: 호흡기 비말
풍진(풍진 바이러스)	공기 중에 부유된 분비물

1) 상기도감염

일반적으로 호흡기는 상기도와 하기도 두 가지로 나뉜다. 상기도는 비강 · 비인두 · 인두를 포함하며, 기도 · 기관지 · 폐는 하기도에 해당된다. 상기도감염은 다른 어떤 미생물 질환보다 흔하게 나타난다.

(1) 감기

가. 병인과 병원론

여러 가지 바이러스가 감기를 유발할 수 있지만, 그중 리노바이러스가 가장 보편적인 원인이다. 이러한 유기체는 에어로졸 또는 오염된 손이나 주변 표면을 통해 사람과 사람 사이의 직접적인 접촉에 의해 전파된다. 감염된 사람에게서 나오는 바이러스는 호흡 · 대화 · 재채기 · 기침을 할 때 내뿜은 비말핵 안에 부유한다.

나. 임상징후

다량의 콧물 · 재채기 · 두통 · 열 · 권태감, 건조함, 쓰림, 쉰목소리, 인후의 따끔거림 등을 동반한다. 증상이 있는 동안 콧물은 맑거나 점액질로 나타나며, 기침은 2주까지 지속되고, 종종 후각과 미각이 손상된다. 합병증이 없으면 증상과 징후는 4~10일 안에 해소된다. 드물게 2차 세균성 감염이 나타나는데, 이는 코에서 부비강 · 귀 · 유양돌기 · 인후 · 후두 · 기도 · 기관지 · 폐까지 직접 확장에 의한 발병과 함께 비인두 내의 화농을 나타낸다.

다. 진단

진단은 주로 추정된다. 가을과 겨울에는 믹소바이러스(인플루엔자, 파라인플루엔자, 호흡기 합포체의 바이러스)감염이 지배적이다. 확진이 필요한 경우는 우수한 민감성과 감별력을 가진 생화학적 · 분자생물학적 과정을 이용할 수 있다.

라. 치료 및 예방

감기의 치료는 휴식과 탈수를 막기 위한 충분한 수분섭취, 가볍고 영양적으로 균형있는 식사를 포함한다. 진통제 및 해열제는 두통, 발열 및 연관된 근육 동통 및 통증을 완화하는 데 적용할 수 있다. 기침은 코데인이나 덱스트로메트로판을 함유하는 진해시럽 또는 거담제와 함께 증기를 흡입함으로써 줄일 수 있으며, 이러한 약물은 기도 · 기관지 · 폐에서 점액질이나 삼출물의 배출을 촉진한다. 기침과 재채기를 손으로 막기, 손 세척, 주위 환경 표면소독은 감염의 확산을 감소시킨다.

(2) 인플루엔자

가. 병인과 병원론

인플루엔자는 인플루엔자 바이러스에 의한 급성 호흡기 감염이다. 나선형 RNA 바이러스로 오르토믹소 바이러스과로 분류되며, 흔히 '플루'라고 하고, 대부분의 사례에서 감염은 자기한정성 질환을 야기한다. 민감한 사람에게는 잠정적으로 생명을 위협하는 치명적인 폐렴을 초래하기도 한다. A, B, C형의 세 가지 인플루엔자 바이러스 유형이 있으며, 이들은 생물학적 요소의 특정한 유전적 차이에 따라 구분된다(표 2-13).

일반적으로 전염병은 늦가을과 겨울에 발생한다. 해마다 전체 인구의 10~20%는 플루에 걸리며, 4,000만 명은 외래환자로서 병원 방문이 필요한 것으로 추정된다. 이로인해 1년에 22만 6천명의 입원환자와 3만 6천명의 사망자가 생기며, 인플루엔자 합병증과 입원환자의 최다 발생 연령은 유아와 65세 이상이다.

인플루엔자 바이러스는 감염된 사람이 감염에 민감한 사람 근처에서 기침이나 재채기를 할 때, 5㎛ 이상의 큰 입자가 호흡기 비밀 진피로 우선적으로 사람에서 사람으로 퍼진다. 큰 입자 방울을 통한 전이는 감염자와 비감염자 간의 가까운 접촉이 있을 때 가능하다. 이는 물방울은 공기 중에서 떠다니지 않고 보통은 공기를 통해서 단지 1미터 이하의 짧은 거리만 이동하기 때문이다. 감염된 바이러스의 농축은 확장된 간격으로 에어로졸화된 호흡기 입자로 살아남거나 공기 중에 부유하며 남아 있을 수 있다. 그래서 미생물의 전이는 같은 공간에 있는 민감한 사람에게서 발생할 수 있으나, 감염되어 증상이 있는 사람과 가까이 있을 때만 감염되는 것은 아니다.

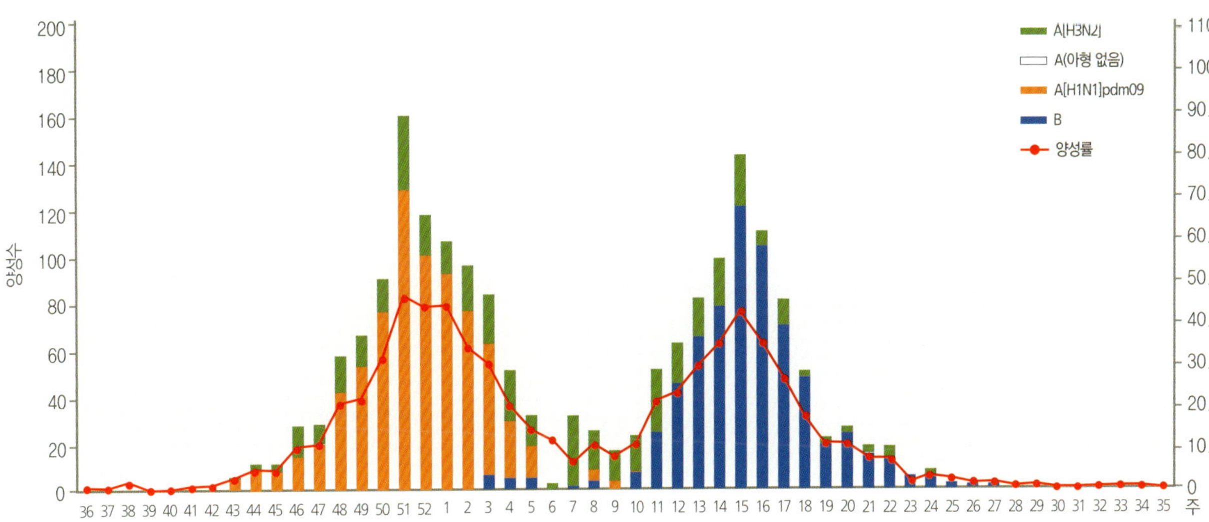

• 인플루엔자 양성률 : 1.1%(2건 양성 / 180 검체) [인플루엔자 아형: A[H1N1]pdm09 1건, A[H3N2] 1건, B 0건

• 자료원: 2019 질병감시통계, 질병관리본부

그림 2-7 | 인플루엔자 바이러스 검출 현황

표 2-13 인플루엔자 바이러스의 유형

Type A	**자연 숙주는 야생조류** • 조류 · 사람 · 돼지 및 다른 동물들에 감염 가능 • 단백질 표면의 HA와 NA의 유전형 차이에 따라 특이형 분류 • 중등도의 심각한 질병의 원인 • 항원연속변이 및 유전변이를 일으킬 수 있음 • 높은 사망률을 동반한 전국적 규모의 감염이 될 수 있음
Type B	• 인간에게만 감염 • 대부분 소아 감염 • 일반적으로 Type A보다 가벼운 증상을 보임 • 고령자나 고위험군에서 일반적으로 플루의 심각한 증례가 관찰됨 • 전국적 감염은 없고, 계절적인 유행이 있음
Type C	• 인간 인플루엔자의 원인으로는 거의 드뭄 • 대부분의 감염은 자각증상 없음 • 유행하지 않음

나. 임상징후

비합병증성 인플루엔자는 열 · 근육통 · 두통 · 헛기침 · 인후염 · 비염 같은 증상의 갑작스런 시작으로 특징 지워진다. 소아의 경우, 중이염 · 메스꺼움 · 구토 등의 증상이 보인다. 대개 잠복기는 1~4일이다. 성인의 경우 증상이 나타나기 전부터 감염 가능성이 있으며, 증상은 대개 질환이 시작된 후 5일이 지나면 나타난다. 기침이나 재채기를 할때 분비되는 호흡기 비말을 통해 사람에서 사람으로 전파된다. 38도이상의 갑작스러운 발열, 두통, 근육통, 피로감 등의 전신증상과 기침, 인후통, 객담 등의 호흡기 증상을 보인다. 소아는 증상이 시작된 후부터 10일 이상 감염을 일으킬 수 있다.

다. 진단

임상 및 역학적 진단을 기본으로 시행한다. 진단을 위해 검체 등에서 바이러스 분리, 특이 바이러스 검출, 회복기 혈청의 특이 항체가 급성기에 비해 4배이상 증가 혹은 인플루엔자 특이항체 확인을 통해 이루어진다.

라. 예방 및 치료

대증치료 또는 인플루엔자 항바이러스제 이용하여 특히 고위험군에서 유용하게 사용될 수 있다. 백신을 통해 70~90% 의 예방효과를 기대할 수 있다. 생후 9개원~56개월 소아, 만성질환자, 65세이상 노인, 의료인 등은 예방접종 우선대상자로 분류한다.

(3) 부비동염

가. 병인과 병원론

이는 바이러스(상기도 감염), 박테리아 또는 곰팡이성 감염 또는 알레르기 질환으로 인한 부비강의 감염으로 특징짓는다. 감기의 초기 바이러스 감염은 이차 바이러스성 감염을 일으키기도 한다. *Streptococcus pneumoniae, Haemophilus influenzae, Moraxella catarrhalis*는 급성 세균성 부비동염을 일으키는 두드러진 개체이다. 혐기성 세균은 만성 부비동염 발병에 영향을 미친다. *S. pneumoniae, H. influenzae*, 혐기성균은 치과 에어로졸과 수관오염에서 확인되고 있다.

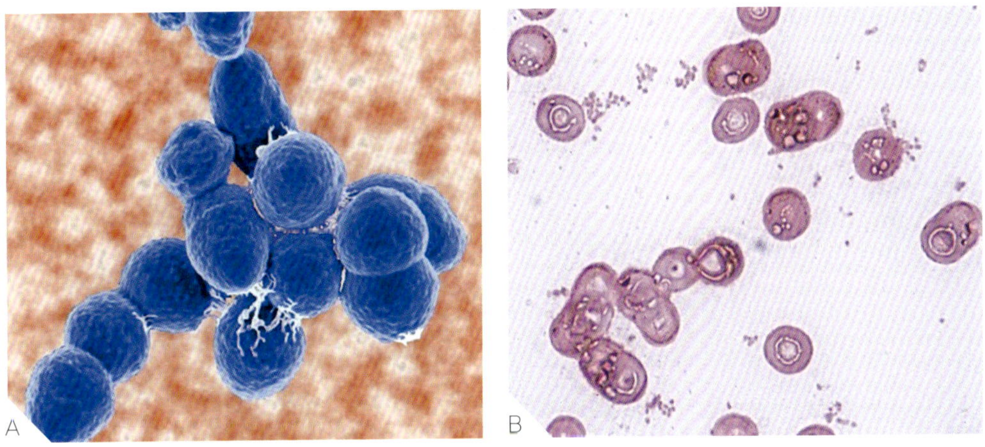

그림 2-8 | 부비동염의 주원인 바이러스
A. *Streptococcus pneumoniae* B. *Haemophilus influenzae*

나. 임상징후

급성 및 만성 부비동염은 임상적 증상과 징후가 유사하게 나타난다. 상악동염은 부비강 · 치아 · 전두부에 걸쳐 통증이 진행된다. 전두동염은 전두동과 전두부에 걸쳐 통증을 유발하고, 사골동염은 안구와 전두부 뒤쪽에 걸쳐 통증을 유발한다. 접형골동염은 전두부와 후두부의 불쾌감과 통증에 관여하는 것으로 알려져 있다. 열과 오한은 부비동의 감염 확장을 나타내는 징후가 된다.

다. 진단

급성 및 만성 부비동염 모두에서 부종성 세포점막과 삼출물은 방사선 불투과성으로 나타난다. 치근단 방사선촬영은 만성 부비동염의 원인인 치아 및 치주질환 감염을 배제하는 데 유용할 수 있다.

라. 치료

급성 부비동염의 치료는 수증기 흡입을 포함하는데, 이는 혈관수축 및 배출, 페닐에 프린(phenylephrine)과 같은 혈관수축제의 국부적 작용을 촉진한다. 페니실린이나 에리스로마이신의 실제적인 투여는 급 · 만성 부비동염에 적용된다. 부비동에서 분리한 병원체의 감수성 결과를 치료에 참고하며, 항생제 치료에 반응하지 않는 부비동염은 외과적 조절이 필요하다.

(4) 인두염

가. 병인과 병원론

급성 인두염은 대개 바이러스(즉, rhinovirus, coronavirus, influenza A와 B virus, parainfluenza virus, enterovirus, adenivirus, Epstein Barr virus[EBV], herpes simplex virus[HSV], cytomegalovirus, 인간면역결핍바이러스[HIV])에 기인한다. 치과 에어로졸에서 분리된 화농성 연쇄상알균의 감염은 대표적으로 세균성 인두염을 초래할 수 있다.

나. 임상징후

인두염의 특징은 인후염과 연하 시 통증이 있다. 인두의 점막은 홍반과 부종을 보이고, 위막성 화농성 삼출액으로 덮이기도 하며, 열과 경부의 림프성 장애가 나타난다. 인간헤르페스바이러스는 궤양성 인두염과 후에 헤르페스성 감염의 재발원인이 되기도 한다. 콕사키바이러스는 특히 소아에게서 포진성 구협염(포진성 앙기나)을 일으킬 수도 있고, 청소년기의 전염성 단핵증(전염성 단구증가증)은 유사한 임상적 징후를 발현시킬 수도 있다.

다. 진단

임상적 검사와 함께 배양과 감수성 검사가 필요하다.

라. 치료

통증을 경감하기 위해 휴식과 아세트아미노펜 투여를 적용한다. 페니실린 또는 에리스로마이신의 복용은 배양과 감수성 검사의 결과를 기다리는 동안 세균성 인두염의 임상적 증상을 동반하는 환자의 류머티즘을 예방하기 위해 초기에 적용한다.

(5) 후두염

가. 병인과 병원론

급성 후두염은 감기 또는 홍역 · 백일해 · 기관지염과 같은 합병증, 폐렴이 진행되는 동안에 발병한다. 만성 후두염은 목을 많이 사용하는 사람들에게서 발생하며, 또한 만성 부비동염은 만성 후두염을 민감하게 한다.

나. 임상징후

급성 후두염의 경우, 목이 따끔거리고 쉰목소리가 나며, 후에 목소리를 완전히 잃을 수도 있다. 보통 기침을 하지만, 기관염과 기관지염이 관련되지 않는 한 특정 증상은 없다. 어린아이는 점막의 종창과 관련된 놋쇠 소리의 기침을 하는데, 이 종창은 기도를 폐색시킬 수 있다. 감염이 심해지면 불쾌감 · 열 · 연하곤란이 나타날 수 있으며, 목소리가 쉬는 것은 만성 후두염의 주요한 징후로서, 통증은 없거나 매우 약하다.

다. 진단

직접적인 후두내시경은 세포점막의 경도에서 중등도의 홍반과 부종을 발견할 수도 있다. 만성 후두염의 경우, 성대는 비대해지고 적색을 띤다. 이는 만성적인 쉰목소리를 가지는 환자의 유두종 · 성대마비 · 상피암, 더 드물게는 결핵이나 매독 등을 배제하기 위해 3수 이상 이비인후과 의사에게 후두를 검진받는 것이 필요하다.

라. 치료

증상을 완화하기 위해 목의 휴식과 수증기 흡입을 이용한다.

2) 하기도 감염

(1) 급성기관지염

가. 병인과 병원론

급성기관지염은 기관지 감염의 염증반응이다. 주변의 오염물질과 다양한 알레르기 원의 흡입은 병에 걸리기 쉽게 하거나 원인요인이 된다. 바이러스는 유행의 가장 흔한요인이며, 원인이 되는 특정 물질은 때에 따라 다를 수 있다. 인플루엔자 및 호흡기 합포체 바이러스는 대개 가을과 봄 사이에, 콕사키바이러스와 에코바이러스는 여름에, 리노바이러스 감염은 일 년에 걸쳐 발생한다.

나. 임상징후

급성기관지염은 가슴 뒤가 쓰리고, 건조하며, 아픈 마른기침이 나고, 쌔근거리며 숨쉬기가 어렵다. 속발성 세균감염이 일어나면 진한 화농성 가래가 만들어진다. 권태감과 열은 5일 동안 지속되고, 지속적인 열은 합병증인 폐렴을 일으킨다(**그림 2-9**).

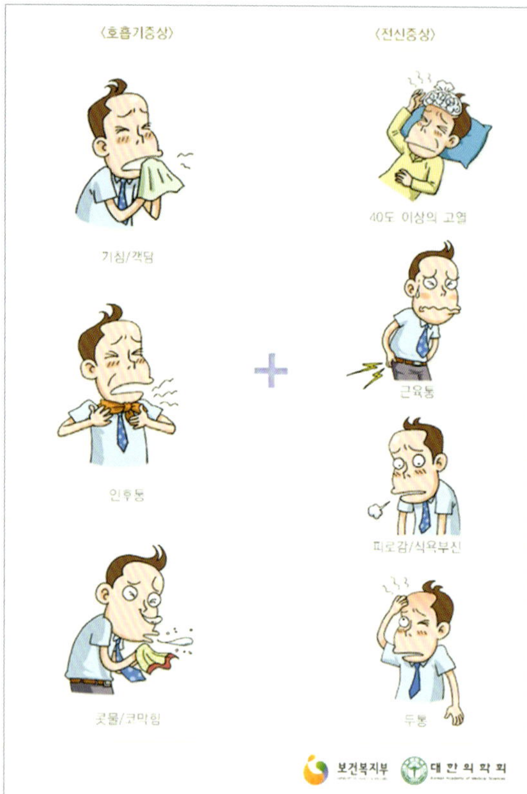

그림 2-9 | 급성기관지염 증상

다. 진단

진단은 보통 임상적 증상과 징후에 따른다. 원인을 알아내기 위해 그람염색법과 배양을 실행한다. 또한 흉부 방사선사진은 심각한 질병징후를 갖고 있는 환자에게서 다른 질병을 배제하기 위해 필요하다.

라. 치료

휴식 · 구강세척 · 해열제는 발열이 있는 동안 필요하다. 항생제는 만성 폐쇄성 폐질환을 앓는 환자에게서 화농성 가래, 지속적인 고열이 있는 경우 필요하다.

(2) 폐렴

가. 병인과 병원론

세균은 폐렴의 가장 흔한 원인이다. 활동력에 결함이 있는 백혈구는 환자가 폐렴균 · 연쇄상알균 · 헤로필루스 인플루엔자 · 뉴모시스티스 카리니 등에 감염되기 쉽도록 만든다. 세균성 폐렴 중 폐렴균은 98%, 포도상알균은 1%, 폐렴막대균은 0.6%, 헤모필루스 인플루엔자는 0.3%가 관련되어 있다. 사망률은 폐렴균 감염이 5%인 것에 비교해 40~60%를 차지하는 프리들렌더 폐렴(폐렴막대균)은 40~60세의 알코올중독 남자에서 가장 흔하다. 헤모필루스 인플루엔자 폐렴 역시 알코올중독 남자에게서 매우 흔하다.

포도상알균성 폐렴은 첫째로 어린아이, 폐 기능이 저하된 환자, 병원에 입원한 환자등에서 나타난다. 이러한 2차 감염은 인플루엔자가 유행하는 동안 빈번하며 25~60%의 전체 사망률과 관련되어 있다.

나. 임상징후

급격한 발열, 통증이 있는 기침, 때때로 혈액이 섞인 화농성 가래(객혈)가 분비된다. 환자는 호흡할 때 통증을 느끼며, 호흡은 빠르고 얕아진다.

다. 진단

진단은 방사선적인 침투의 분포와 함께 임상적 증상과 징후에 기반한다. 뱉은 가래를 배양하는 것은 세균성 병원체를 가려내는 가장 효율적인 방법이다. 하지만 특정한 배양기법, 균, 폐조직의 생검은 특정 유병기생충을 밝히기 위해 필요할 수도 있다.

라. 치료

치료는 호흡지원, 항미생물제의 적절한 투여가 있다.

(3) 결핵

가. 병인과 병원론

결핵(Tuberclosis TB)은 결핵환자로부터 나온 결핵균이 포함된 미세한 침방울에 의해 감염되며 결핵균인 Mycobacterium tuberculosis complex에 의한 만성 감염병이다. 원인 생물체인 결핵균은 물방울 핵이라고 불리는 입자의 형태로 공기를 통하여 운반되며, 결핵균에 감염된 환자가 기침 · 재채기 · 소리 지르기 · 노래 · 대화를 할 때 유발된다. 이 비말핵은 1~4㎛ 크기로 호기성이며, 수시간 동안 공기 중에 부유된 상태로 생존할 수 있으며, 실내 공간이나 건물 전체에 정상적인 공기순환으로 운반될 수 있다. 결핵균에 노출된 사람이 감염될 확률은 공기 중 감염된 비말핵의 농도와 감염에 활성화된 질환을 가진 사람과 접촉하는 기간에 따라 달라진다. 좁은 공간, 불충분한 환기, 감염된 비말핵을 포함한 공기의 재순환과 같은 환경적 요인은 전파 가능성을 더욱 증가시킨다. 결핵균에 감염되었거나, 노출 가능한 고위험군인 사람은 폐렴균 보균자와 가정 내에서 또는 다른 밀폐된 환경 안에서 공기를 공유하는 사람과의 접촉을 차단해야 한다(표 2-14).

표 2-14 결핵균에 의한 감염 및 노출 고위험자

<table>
<tr><td>최근 5년 동안 미국에 입국한 결핵질환 발생 고위험을 가진 다른 나라에서 출생한 사람</td><td rowspan="2">아프리카, 아시아, 서유럽, 라틴아메리카, 러시아</td></tr>
<tr><td>결핵질환 발생 고위험을 가지는 국가로 빈번하게 여행을 다니는 사람</td></tr>
<tr><td>고위험 작업환경의 사업주나 고용인</td><td>교도소, 장기 보호시설, 노숙자 주거지</td></tr>
<tr><td>결핵발생 증가와 같은 지역적으로 한정된 고위험군의 사람들</td><td rowspan="5">• 외국에서 출생한 사람
• 라틴아메리카계 사람
• 흑인
• 아시아인
• 잠복성 결핵감염에 치료되지 않은 환자
• HIV감염을 앓고 있는 환자
• 면역억제요법을 받고 있는 환자</td></tr>
<tr><td>낮은 임금과 의료적으로 혜택을 받지 못하는 지역적으로 한정된 고위험군의 사람들</td></tr>
<tr><td>고위험군에 속하는 성인에게 노출된 유아, 소아, 청소년</td></tr>
<tr><td>고위험군의 중증 환자 보건관리요원</td></tr>
<tr><td>결핵에 걸린 환자에게 방어책 없이 노출된 보건관리요원</td></tr>
</table>

[2018년 세계 결핵 현황(2018 Global Tuberculosis Report)]에 따르면 2000년 이후 저 서계 결핵으로 인한 사망자 수가 42% 감소하였고, 전 세계 결핵발생이 연평균 2% 감소한 것으로 나타났다. 그러나 지난 한 해 결핵 발생 환자의 수는 약 1,000만 명에 이르며 결핵으로 사망한 사람의 수는 약 160만 명에 달하고 있다. 우리나라는 2000년 이후 증감을 반복하더니 환자수가 2011년 최고치 이후, 8년 연속 감소세를 보이고 있으며, 2018년 결핵환자가 26,433명으로 2011

년 39,557명 대비 34.7% 감소한 상태이다. (표 2-16, 17, 18). 그러므로, 이러한 만성질환은 한 가지 감염체에 의한 전세계 단일 최대의 사망원인이다. 다른 심각한 통계자료는 결핵균 감염과 결핵의 대단히 파괴적인 영향력을 뒷받침한다. (a) 활성이 있고, 증상이 있는 질병은 치유가능하지만, 여전히 매일 5,000명이 결핵으로 사망하고, (b) 결핵은 HIV에 감염된 사람들(매년 25만 명)의 사망원인이고, (c) 증상을 가지는 한 명의 사람은 해마다 10~15명을 감염시킨다.

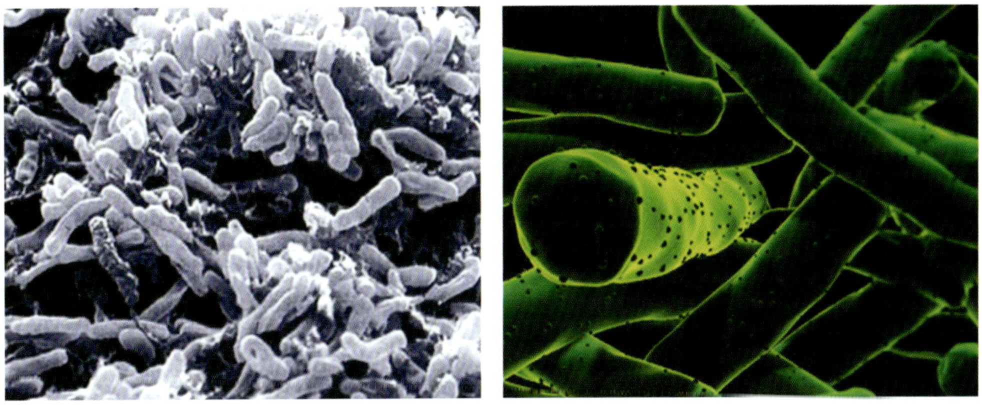

그림 2-10 | 결핵균

나. 임상 징후

결핵은 민감한 숙주에 전이되기 위해 감염원에 빈번하고 장기적인 제한된 접촉이 있어야 하기 때문에 고도의 접촉성 질병은 아니다. 이러한 상태는 치과진료과정에 관련하여 비교적 낮은 결핵위험요소에 해당된다. 대다수의 균은 급성 산발적 노출을 야기하며, 치과의료 종사자가 관리하는 환자들을 감염시키기에는 시간적 간격이 너무 짧다.

① 잠복성 결핵 감염

결핵균 세균들이 수년 동안 살아남은 감염부위에 결핵 육아종이 만들어져 면역체계에 의해 제거되지 않는데, 이 단계에서 감염되면 잠복성 결핵감염(LTBI) 또는 무증상 초기 결핵이라고도 한다. 결핵균 감염의 면역학적 검사결과가 양성이라도, 이러한 환자들은 증상이 없고, 결핵이라고 확신할 수 있는 방사선 상 비정상소견이 없으며, 세균배양 결과 음성이다. LTBI 환자는 무증상이고, 전염병이 아니지만 재활성화 결핵의 근원으로서 10년 후에 증식될 수 있다.

② 결핵질환

결핵균에 감염되고 LTBI 치료를 받지 않은 사람들의 5~10%는 그들이 사는 동안 결핵으로 발전될 수 있다(표 2-15). 결핵균은 육아종의 원인이 되는 호흡기 증상을 동반하면서 림프관을 통해 폐 주변과 말단 결절로 퍼져나간다. 전형적인 증상은 병의 만성화, 기침 · 객혈(예: 피가 섞인 가래) · 미열 · 체중감소 · 식은땀이 있다. 폐가 결핵질환에 가장 흔한 발생 부위인데 반하여, 약 15%의 환자들은 폐 외 부위에 감염을 보인다. 이러한 현상은 결핵과 HIV에 모두 감염된 환자에게 특히 공통적이다.

70-80%가 기침과 객담의 증상을 가지고 있다. 이는 다른 호흡기 질환의 증상과도 비슷하여 만성폐쇄성 폐질환 또는 다른 폐질환의 증상 등으로 취급되어 발견되기 어려운 점이 있다. 호흡기 증상으로는 기침이 가장 흔하면 객담이 동반되기도 한다. 발병 후 초기에는 2주이상의 기침, 객혈, 무력감과 미열, 식욕부진, 체중감소, 발열 등이 나타날 수 있다. 진행된 폐결핵을 경우 육아종과 공동이 생기면서 폐기능이 악화되므로 호흡곤란, 옆구리 부위의 통증, 심한 경우 폐를 벗어난 다른 전신 부위의 염증 및 통증이 나타나기도 한다.

표 2-15 잠복성 결핵에서 결핵 발병으로의 진행 위험이 증가되는 의학적 상태

HIV감염
최근 2년 안에 결핵균에 감염된 병력
결핵치료를 못 받았거나 충분하지 못한 경우
4세 이하의 유아 및 소아
당뇨병
만성 신부전증
면역억제성 치료요법
규폐증(규분증)
악성 종양(머리 · 목 · 폐의 상피암 종; 백혈병; 림프종)
장의 우회수술 또는 위절제술
정상체중의 10% 이하가 적은 경우

다. 진단

① 잠복성 결핵감염

임상적으로 결핵균에 의한 추정진단은 투베르쿨린 피부검사(TST) 결과에 의한다. 항원은 팔뚝 표면이나 손바닥 등 한 곳에 피내 주사한다. LTBI 환자에게서, 투베르쿨린 피부검사는 발적과 부종이 나타나는 부위에서 T-림프구가 생성한 CD4+에 의해 제4형 민감성 반응이 나타난다. 판독은 48시간 내에 이뤄지며, 측정한 경화된 길이에 따라 무시되기도 한다(**표 2-16**).

인테페론감마분비검사(IGRA)는 체혈 후 과거 결핵균에 감작된 면역세포(T-림프구)에 결핵균 항원을 자극하여 분비되는 면역반응물질(인테페론감마)를 측정하여 감염여부를 확인한다.

표 2-16 투베르쿨린 피부검사로 선별할 집단

5mm 이상 경화	10mm 이상 경화	15mm 이상 경화
• HIV감염자 • 결핵환자와의 긴밀한 접촉을 하는 자 • 과거에 결핵을 앓았던 자 • 마약복용자	• 외국에서 출생한 자 • 마약을 사용하는 HIV감염 음성인 자 • 요양시설 이용자 • 4세 이하의 어린이	• 결핵 위험요인을 가지지 않는 자

② 결핵질환

결핵의 진단을 위해 일차적으로는 흉부 x-선 검사를 실시한다. 이는 다른 질환과의 감별진단 시 정확도가 다소 부족한 부분이 있기 때문에 흉부 CT를 활용한다. 활동성 결핵의 감별진단은 환자의 조직이나 분비물 내 세균의 확인이 필요하며, 세균학적 검사는 가래(객담) 샘플이 필요하다. 현미경적으로 가벼운 염색검사에 의한 항상균(AFB) 검출은 질환으로 확신할 수 있는 세균학적 근거가 된다. 그 밖에도 분자생물학적 검사(PCR), 기관지 내시경, 투베르쿨린 피부반응검사(TST), 인터페론 감마 분비능 검사(IGRA)등을 활용한다.

라. 치료

① 잠복성 결핵감염

LTBI에서 결핵으로 진행될 위험은 감염 후 최초 2년 내에 최대이며, HIV감염이 가장 중요한 위험요인이 된다(**표 2-15**). 단지 결핵균에만 감염된 면역능력이 있는 사람의 위험이 생애 10%인 것에 비하여, 결핵균과 HIV에 동시에 감염된 사람은 결핵이 진행되는 동안 매년 6~10% 위험률을 가지기 때문이다.

항결핵제를 복용함으로써 활동성 결핵으로 진행되는 것을 예방할 수 있다. 1~2종의 항결핵제를 3~9개 월간 복용한다.

② 결핵질환

치료의 초기단계에서는 2주 동안 isoniazid, rifampin, pyrazinamide을 계속적으로 사용하면서 흉부 X-선 촬영과 객담 검사를 병행하여 항결핵제의 적절한 선택여부와 병의 호전도를 감시, 관찰해야 한다.

결핵의 효과적인 치료를 위해서는 적절한 항결핵제의 선택, 규칙적인 복용, 충분한 용량, 소요기간동안의 복용이 반드시 이루어져야 한다.

2개월째에 배양한 가래의 결과를 기초로 한 치료는 추가적으로 4~7개월 계속될 수도 있다. 어린아이에게 결핵이 전파되어 결핵성 뇌막염과 결핵감염이 나타나면 대개 9~12개월 치료하고, 골수염은 보통 6~9개월 치료한다.

표 2-17 성별 연령별 결핵 신환자 신고수(률) 추이

(단위 : 명, [명/인구 10만 명])

구분		2013	2014	2015	2016	2017	2018	2019
계		36,089 [71.4]	34,869 [68.7]	32,181 [63.2]	30,892 [60.4]	28,161 [55.0]	26,433 [51.5]	23,821 [46.4]
성별	남	20,665 [81.7]	19,974 [78.7]	18,695 [74.4]	17,865 [70.0]	16,147 [63.1]	15,313 [59.8]	13,847 [54.1]
	여	15,424 [61.0]	14,895 [58.7]	13,486 [52.9]	13,027 [50.9]	12,014 [46.8]	11,120 [43.4]	9,974 [38.8]
연령	0~4세	40 [1.7]	40 [1.7]	23 [1.0]	17 [0.8]	16 [0.7]	27 [1.3]	18 [0.9]
	5~9세	25 [1.1]	21 [0.9]	16 [0.7]	13 [0.6]	8 [0.3]	7 [0.3]	6 [0.3]
	10~14세	155 [5.4]	115 [4.2]	128 [5.0]	102 [4.2]	75 [3.2]	43 [1.8]	55 [2.4]
	15~19세	1,281 [37.2]	1,131 [33.6]	1,014 [30.9]	750 [23.5]	622 [20.5]	431 [15.0]	327 [12.0]
	20~24세	2,099 [62.7]	1,988 [57.9]	1,671 [47.6]	1,419 [40.1]	1,135 [32.4]	897 [26.1]	745 [22.2]
	25~29세	2,465 [76.4]	2218 [70.4]	1,928 [61.6]	1,760 [55.7]	1,429 [43.9]	1,215 [36.3]	1,058 [30.8]
	30~34세	2,442 [60.4]	2092 [52.7]	1,794 [47.3]	1,548 [43.0]	1,244 [36.7]	1,101 [34.1]	903 [28.7]
	35~39세	2,070 [52.1]	1935 [49.9]	1,689 [43.5]	1,533 [38.9]	1,379 [34.5]	1,173 [29.1]	1,025 [25.9]
	40~44세	2,608 [57.2]	2,450 [54.3]	2,078 [47.1]	1,863 [43.8]	1,602 [39.0]	1,273 [32.1]	1,084 [28.1]
	45~49세	2,650 [63.2]	2,546 [59.2]	2,211 [50.6]	2,165 [48.5]	1,902 [41.9]	1,716 [37.9]	1,438 [32.1]
	50~54세	3,107 [71.6]	2,978 [68.9]	2,699 [63.3]	2,448 [58.7]	2,088 [50.9]	1,963 [47.2]	1,766 [41.5]
	55~59세	2,758 [79.9]	2,916 [79.3]	2,785 [71.7]	2,719 [66.7]	2,623 [62.1]	2,381 [55.7]	2,121 [49.8]
	60~64세	2,277 [91.9]	2,228 [88.4]	2,207 [81.3]	2,227 [75.1]	2,240 [70.5]	2,177 [64.5]	2,057 [57.1]
	65~69세	2,240 [116.7]	2,163 [107.7]	2,069 [98.1]	2,176 [99.6]	1,972 [87.2]	1,918 [81.8]	1,711 [70.0]
	70~74세	3,060 [172.7]	2,971 [166.4]	2,665 [149.9]	2,402 [[136.1]	2,196 [12.4]	2,001 [110.3]	1,869 [98.3]
	75~79세	3,008 [246.1]	3,131 [241.5]	3,071 [226.9]	3,057 [217.1]	2,919 [193.8]	3,044 [192.0]	2,634 [164.3]
	80세 이상	3,849 [345.0]	3,946 [327.0]	4,133 [315.0]	4,693 [330.1]	4,711 [307.5]	5,066 [308.1]	5,004 [282.8]
	연령미상	32	5	–	–	–	–	–

• 자료원 : 2012 결핵환자 신고현황 연보, 질병관리본부

표 2-18 OECD 회원국의 결핵지표 현황(2018년도)

(단위 : 명/인구 10만 명)

국가명	발생률	사망률	국가명	발생률	사망률
한국	66	4.8	아일랜드	7	0.42
리투아니아	44	5.6	이탈리아	7	0.61
라트비아	29	2.9	호주	6.6	0.22
포르투갈	24	2.2	헝가리	6.4	0.45
멕시코	21	2.0	스위스	6.4	0.36
칠레	23	2.5	슬로바키아	5.8	0.64
폴란드	18	1.3	캐나다	5.6	0.36
터키	16	0.51	스웨덴	5.5	0.28
일본	14	2.2	체코	5.4	0.35
에스토니아	13	0.94	덴마크	5.4	0.33
스페인	9.4	0.66	슬로베니아	5.3	0.58
벨기에	9.0	0.34	네델란드	5.3	0.21
프랑스	8.9	0.58	핀란드	4.7	0.35
영국	8.0	0.49	그리스	4.5	0.48
룩셈부르크	8.0	0.24	노르웨이	4.1	0.37
독일	7.3	0.39	이스라엘	4.0	0.21
뉴질랜드	7.3	0.3	미국	3.0	0.2
오스트리아	7.1	0.42	아이슬란드	2.7	0.41

• 자료원: Global Tuberclosis Report WHO, 2019

표 2-19 결핵 사망자(률) 추이

연도 및 구분		2013	2014	2015	2016	2017	2018
전체	사망자 수	2,230	2,305	2,209	2,186	1,816	1,800
	사망률(명 / 10^5)	[4.4]	[4.5]	[4.3]	[4.3]	[3.5]	[3.5]
호흡기 결핵	사망자 수	1,455	1,480	1,390	1,349	1,107	1,120
	사망률(명 / 10^5)	[5.8]	[5.8]	[5.5]	[5.3]	[4.3]	[4.4]
기타 결핵	사망자 수	775	825	819	837	709	680
	사망률(명 / 10^5)	[3.1]	[3.2]	[3.2]	[3.3]	[2.8]	[2.6]

• 자료원 : 사망원인통계연보, 주민등록인구통계, 통계청

③ 약제내성 결핵질환

약제내성결핵이란 한 가지 이상의 결핵 치료약제에 내성균을 배출하는 경우로서, 이전에 결핵치료를 받지 않았던 환자가 가지는 내성을 일차 내성이라고 하고, 치료 과거력이 있는 환자의 내성을 획득 내성이라 한다. 임상적으로 과거치료 여부가 확실하지 않은 경우를 초회 내성이라고도 하는데, 일차 내성과 확인이 안 된 획득 내성 간의 혼합형이라고 할 수 있다.

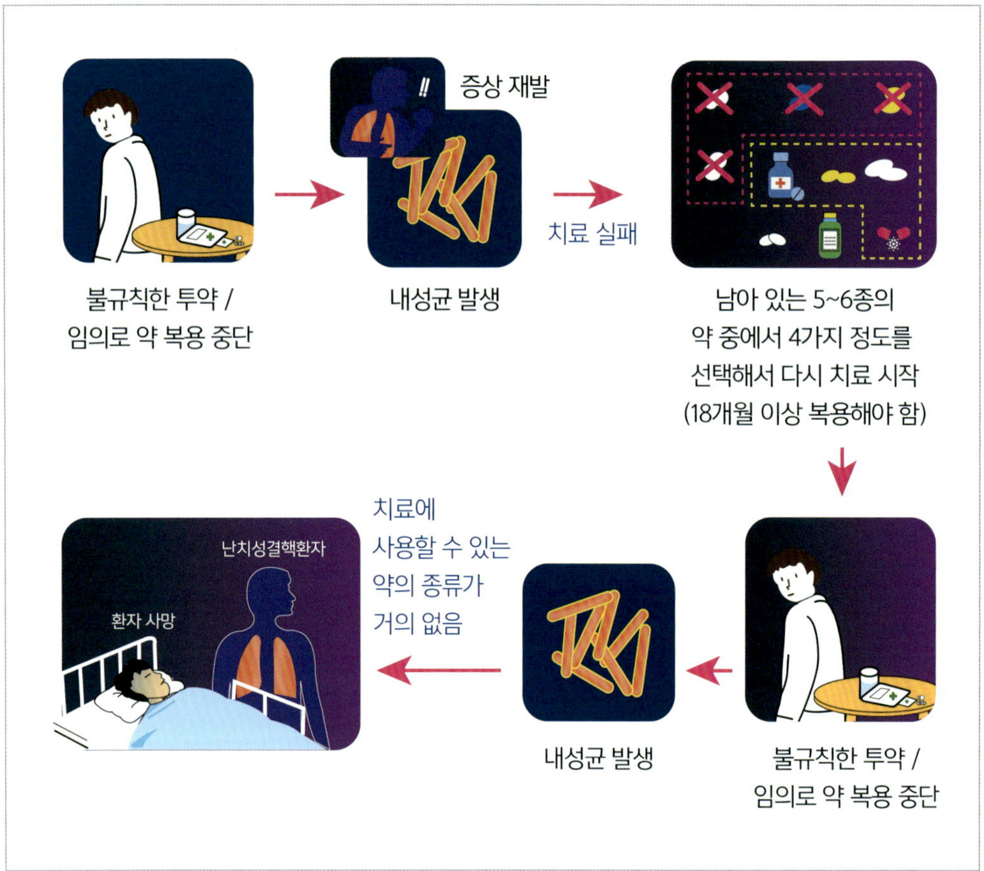
증상 재발
치료 실패
불규칙한 투약 /
임의로 약 복용 중단
내성균 발생
남아 있는 5~6종의
약 중에서 4가지 정도를
선택해서 다시 치료 시작
(18개월 이상 복용해야 함)
치료에
사용할 수 있는
약의 종류가
거의 없음
난치성결핵환자
환자 사망
내성균 발생
불규칙한 투약 /
임의로 약 복용 중단

그림 2-11 | 약제내성 결핵

ⅰ) 발생원인

결핵 치료약제의 내성은 주로 약제를 오남용했을 때 발생한다.

- 환자가 결핵 치료약제를 처방대로 규칙적으로 복용하지 않거나 복용하였지만 조기에 중단하였을 때
- 의료진이 잘못된 처방을 할 때
- 약물이 불량 품질일 때
- 처음부터 내성결핵 환자로부터 전염된 경우

ii) 약제내성결핵발생 고위험군

- 결핵 치료약제를 처방대로 정확하고 규칙적으로 복용하지 않는 환자
- 처방된 결핵 치료약제를 모두 복용하지 않는 환자
- 과거 결핵 약을 복용 후 다시 활동성 결핵이 재발한 환자
- 약제내성결핵의 고위험국에서 온 환자
- 약제내성결핵의 환자와 접촉한 환자

iii) 약제내성결핵의 종류

A. 다제내성결핵(MDR-TB)

Isoniazid와 Rifampicin이라는 약제에서 모두 내성을 보이는 결핵을 말한다. 다른 2차 항결핵제를 조합하여 치료를 하더라도 치료성공률이 50%에 불과하다.

B. 광범위내성결핵(XDR-TB)

광범위내성결핵은 Isoniazid와 Rifampicin내성에 추가하여 3가지 Levofloxacin, moxifloxacin, ofloxacin의 Fluoroquinolone 중 최소 1가지와, 3가지 2차 항결핵 주사제(Amikacin, Kanamycin, or Capreomycin) 중 최소 1가지에 동시에 내성인 경우를 말하며 이것은 WHO가 2006년 10월 제네바 모임에서 정의한 사항이다.

C. 다제내성결핵 및 광범위내성결핵의 심각성

다제내성결핵치료는 결핵치료에 가장 효과적인 두 약제인 isoniazid와 rifampicin을 사용할 수 없기 때문에 주로 2차 항결핵약제를 사용하는데, 치료 효율이 낮고 치료기간이 18~24개월로 매우 긴 단점이 있다. 또한 약제부작용 등으로 치료 중간에 치료를 중단하는 환자가 많으며, 치료에 어려움이 많다. 또한 고가의 2차 항결핵약제의 사용, 장기치료 및 반복적인 입원, 노동 능력손실 등으로 인해 개인이나 국가에게 많은 경제적 문제를 초래할 수 있다. 광범위내성결핵은 1차와 2차 약제에 내성이 있어 감수성 있는 항결핵약으로 치료 약제를 구성하기가 다제내성결핵보다 어려워 치료가 매우 힘들고 치료성공률이 낮다.

D. 약제내성결핵의 전파

전염성 호흡기결핵 환자의 결핵균이 기침 · 재채기 · 대화 또는 노래 등을 통해서 타인에게 전파된다. 결핵균은 환경에 따라 공기 중에 몇 시간 정도는 떠다닐 수가 있으며 결핵균에 오염된 공기를 호흡하는 사람은 결핵균에 감염될 수 있다.

E. 약제내성결핵의 치료

결핵균은 특징적으로 아주 서서히 자라고 약제내성(drug resistance)이 잘 발생한다. 그러므로 한 두가지 약으로 치료하면 약제내성이 발생할 위험성이 크므로 4가지 결핵약을 동시에 복용함으로써 약제내성이 발생하는 것을 예방한다. 결핵약을 2~3개월만 복용하다가 중단하면 대부분의 결핵균은 죽지만 아주 서서히 자라는 소수의 결핵균이 죽지 않고 다시 증식하여 어느 정도 기간이 지나면 다시 재발하게 된다.

결핵약은 10가지 정도가 있는데 이 중에서 치료 효과가 가장 좋고 부작용이 적어서 초기치료에 사용되는 결핵약을 1차 약물이라고 하고, 초기치료에 실패하여 결핵균이 1차 약물에 내성이 생겼을 때 사용하는 결핵약을 2차 약물이라고 한다(**표 2-20**). 1차 약물에 내성이 있을 경우에 사용하는 2차 약물은 1차 약물에 비해 치료 효과가 떨어지고 부작용이 많고 가격 또한 비싸다. 치료를 위해서 5종류의 2차 약물을 2년 이상 복용해도 치료 성공률이 높지 않다.

F. 약제내성결핵의 예방방법

가장 중요한 것은 처방된 모든 약제를 정확하고 규칙적으로 복용한다. 몇 알을 빠뜨리고 복용하거나 중단하면 안 된다. 결핵균 노출을 피하려면 통풍 또는 자외선 등 환경적인 과정이 요구되며 또한 마스크 같은 것을 착용한다.

표 2-20 항세균제

1차 약물		
약물	작용기전	부작용
Isoniazid	RNA 합성효소 결합 및 전사 억제	간염, 말초신경염, 발진, 두드러기
Ethambutol	arabinosyl 전이효소 억제	안신경염, 시력감퇴
Pyrazinamide	지방산성효소 1 억제	홍역 발진, 관절통증, 요산혈
Pyrazinamide	지방산성효소 1 억제	홍역 발진, 관절통증, 요산혈
Rifamycins Rifamin Rifabutin Rifapentin	RNA 합성효소에 결합 및 전사 억제	간염, 독감 유사증상 홍역발진, 수면장애 CYP50 효소 유도

2차 약물		
약물	작용기전	부작용
Cycloserine	단량체 합성 억제	정신병, 발작, 말단신경장애
Ethionamine	지방산 합성효소 2 억제	간염, 갑상선기능저하증
Aminoglycosides Streptomycin Capreomycin Kanamycin Amikacin	30S 리보솜 소단위에 결합 및 변이 억제	내이독성 신독성 신경근차단
Fluoroquinolones Ciprofloxcin Ofloxcin Gatifloxacin Levofloxacin Moxifloxcin	DNA 토포이성질화효소 II 억제, 자극을 받은 DNA 양가닥이 풀림	구역질 복통 불안증 정신혼란
Aminosalicylic acid	파라 아미노벤조산과 충돌	수면장애
병행약물		
Rifamate	isoniazid + rifamin	
Rifater	isoniazid + rifamin + pyrazinamide	

H. HIV감염 환자의 결핵질환

결핵치료는 HIV와의 연계 감염에 의해 복잡해진다. 1mL당 100개 이하의 CD4+ 세포수는 rifamycin 내성과 관련이 있다. 더욱이 rifamycin은 간의 CYP3A4 효소를 감소시키고, 단백질 가수분해효소와 일부 비뉴클레오시드 역전사효소억제제의 대사를 촉진하며, 필요량 이하로 치방하는 수준에서 생물학적 이용 가능성이 감소된다.

3) 호흡기감염

예방조치는 혈액에 떠 있는 병원체와 다른 잠재적으로 감염 가능성이 있는 물질에 직업상 노출되는 위험을 예방하거나 줄이는 데 필요한 계획단계를 제공한다. 예방조치는 상기도 감염의 원인이 되는 대부분의 유기체에 직업상 노출되는 위험을 줄이는 반면, 결핵균의 확대를 예방하는 데는 부족하다. 이러한 경우에 교차감염을 예방하기 위해서는 행정적 감시, 환경적 감시, 호흡기 방호관리의 세 단계에 근거한 감염 기반의 예방이 필요하다.

(1) 행정적 관리

가장 중요한 단계는 행정적 관리의 실시이다(표 2-21). 행정적 관리는 결핵에 감염되었을 사람에게 노출될 위험을 줄일 수 있으며, 결핵으로 의심되거나 결핵으로 확진된 환자와 접촉했을 것으로 예상되는 모든 곳에서 효과적인 환경과 호흡기 보호 감시를 위한 필수적인 전제조건이 된다.

표 2-21 행정적 관리

• 치과의료 종사자를 위한 1년 단위 결핵 교육 및 훈련 프로그램 진행
• 치과보건관리 구축을 위한 1년 단위 결핵 위험판정의 시행
• 공기 중의 감염체 분리, 결핵환자로 의심되거나 확인된 사람의 신속한 발견을 위해 문서화된 결핵 감염관리 계획의 개발, 시행, 집행을 반드시 시행
• 치과의료 종사자를 위한 1년 단위 결핵 감염관리 감시 프로그램 진행

가. 치과의료 종사자를 위한 결핵교육 및 훈련 프로그램

치과의료 종사자의 교육 및 훈련은 결핵관리감시프로그램에서 행정관리의 필수적인 부분이다. 치과의료 종사자는 결핵에 감염된 것으로 의심되거나 감염된 사람과 공기를 공유함으로써 결핵균에 잠재적으로 노출되는, 유급 및 무급 직원들이 근무하는 치과건강관리 환경을 모두 포함한다. 치과의료 종사자를 위한 결핵교육 및 훈련 프로그램은 환경의 위험수준에 따라 달라진다(표 2-22). 훈련은 교육과 관련하여 다른 필수 감염관리와 관련된 교육 및 훈련과 연계될 수 있으며, 반드시 문서화해야 한다.

표 2-22 치과의료 종사자를 위한 결핵 교육과 훈련 프로그램의 제안요소

• 지역사회, 전세계의 결핵 역학조사
• 결핵균 전파, 발병, 임상적 징후 및 증상, 잠복성 결핵감염자 및 결핵환자의 진단을 위한 기본 개념, 잠복성 결핵감염자와 결핵환자의 치료 – 결핵 및 손상된 면역
• 치과 보건관리 구축을 위한 결핵 감염관리 측정 조직 – 행정적 관리 – 환경적 관리 – 호흡기 방호관리
• 치과 보건관리 구축에서 감염성 결핵환자의 직업적인 노출의 잠재성 – 결핵 감염관리 감시

나. 치과 건강관리 환경을 위한 결핵 위험 판정

감염성이 있는 결핵 환자에게 노출된 치과의료 종사자의 전반적인 위험은 낮다. 그런데도, 모든 치과 보건관리 환경은 그 환경에 대한 결핵 위험에 대해 초기 및 진행 중의 평가를 매년 실시해야 한다. 즉, 그 환경에서 얻어낸 환자 집단의 고위험인자 및 의학적 위험상태를 고려해야 한다(표 2-14, 15).

다. 치과 건강관리 환경 내 결핵 감염관리 프로그램

치과 보건관리 환경 내에서 결핵균에 노출될 일차 위험은 질병으로 진단되지 않았거나 의심되지 않는 감염질환을 가진 환자와의 접촉이다. 이러한 의혹에 대한 높은 지수와 예방조치의 빠른 실행은 교차감염을 예방하고 차단하는 데 필수적이다. 특별한 예방조치는 제공된 고위험자(표 2-14)와, 특정한 환경에서 제공된 관리 유형과 같은, 환경에 따라서 달라질 수 있다.

〈치과 보건관리 환경에서 최소한의 필요조건〉

(a) 결핵감염 가능성이 있거나 삼염된 환자의 확인

(b) 다른 환자나 치과의료 종사자와 결핵환자로 의심되거나 결핵이 확실한 환자와의 분리

(c) 치과 건강관리 절차가 필요한 환자의 의학적 평가를 통해 질병으로 의심되거나 확실한 증상을 가지는 환자를 적절한 환경관리 및 호흡기 방어관리 시설을 갖춘 다른 곳으로 소개

라. 결핵질환으로 의심 또는 확인된 환자 확인

LTBI와 결핵으로 확인된 과거력을 가진 환자는 antimycobacteria 치료상태에 대해 문진해야 한다. 결핵질환의 잠정적인 진단은 폐나 기도의 감염, 3주 이상 지속되는 기침, 식욕저하, 원인 모를 체중감소, 식은땀, 피가 섞인 가래 또는 객혈, 쉰목소리, 열, 피곤, 가슴통증의 징후와 증상을 보이는 모든 환자에게 고려해야 한다. 호흡기관계 병력을 포함한 의학적 병력을 살펴봤을 때, 모든 환자는 다음에 대하여 일반적으로 문진해야 한다.

〈결핵 병력 확인을 위한 문진사항〉

(a) 과거력
- LTBI
- 결핵에 대한 노출
- 증상을 보이는 결핵

(b) 결핵의 위험성을 증가시키는 의학적 상태(표 2-15)

(c) 활동성 질환의 징후 및 증상(임상적 징후를 참고할 것)

마. 다른 환자 및 치과의료 종사자에 의해 감염되어 결핵환자로 의심 또는 확인된 환자의 격리

결핵으로 의심되거나 antimycobacteria 치료로 완전히 치료되지 않는 전염성 결핵으로 판정된 환자는 가능한 공동체 기반의 치과 건강관리 환경 내에서 함께 활동하게 해서는 안 된다. 만약, 함께 활동하는 경우라면 즉각적으로 다른 환자들과 치과의료 종사자에게서 격리해야 하며, 엄격한 호흡위생과 올바르게 기침하는 방법을 준수할 수 있도록 교육해야 한다. 가능하면 외과용 마스크를 착용하고 기침이나 재채기를 할 때 머리를 다른 사람들에게서 멀리 돌려야 하며, 가급적 휴지나 손수건으로 입과 코를 막아야 한다.

바. 의학적 평가 혹은 응급 치과처치가 요구되는 결핵질환으로 의심 또는 확인된 환자관리

환자가 결핵에 감염되지 않았거나 더 이상 감염력이 없다는 내과의사의 확인이 있기 전까지 일반적인 치과치료는 연기해야 한다. 만약, 응급치과치료가 필요한 경우라면 즉각적으로 호흡을 예방관리하는 데 적절한 환경 요건이 갖추어진 치과 보건관리 시설로 보내야 한다.

(2) 환경관리

환경관리는 행정적 조치와는 대조적으로 물리적 또는 기계적 방안이며, 주변 공기에 1~5㎛ 지름의 감염성이 있는 비말핵의 확산을 예방하고, 농도를 줄이는 것이 목표다.

응급 치과진료가 필요한 결핵으로 의심되거나 확인된 환자들은 공기 중의 감염분리에 필요 조건이 만족되는 공간에서 치료해야 한다. 높은 효율의 특정한 공기(HEPA) 여과 장치로 환기하거나, 실내 공기의 배기가스는 건물 밖으로 배출해야 한다.

(3) 호흡 방어관리

행정적 · 환경적 관리는 결핵균에 노출될 수 있는 장소의 수를 최소한으로 하여 노출된 사람의 수도 최소한이 되게 한다. 하지만 제한된 공간 안에서 노출될 위험을 배제하지 못한다. 결핵환자로 의심되거나 확인된 환자에 대해 긴급 치과치료를 실시하는 치과의료 종사자는 적어도 N95 일회용 마스크를 착용해야 한다. 기름에 저항력이 없는 N 시리즈 호흡기들은 0.3㎛ 입자일 경우에 95% (N95), 99% (N99), 99.7% (N100)의 여과 효율을 제공한다. 호흡기의 테두리와 얼굴 주변 사이의 적절한 밀폐여부 및 착용 실습을 수행해야 한다.

(4) 치과의료 종사자를 위한 결핵 감염관리 감시 프로그램

가. LTBI 및 결핵질환을 위한 기준과 추적검사

양성으로 판정된 모든 치과의료 종사자는 질병의 활동성 평가를 받아야 한다. 감염경로 파악을 위해 결핵균 노출에 대한 과거력을 조사해야 한다. 기존의 양성 및 새로이 양성으로 판명된 치과의료 종사자와 LTBI 또는 결핵질환에 대한 치료기록이 있는 치과의료 종사자는 결핵질환 배제를 위해 흉부 방사선을 촬영해야 한다. 만일 초기 방사선 촬영 결과가 음성이고, 결핵 진행을 암시하는 증상이 아니면 더 이상의 방사선 촬영은 필요하지 않다. 정기적으로, 검사결과가 양성인 치과의료 종사자는 결핵의 증상과 징후 및 폐 증상의 즉각적인 평가 필요성에 대해 다시 한 번 인지해야 한다. TST 또는 BAMT에 음성인 직원들은 일상적인 흉부 방사선 촬영이 필요하지 않다.

나. 예방처치

예방처치는 35세 이하라면, TST 또는 BAMT 결과가 양성인 모든 사람에게 권장된다. 더 나아가 연령에 관계없이, 그들의 TST 또는 BAMT 결과의 전환을 가지는 모든 사람에게 제공되어야 한다.

다. 치과의료 종사자의 노출 후 관리

결핵균에 감염된 후(예를 들어, 예방조치를 위해 적절한 격리가 실행되지 않았거나, 폐나 후두 결핵을 앓는 사람에게 노출된 경우) 가능하면 빨리, 이전의 검사에서 음성으로 판정된 치과의료 종사자에게 TST 또는 BAMT 검사를 실시해야 한다. 초기 노출 후 검사가 음성이라면, 노출된 후 12주 뒤에 검사를 반복한다. 활동성 질병 징후가 없다면, 이전 양성 결과를 가진 사람에게 TST 및 BAMT 검사 또는 흉부 방사선사진을 적용하지 않는다.

(5) 감염에 노출 또는 감염된 치과의료 종사자의 업무 제한

표준 예방조치는 결핵균의 확산을 예방하는 데 불충분하기 때문에, 작업 제한과 같은 부가적인 행정적 관리가 필요하다(**표 2-23**).

폐나 후두에 활동성 결핵을 가진 모든 치과의료 종사자는 그들의 건강관리 제공자가 그들이 (a) 적절한 치료, (b) 기침 해소, (c) AFB 음성인 결과를 제공하는 세 번의 연이은 가래를 수집했음을 증명하는 문서가 있을 때까지 작업장에서 배제해야 한다. 가래 표본은 8~24시간 간격으로 수집해야 하며, 적어도 이른 아침에 수집한 표본을 하나는 포함해야 한다. 업무에 복귀한 후, 보건관리 제공자에게서 정기적인 기록을 받아야 하며, 그 기록은 권고기간에 효과적인 약물치료를 계속했고, 객담 표본은 AFB에 음성임을 증명해야 한다.

표 2-23 업무제한: 호흡기감염

감염상태		제한
인플루엔자 및 호흡기 세포융합 바이러스	열을 동반한 급성감염	급성증상이 해소되기 전까지 고위험군 환자와의 접촉 피할 것
연쇄상알균 A 집락	급성감염	항세균제의 화학적 요법 후 24시간까지 업무제한
결핵균	잠복기 결핵감염 (ST 또는 QFT-G 양성)	제한 없음
	결핵환자(폐 또는 후두)	업무제한을 문서로 확인할 때까지는 비감염상태임

폐나 후두보다는 다른 부위에 결핵이 한정되거나, 예방적 화학치료법을 받는 치과의료 종사자는 TST 결과가 양성이기 때문에 작업장에서 제외시키지 않는다. 이러한 치과의료 종사자는 만일 결핵이 진행되는 증상이 보이면 즉각적 평가를 지시해야 한다.

(6) 면역기능이 저하된 치과의료 종사자

면역력이 저하된 것으로 알려진 치과의료 종사자는 호흡기감염 위험성에 대해 보건전문가와 상담해야 한다.

04 다항생제 내성균

1) 정의

다제내성균(Multidrug-Resistant Organisms)은 여러 종류의 강력한 항생제에 대해 내성을 가지고 있는 병균으로서, 반코마이신 내성 황색포도알균(Vancomycin - Resistant *Staphylococcus aureus*), 반코마이신 내성 장알균(Vancomycin - Resistant Enterococcus), 메티실린 내성 황색포도알균(Methicillin - Resistant *Staphylococcus aureus*), 카바페넴 내성 장내세균(Carbapenem - Resistant Enterobacteriaceae), 다제내성녹농균 (Multidurg - Resistant *Pseudomonas aeruginosa*), 다제내성 아시네토박터(Multidurg - Resistant *Acinetobacter baumani*) 등이 대표적이다.

2) 현황

NDM-1 CRE 국내 발생 등 다제내성균의 출현 증가로 치사율이 높은 편이나, 치료제의 제한으로 심각한 국민보건 문제로 대두되었다. 국내 종합병원 중환자실에서 아시네토박터균 중 70%가 다제내성균이며, 모든 항생제에 대해 내성인 슈퍼박테리아가 보고되었다(2009).

※ MRSA에 의한 사망자는 19,000명으로 추정, 이는 에이즈(15,978명)나 바이러스성 간염(5,793명)보다 많은 편(2008년, 미국)

다제내성균은 일반 병원균에 비해 환자의 재원기간, 사망률, 의료비를 증가시켜서 심각한 임상적, 사회경제적 부담을 초래한다. 항생제 내성률을 10% 감소시킬 경우 병원별로 연간 1,391명의 환자를 더 살릴 수 있고 총 270만 달러의 의료비 절감효과가 보고되었다(Roberts et al. 2009).

※ 2010년 일본 도쿄의 병원에서 아시네토박터균이 집단 발병하여 53명 감염 중 31명 사망(Yuji et al., 2011)

3) 전파

의료기관 내에서 다제내성균의 전파는 환자와 환자 사이 또는 환자와 의료진 사이, 그리고 의료진과 의료진 사이에서 이루어지며, 손이나 의료기기, 물품 등의 매개체를 통해 일어난다.

4) 의료 관련감염의 주요 원인균

최근 다제내성균 출현 등 항균제 내성의 급증은 국내외 심각한 보건 문제로 대두되고 있다. 따라서 WHO는 항균제 내성 위협에 대응하기 위하여, 2011년 항균제내성을 주요 의제로 채택하여 항균제 내성균에 대한 경각심이 더욱 높아지는 계기가 되었다. 따라서 유럽 각국과 미국을 중심으로 의료환경에 대한 감시 체계를 가동 중이며, 우리 나라에서도 "감염병의 예방 및 관리에 관한 법률(2010년 12월 30일)" 시행에 따라 VRSA(반코마이신내성황색포도알균), VRE(반코마이신내성장알균), MRSA(메티실린내성황색포도알균), MRPA(다제내성녹농균), MRAB(다제내성아시네토박터바우마니균), CRE(카바페넴내성장내세균속 균종) 6종의 다제내성균에 의한 감염증을 표본감시가 필요한 지정 감염병으로 고시되었다. 의료 관련감염의 주요 원인균으로는 *Streptococcus aureus*, *Enterococcus* spp., *Streptococcus pneumoniae*, *Escherichia coli*, *Klebsiella pneumoniae*, *Enterobacter cloacae*, *Pseudomonas aeruginosa* 및 *Acinetobacter baumannii*이 있다.

(1) 황색포도알균(*Staphylococcus aureus*)

황색포도알균은 주로 피부염 · 균혈증 · 폐렴 · 식중독 등 다양한 감염증을 일으키는 병원체로 사람에서는 비강 내에 가장 많이 분포하고 있다. 황색포도알균은 일반적으로 의료 관련감염의 주요 원인균으로 보고되고 있으며, 특히 국내 3차 병원에서 황색포도알균의 oxacillin 내성률은 60.0~75.1%로 높은 내성률을 나타내고 있고, 최근에는 요양병원에서의 내성률이 80.0% 이상으로 확인되고 있다.

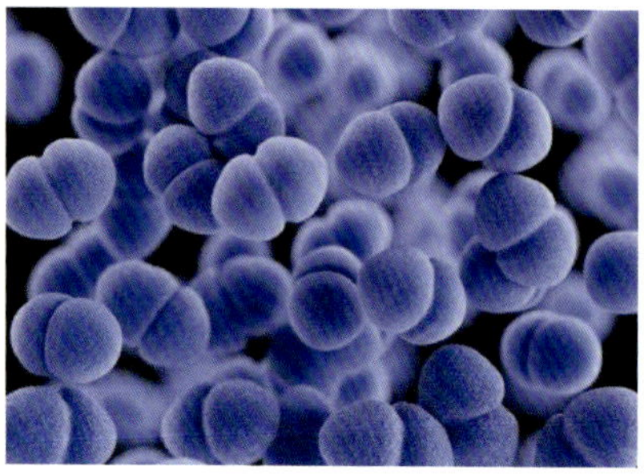

그림 2-12 | 황색포도알균

(2) 장알균(*Enterococcus* spp.)

장알균은 사람의 위장관과 비뇨생식계에 상재하는 균으로 정상인에게는 쉽게 감염을 일으키지 않으나 노인, 면역저하환자, 만성 기저질환자 또는 병원에 장기입원 중인 환자에서 요로감염·창상감염·균혈증 등을 유발하는 기회감염균이다.

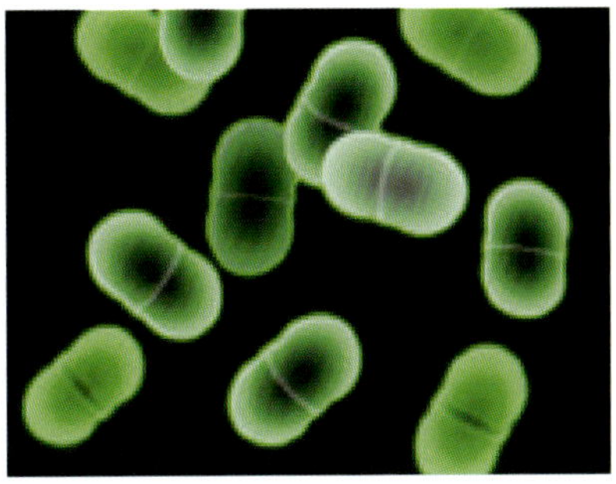

그림 2-13 | 장알균

(3) 폐렴사슬알균(*Streptococcus pneumoniae*)

폐렴사슬알균은 세균성 폐렴의 가장 흔한 원인균으로 지역사회 획득폐렴·균혈증·뇌수막염·중이염·부비강염 등을 일으키는 주요병원균이다. 지역사회 획득폐렴의 21.1%를 차지하는 것으로 보고되고 있고 특히, 면역력이 낮은 소아와 노인 연령층에서 폐렴사슬알균에 의한 침습성 감염질환의 발병빈도가 높다. 1967년 penicillin G 중등도 내성을 가진 폐렴사슬알균(Penicillin-intermediate *S. pneumoniae*; PISP)이 보고된 이후 penicillin G 내성뿐만 아니라 여러 약제에 내성을 보이는 다제내성균의 증가로 치료의 어려움이 가중되고 있다.

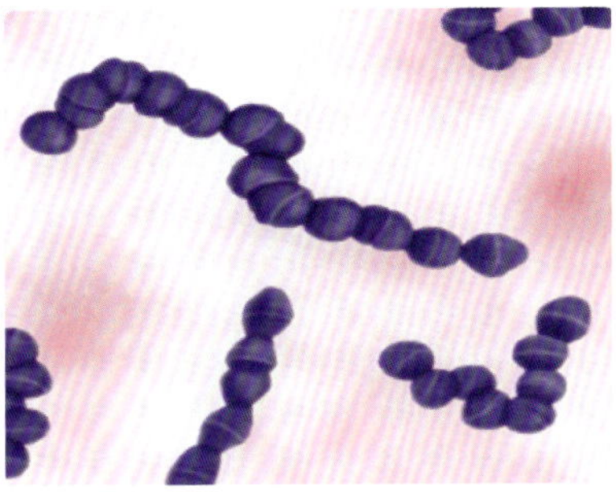

그림 2-14 | 폐렴사슬알균

(4) 대장균(*Escherichia coli*)

대장균은 지역사회 또는 원내 요로감염에서 가장 흔하게 분리되는 그람음성균으로서, 2000년대부터 의료환경 내에서 extended-spectrum β-lactamase(ESBL) 생성균의 발생 및 확산이 문제가 되고 있다.

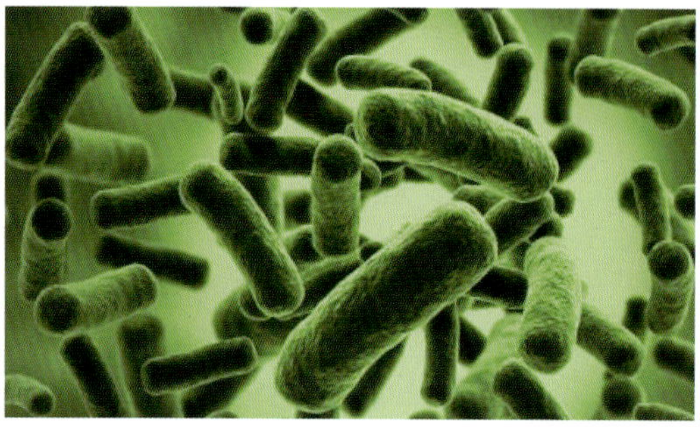

그림 2-15 | 대장균

(5) 폐렴막대균 (*Klebsiella pneumoniae*)

폐렴막대균은 사람의 장관계에서 흔하게 발견되는 그람음성균으로 피부, 입원환자의 인두, 상기도 등에서 발견된다. 면역력이 저하된 환자들에게 잘 감염되고 호흡기 혹은 요로감염을 유발하며 그람음성균에 의한 폐렴, 요로감염의 주요 원인균이다.

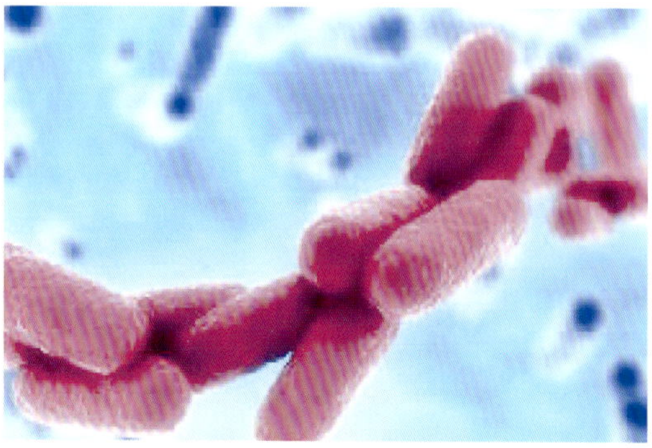

그림 2-16 | 폐렴막대

(6) 엔테로박터균(*Enterobacter cloacae*)

엔테로박터균은 수중 · 토양 · 병원환경 등에 흔하게 존재하는 그람음성균으로 사람과 동물의 장관에 상재균으로도 존재한다. 의료 관련감염의 원인균 중 하나로 호흡기감염 · 요로감염 · 균혈증 등 다양한 감염증을 일으킨다. 면역력이 저하된 환자들에 잘 감염되고 중환자실 장기입원 환자에서 감염을 일으켜 이환율과 사망률을 높인다. 또한 지역사회 감염의 원인균으로 요로감염 · 피부감염 등을 유발한다.

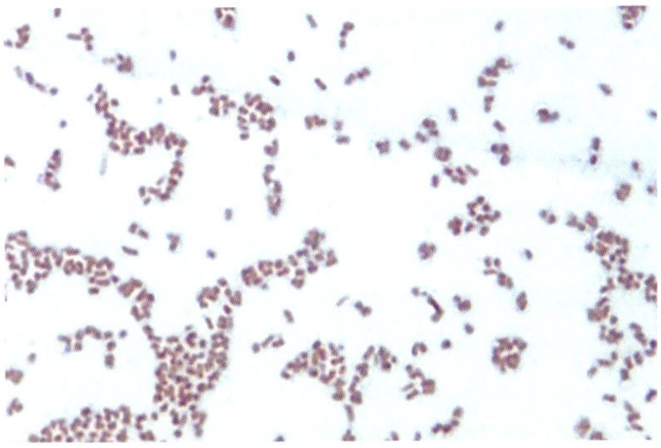

그림 2-17 | 엔테로박터균

(7) 녹농균(*Pseudomonas aeruginosa*)

녹농균은 비발효성 그람음성균으로서 자연계에 널리 존재한다. 특히 면역력이 저하된 환자에서 여러 감염증을 잘 일으키는 기회감염균이며 의료 관련감염의 주요원인균이다.

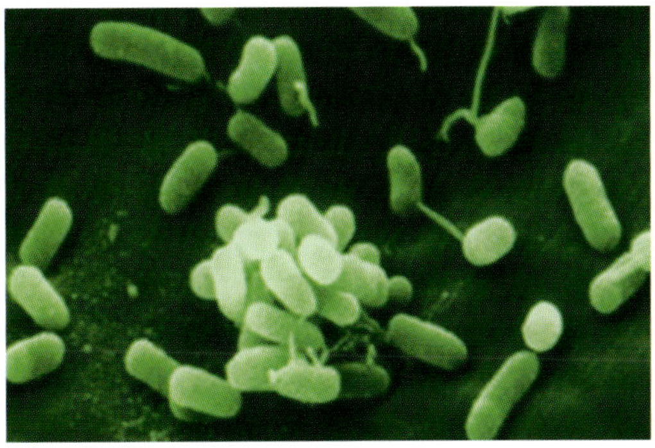

그림 2-18 | 녹농균

(8) 아시네토박터균(*Acinetobacter baumannii*)

아시네토박터균은 토양 · 수중 · 병원환경 및 사람의 점막 등에 흔하게 존재하는 그람음성균으로 면역억제 환자나 입원환자에서 주요 감염을 일으키는 감염균이다. 폐렴 · 요로감염 · 균혈증 · 창상감염 등의 다양한 감염증을 유발하며 의료 관련감염의 주요 원인균이다. 2014년 병원 · 요양병원 · 의원 내성률 조사에서 *A. baumannii*의 주요 분리원은 호흡기(61.2%) · 소변(12.7%) · 상처(9.2%) · 혈액(2.7%) 등이었다.

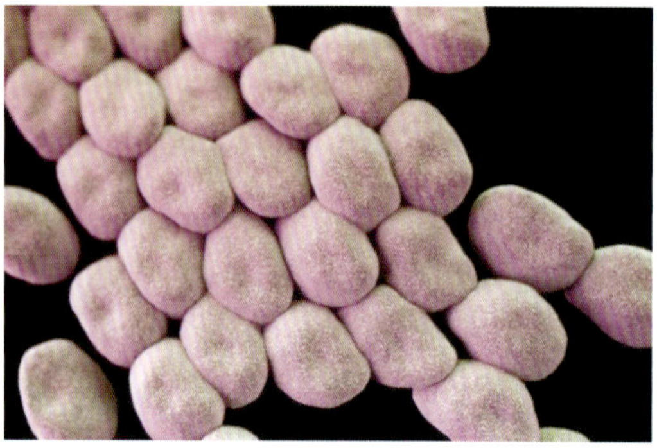

그림 2-19 아시네토박터균

5) 주요 항균제 내성률 추이

MRSA(oxacillin), VRE(vancomycin) 등이 대표적이며 의료기관의 형태에 따라 다양한 추이를 나타내고 있다(그림 2-20~24).

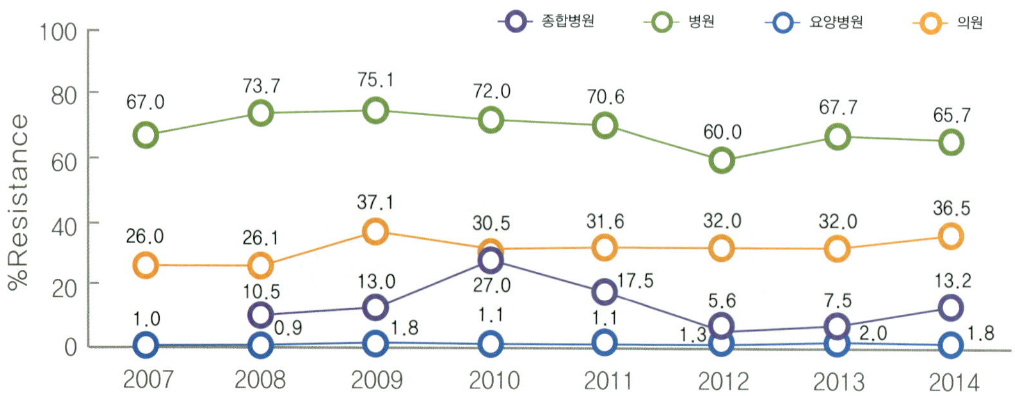

그림 2-20 | 종합병원에서 검출된 그람양성 G(+) 알균의 내성률 추이

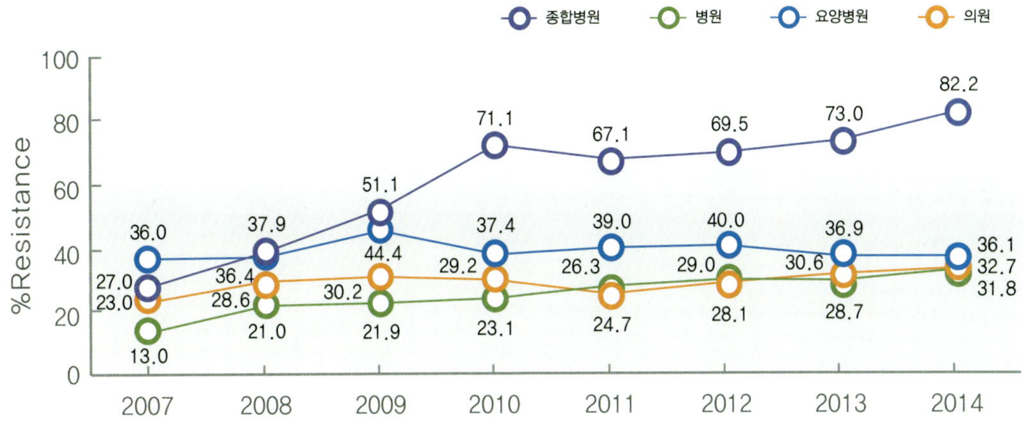

그림 2-21 | 종합병원에서 검출된 그람 음성G(-) 막대균의 내성률 추이

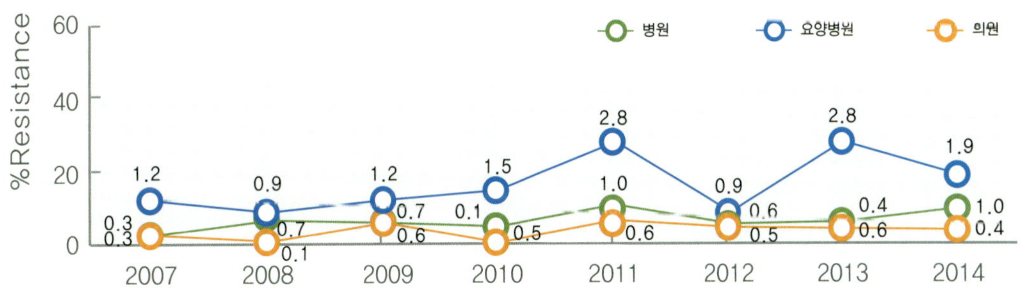

그림 2-22 | 병원 형태에 따른 *S. aureus*에 대한 옥사실린 내성률 추이

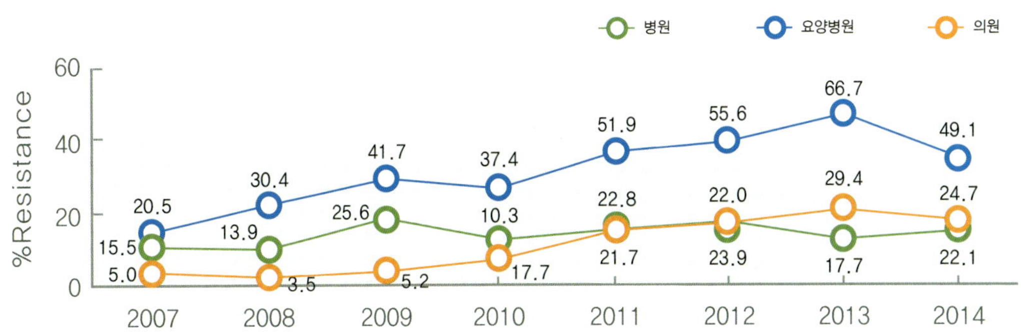

그림 2-23 | 병원 형태에 따른 *E. faecium*에 대한 반코마이신 내성률 추이

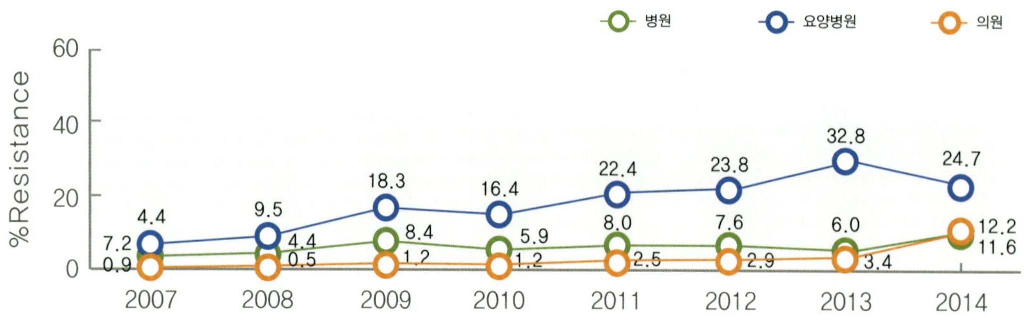

그림 2-24 | 병원 형태에 따른 장알균종에 대한 반코마이신 내성률 추이

6) 항균제 사용량

우리나라의 항균제 총 사용량(DDD/1,000명/일)은 다음과 같다(**그림 2-25**).

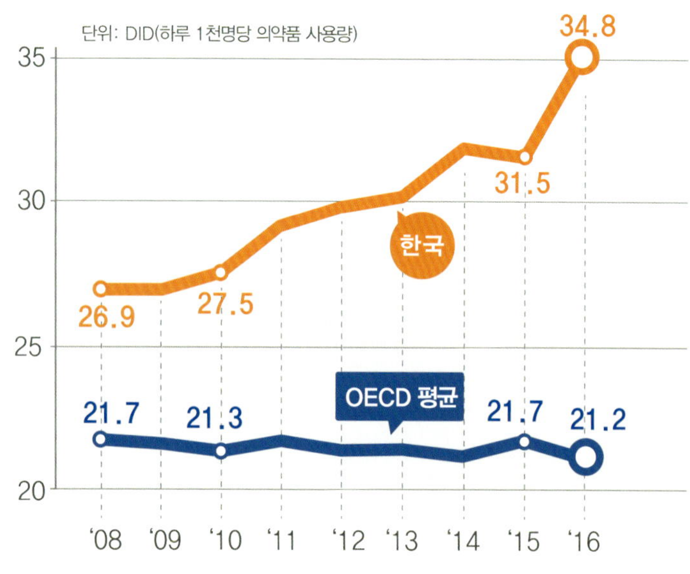

그림 2-25 | 하루 복용량으로 규정에 따른 항생제 사용량

05 중동호흡기증후군 (Middle East Respiratory Syndrome, MERS)

1) 정의

메르스 코로나바이러스(Middle East Respiratory Syndrome Coronavirus ; MERS-CoV)에 의한 호흡기감염증이다.

2) 임상징후

- 대부분 환자가 중증급성하기도질환(폐렴)이나 일부는 무증상을 나타내거나 가벼운 급성 상기노 삼엄
- 주 증상으로는 발열 · 기침 · 호흡곤란
- 두통 · 오한 · 인후통 · 콧물 · 근육통뿐만 아니라 식욕부진 · 오심 · 구토 · 복통 · 설사 등
- 합병증 호흡부전, 폐혈성 쇼크, 다발성 장기 부전 등이 있으며 신부전을 동반하는 급성신부전 동반 사례가 사스보다 높음
- 기저질환(당뇨 · 만성폐질환 · 암 · 신부전 등)이 있는 경우와 면역기능 저하자는 MERS-CoV 감염이 높고 예후 불량
- 일반적 검사소견 : 백혈구감소증, 림프구감소증, 혈소판감소증, LDH 상승
- 잠복기 : 5일(최소 2일 – 최대 14일)
- 치명률 : 30~40%(사우디아라비아의 경우임)

3) 역학적 특성

- 연령분포 0~99세(중앙값 50세)
- 특히 기저질환(당뇨 · 신부전 · 만성 폐질환 · 면역결핍질환)을 가진 사람에서 중증의 급성 호흡기 질환을 일으킴
- 모든 환자에게서 직 · 간접적으로 중동(90% 이상 사우디아라비아) 지역과 연관 지역사회에서의 전파에 대한 근거는 없으며, 가족간 전파와 의료기관에서의 제한적 전파로 인한 유행이 보고됨
- 1차 감염자보다는 2차 감염자의 증세가 더 경함

4) 감염경로

명확한 감염경로는 밝혀지지 않았음 : 단, 사우디아라비아 내 단봉낙타접촉에 의한 감염전파와 사람 간 밀접접촉*에 의한 전파(대부분 병원 내 감염, 가족 간 감염)가 보고 되었다.

*2015년 유행으로 185명 발생, 15명 사망하였으나, 2018년에는 1명 발생하였다.

5) 예방 및 자가격리

(1) 예방

비누를 이용한 손위생 관리, 기침 시 입과 코를 막고, 발열이나 기침이 있는 사람과의 접촉을 피한다. 발열, 호흡기 증상(기침, 목 아픔, 콧물 등)이 있으면 학교나 학원, 기타 다수가 모이는 장소를 피하고 마스크를 착용한다.

(2) 자가격리

- 확진환자와 접촉했거나 그러한 사실이 의심되는 경우(감염원에 노출되었다고 의심되는 경우), 보건소에 신고한 후 즉시 자가격리가 필요하다.
- 기간 : 메르스 환자와 밀접한 접촉을 한 경우, 최장 잠복기간(접촉일로부터 14일) 실시하며, 기간 동안 증상이 없다면 해지된다.

6) 치료

일반적인 항바이러스제 투여와 증상에 따른 치료를 받는다. 중증의 경우 인공호흡기, 혈액투석 등 집중 치료가 필요하다. 메르스에 대한 예방백신과 치료제는 아직 개발되지 않은 상태이다.

7) 의료인 감염 예방 수칙

- 환자 진료 전 · 후 손 세척 또는 손소독을 시행한다.
- 환자를 진료 또는 간호하는 의료진은 반드시 개인보호장비를 착용한다.
- 체온계 · 청진기 등 환자 진료도구는 매회 사용 후 소독한다.
- 병실에서 발생한 폐기물은 병원 내 감염관리수칙에 따라 처리한다.
- 환자에게 에어로졸 발생시술은 반드시 음압격리병실에서 실시한다.
- 환자 입원 치료는 음압격리병상 시설 또는 격리시설을 갖춘 의료기관에서 수행한다.

06 코로나바이러스-19 (Coronavirus disease)

1) 정의

사스 코로나바이러스(Severe acute respiratory syndrome coronavirus 2 : SARS-CoV-2(Coronaviridae에 속하는 RNA 바이러스)) 에 의한 호흡기 증후군이다. 병원체는 Severe Acute Respiratory Syndrome-Coronavirus-2 (SARS-CoV-2)이며, 바이러스 입자는 1개에 직경이 대략 0.05~0.2μm이다.

* 신종 코로나바이러스를 메르스 코로나바이러스(MERS-CoV)라 명칭함.
* 사스 (SARS-CoV)나 메르스(MERS - CoV)와는 다른 바이러스이다.

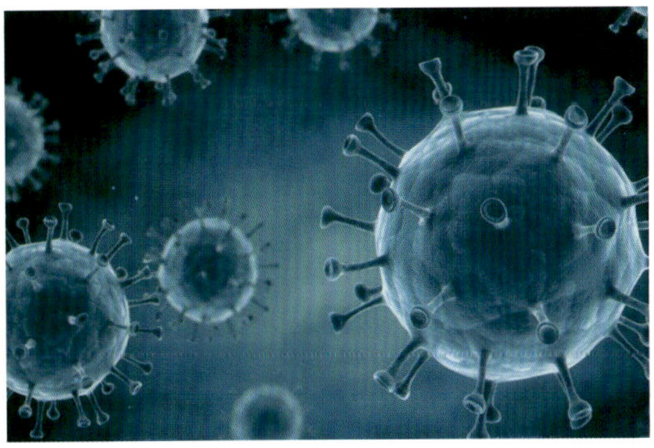

그림 2-26 | 코로나바이러스-19

2) 임상징후

- 열 또는 오한
- 기침
- 숨가쁨 또는 호흡 곤란
- 피로
- 근육 또는 몸살
- 두통
- 미각 또는 냄새의 새로운 상실
- 목 쓰림
- 울혈 또는 콧물
- 메스꺼움 또는 구토
- 설사 등

* 자료출처 : CDC

3) 역학적 특성

사람감염 코로나 바이러스는 사람과 다양한 동물에 감염될 수 있는 바이러스로서 현재까지 6종류가 알려져 있음. 감기를 일으키는 유형(229E, OC43, NL63, HKU1)과 중증폐렴을 일으킬 수 있는 유형(SARS-CoV, MERS-CoV) 이 있다. 잠복기는 1~14일 (평균 4~7일)이며, 전세계 치명률은 약 3.4%(WHO, 3.5 기준)이지만, 국가별 · 연령별 치명률 수준은 매우 다르다. 고령이거나 면역기능이 저하된 환자, 기저질환을 가진 환자가 주로 중증으로 발현되거나 사망하게 된다.

4) 감염경로

이 바이러스는 주로 대면 접촉을 통해 전파되는 것으로 추정된다.

- 밀접 접촉자들 간 전파 (약 2m 이내)
- 감염자가 기침, 재채기, 말을 할 때 나오는 호흡기 비말을 통해 전파
- 비말은 근처에 있는 사람의 입이나 코에 닿거나, 호흡기를 통해 흡입 가능
- 최근 일부 연구에 따르면 COVID-19는 무증상자를 통해서도 전염 가능

4) 집단감염사례

- 의료관련 감염
- 가족 모임
- 장기요양 시설
- 장기 항해 : 유람선, 함선 등
- 집단 행사
- 노래방, 체육관, PC방, 카페
- 결혼식, 합창단 연습, 피트니스 교실
- 종교 모임 등

5) 치과의료기관에서의 감염관리 방법

가. 기본적 감염관리 활동

- 코로나19 감염예방관리에 대해 기관 내 수칙을 마련한다.
- 직원들에게 코로나19 감염예방방법에 대해 교육하고 손위생과 보호구 착·탈의 등 수칙에 대해 훈련을 실시한다.
- 손소독제 및 개인보호구 등 감염관리 물품을 적절히 사용할 수 있도록 제공한다.
- 감염예방수칙의 이행 현황을 주기적으로 점검한다.
- 코로나19 감염에 대한 직원 모니터링을 실시하고 적절한 조취를 취한다.
  - 의심증상이 있는 직원은 업무배제(출근금지)
  - 근무 도중 열이나 호흡기 증상이 발생하는 경우 지정된 책임자(또는 별도 지정된 담당자)에게 바로 보고하고 업무 중지(집인 경우 출구금지)
  - 직원들의 코로나19 노출여부(코로나19 환자와의 접촉, 가족 포함)를 확인

나. 의료기관 안에서 신체적 거리두기 실천

- 의료기관 출근 시부터 퇴근 시까지 특수한 상황을 제외하고는 항상 마스크를 착용한다.
- 마스크는 입과 코를 완전히 덮을 수 있게 착용하며, 마스크 안으로 얼굴을 만지지 않도록 한다.
- 마스크 착용 중이더라도 최소 1미터(2미터 이상 권장) 이상 거리를 유지한다.(근무시간, 휴식시간, 출퇴근 밀집시간대, 식당 줄서기 등)
- 의료기관 내에서 모여 차를 마시거나 사교적 대화는 삼간다.
- 항상 손 위생을 철저히 한다.
- 환자 사이 거리를 치료적인 경우를 제외하고는 특별한 사유가 없는 한 2m 이상을 유지하고 접촉을 피하도록 한다.
- 병원 내 환자 이동을 가급적 제한한다.
- 근무복은 의료기관 내에서만 착용하고 외부로 나가지 않으며, 매일 세탁된 옷으로 갈아입는다.

다. 환자 사전관리 및 접수

- 외래 사전 예약제 실시로 대기시간을 최소화한다.
- 외래 진료 예약 시 환자의 코로나19 관련 위험요인*을 확인한다.

* 최근 14일 이내 해외여행/국내 유행지역 방문력이나 확진환자 접촉력 및 발열이나 호흡기 증상 등 코로나19 임상증상이 나타난 경우

- 환자가 코로나19의 증상 및 접촉력 등 위험요인이 확인된 경우 치과 진료는 연기하고 (외래 일정 조정) 선별진료를 받도록 안내한다(진료 안내문자 메시지 발송 및 전화확인 등 방법 병행).

라. 출입구 관리

- 의료기관 출입구를 최소화하여 내원객 출입통제가 가능하도록 한다.
- 출입구에 코로나19 예방을 위한 안내문 등을 비치한다.(발열 및 호흡기 증상이 있는 경우 의료기관 안으로 들어오지 말고 선별진료소 우선 방문)
- 모든 방문객은 손위생과 마스크를 착용하도록 한다.
- 모든 방문객은 방문일지에 출입기록, 발열 확인을 한다.(필요 시 문진표 작성)

마. 대기구역

- 진료대기구역의 과밀 방지 정책 마련 및 시행한다.
  - 대기 환자 수를 최소화 한다.
  - 대기 의자는 최소 2m 이상 거리를 두어 환자 간 적절한 거리를 유지하도록 한다.
- 대기 구역 내 책자, 인형 등 진료관련 필수 물품이 아닌 것은 비치하지 않는다.
- 진료 대기 구역에 손위생과 호흡기 예절 및 거리두기의 실천을 높이기 위한 알코올 손소독제 비치, 안내포스터 부착 등을 시행한다.

바. 환자 관리

- 시술관련 관리
  - 시술 시작 전 시술 종류에 따라 적절한 개인보호구를 선택하여 착용한다.
  - 매 환자 진료 후 환자가 접촉한 표면은 소독한다.
  - 에어로졸 생성 시술 후에는 종료 후 소독하고 환기한 다음 다른 환자를 진료한다.
  - 진료실 내 서랍과 캐비닛은 덮개가 있어야 하며 비말이나 에어로졸이 튀어 오염되지 않도록 멀리 떨어지게 배치한다.

– 시술 중에 사용되지 않았지만 노출되었다면, 모든 소모품 및 장비는 오염된 것으로 간주하여 적절하게 폐기하거나 재처리한다.

• 환자가 코로나19 감염자로 의심되는 경우

치과치료를 연기하고 다음과 같은 조치를 취한다.

– 환자에게 마스크를 착용하게 한 후 1인 병실(또는 빈 진료실)로 옮긴다.
– 환자가 증상이 심하지 않은 경우, 환자를 집으로 보내고 선별진료를 받도록 안내한다.
– 환자가 응급 상황의 경우(예. 호흡곤란), 보건소로 연락하여 환자를 이송하도록 한다.
– 환자발생 신고를 하고 코로나19 대응 절차에 따라 시행한다.
– 확진/의심 환자를 접촉하는 의료진은 손위생과 환자의 혈액, 체액, 분비물, 피부와 직접 접촉을 피하기 위해 상황에 따라 적절한 개인보호구(전신보호복 또는 긴팔가운, 일회용 장갑, KF94 또는 동급 이상의 마스크, 고글 혹은 안면보호구)를 선택하여 착용해야 한다.
– 확진/의심 환자를 이송하는 의료진은 손 위생과 개인보호구(전신보호복, 일회용 장갑, KF94 또는 동급 이상의 마스크)를 착용해야 하며, 환자가 기침과 가래 등 호흡기 증상이 심한 경우 고글 혹은 안면보호구까지 착용해야 한다.

• 코로나19 확진/의심되는 환자에게 응급 치과 치료가 필요한 경우

– 진료 참여 인력은 지침에 따른 개인보호구(전신보호복, 일회용 장갑, KF94 또는 동급 이상의 마스크)를 착용한다.
– 치과 치료는 가급적 폐쇄된 개별 공간에서 제공한다.
– 가능하면 에어로졸 생성 시술(예. 핸드피스, 3-way syringe, 초음파 스케일러 사용)을 피한다. 에어로졸 생성 시술은 음압격리실에서 진행하는 것이 바람직하다.
– 치과치료는 필수적인 치료만 제한하여 제공하며, 참여 의료인력도 필수인력으로만 제한한다.
– 환자는 진료시간 중 맨 마지막 일정으로 예약하는 것을 고려한다.
– 환자의 진료 중, 다른 환자 진료를 함께하지 않는다.
– 확진/의심 환자 접촉 전후에 개인보호구의 착탈은 다음과 같은 순서를 숙지하여 진행한다.

표 2-24 확진/의심 환자 접촉 전후 개인보호구 착탈 순서

환자 접촉 전		환자 접촉 후
1. 손 위생 2. 가운(또는 전신보호복) 착용 3. KF94(또는 동급이상) 마스크 착용 4. 고글(안면보호구) 착용 5. 장갑(소매 위 당겨 착용)착용	환자 접촉	1. 장갑과 가운 탈의 2. 손 위생 3. 고글(안면보호구) 탈의 4. 손 위생 5. 마스크 탈의 6. 손 위생

5) 발병 및 사망추이

국내 확진자는 17,945명이며, 사망 310명이다. 세계기준 23,629,423명이 발생하였으며, 812,710명이 사망하였다. 성별 및 연령별로 확진자와 사망자에 차이가 있다(표-2-25, 26).

* WHO 보고, 2020년 8월 25일 / 질병관리본부

표 2-25 확진자 성별 현황(2020.8.25 00시 기준)

구분	확진자(%)	사망자(%)	치명률(%)
남성	8,089 (45.08)	164 (52.90)	2.03
여성	9,856 (54.92)	146 (47.10)	1.48

* 치명률 = 사망자수 / 확진자수 × 100

표 2-26 확진자 연령별 현황(2020.8.25 00시 기준)

구분	확진자(%)	사망자(%)	치명률(%)
80이상	693 (3.86)	154 (49.68)	22.22
70-79	1,258 (7.01)	93 (30.00)	7.39
60-69	2,587 (14.42)	41 (13.23)	1.58
50-59	3,240 (18.06)	16 (5.16)	0.49
40-49	2,415 (13.46)	4 (1.29)	0.17
30-39	2,256 (12.57)	2 (0.65)	0.09
20-29	4,081 (22.74)	0 (0.00)	-
10-19	1,047 (5.83)	0 (0.00)	-
0-9	368 (2.05)	0 (0.00)	-

* 치명률 = 사망자수 / 확진자수 × 100

6) 예방 및 자가격리

(1) 예방

- 알코올성 손소독제 혹은 비누와 물을 이용한 손씻기
- 자신과 다른 사람 사이에 최소 1m의 거리를 유지
- 혼잡 한 장소에 방문을 되도록 피할 것
- 눈, 코, 입을 만지지 말 것
- 기침이나 재채기를 할 때 팔뚝이나 티슈로 입과 코를 가릴 것
- 기침, 두통, 약한 열과 같은 경미한 증상이 있어도 회복 될 때까지 집에서 자가 격리할 것
- 열, 기침 및 호흡 곤란이 있는 경우 의사의 진료를 받을 것
- 관리기관의 최신 정보를 숙지 및 준수할 것

(2) 자가격리

- 집안에 머무른다.
- 증상을 관찰한다.
- 휴식과 수분섭취를 충분히 한다.
- 의료기관 방문전에 미리 연락한다.
- 증상이 심해지면 응급실 또는 관리기관으로 연락한다.
- 기침과 재치기는 가리고 한다.
- 손세척을 철저히 한다.
- 다른 가족구성원과 분리된 공간에 머무른다.
- 개인용품을 다른 사람과 함께 사용하지 않는다.
- 매일 자주 접촉하는 표면은 소독한다.

＊ CDC 자가격리 수칙

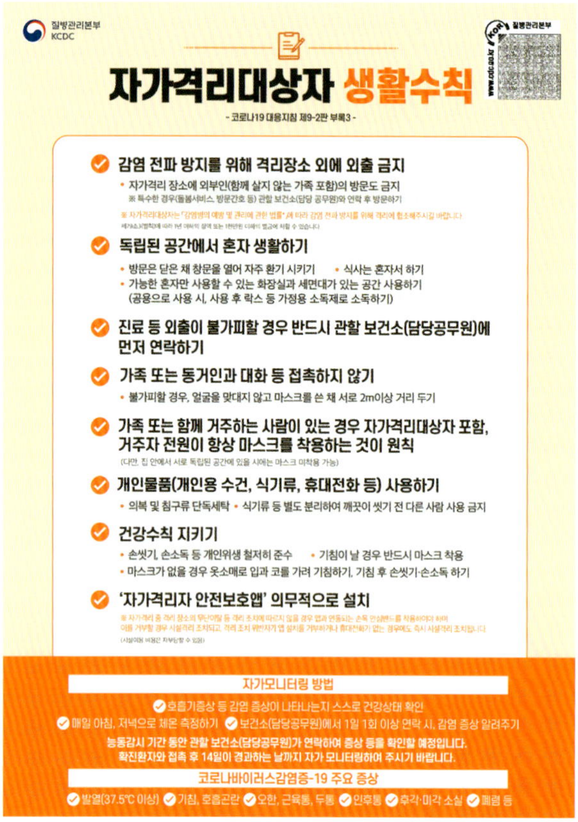

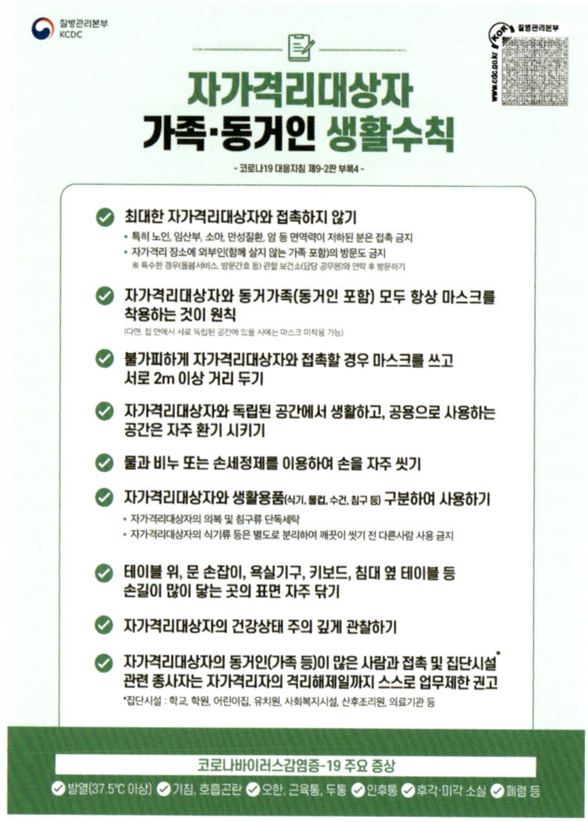

그림 2-27 | 자가격리대상자 및 가족 · 동거인 생활수칙

7) 치료

현재 특이적인 항바이러스제는 없으며, 수액 보충 및 해열제 등 보존적 치료를 할 수 있다.

REPORT

■ 학번:　　　　　　　　　　■ 이름:

1. B형 간염 바이러스 노출사고를 예방하기 위한 대책을 설명하시오.

2. 치과진료 시 감염성 질환 코로나19을 예방하는 방법을 환자와 치과의료 종사자 측면에서 구분하여 설명하시오.

03

치과기구 소독과 멸균

학습목표

1. 치과의 소독과 멸균을 설명할 수 있다.
2. 소독제에 대한 미생물의 저항성을 설명할 수 있다.
3. 기구처리와 재사용을 설명할 수 있다.
4. 멸균 모니터링 방법을 설명할 수 있다.
5. 무균술을 설명할 수 있다.

핵심용어

- **세척(cleaning)**

  토양, 각종 유기물 등과 같은 모든 종류의 이물질을 제거하는 것으로 일반적으로 물과 기계적인 마찰 · 세제 · 효소 등을 같이 사용한다. 세척(cleaning)을 철저하게 하지 않으면 소독이나 멸균이 완전하게 이루어지지 않을 가능성이 있다. 따라서 소독과 멸균을 실시하기 전에 반드시 세척을 꼼꼼하게 하여 이물질을 완벽하게 제거해야 한다.

- **소독(Disinfection)**

  무생물 물체의 표면에 있는 세균의 포자를 제외한 모든 병원성 미생물을 죽이는 방법이다. 소독효과에 영향을 미치는 요소로는 세척 후 청결도, 오염된 미생물의 숫자, 미생물 종류, 소독제의 농도 및 노출시간, 소독하려는 물체의 형태·온도·pH 등이 있다.

- **소독제(Disinfectant)**

  살균제의 일종으로 무생물의 표면에서 모든 병원성 미생물을 불활성화시키지만, 세균의 포자에는 작용하지 못한다.

- **멸균(Sterilization):**

  살아 있는 모든 종류의 미생물을 완전히 죽이는 것을 말한다. 병원에서 사용하는 방법으로는 가압증기 멸균법, 고온 멸균법, EO가스멸균법, 화학 멸균제를 이용한 멸균법이 있다. 멸균이란 용어는 상대적인 개념이 아니라, 절대적인 개념으로 사용한다.

- **가압증기멸균기(Autoclave)**

  증기와 열기에 압력을 가해 멸균하는 기계이다.

- **불포화화학증기멸균기(Unsaturated chemical vapor sterilization)**

  이 멸균기는 압력 하에 뜨거운 화학용액의 증기를 사용하여 멸균하는 기계이다.

- **건열 멸균기(Dry-heat sterilizer)**

  가열된 공기로 멸균하는 기계이다. 치과에서는 고정된 공기 타입과 강제적인 공기 타입의 건열 멸균기를 사용한다.

- **생물학적 지표(Biological indicator, BI)**

  모니터링하는 멸균 모드에서 저항이 있다고 알려진 박테리아 수를 표준화하기 위해 멸균과정을 모니터링하는 기구이다. 생물학적 지표(BI)는 멸균이 진행될 때 필수적인 모든 변수의 지표이다.

- **화학적 지표(Chemical indicator, CI)**

  멸균실에서 하나 혹은 그 이상의 물리적 상태에 노출되어 색이나 형태가 변하는 것으로 멸균과정을 모니터링할 수 있다. 화학적 지표는 잘못된 포장이나, 멸균물품의 부적절한 탑재, 멸균기의 오작동으로 인한 실패 가능성을 감지하기 위해 시행한다. 'Pass' 되었다는 표시가 물건들이 멸균되었음을 확인해 주지는 않는다.

- **화학 멸균제(Chemical sterilant)**

  화학제는 박테리아 아포를 포함한 모든 형태의 미생물체를 파괴하기 위해 사용한다.

- **무균(Asepsis)**

  병원성 미생물이 없는 상태를 의미한다.

- **무균술(Aseptic technique)**

  병원균이 없는 상태를 유지하는 방법을 말한다.

열을 이용한 기구 멸균법은 100년 전부터 사용되어 왔으며, 멸균방법으로 가장 효과적인 것으로 알려져 있다. 의료기구와 치과기구 모두 환자 치료기구의 멸균에서 고열에 견디지 못하거나 일회용 기구 외의 기구만 액체 화학 소독제에 담그는 방법을 사용해 왔다. 감염관리에서 멸균은 가장 중요한 요소이다. 높은 수준의 환자 보호를 위해 '멸균할 수 있을 때는 소독하지 말라'는 기본 규칙을 따라야 한다. 기본적으로 소독과 멸균의 차이를 이해하는 것이 중요하다. 멸균(sterilization)은 없애기 가장 어려운 미생물인 다수의 저항력 있는 박테리아 아포까지도 포함하여 모든 미생물체를 파괴하는 과정을 말한다. 소독(disinfection)은 물리적이거나 화학적인 도구로 멸균보다 덜 치명적인 미생물 파괴를 말한다. 아포는 소독과정에서 죽지 않기 때문에 소독은 멸균과정과 관련된 안전 기준에 미치지 못한다. 일반적으로 소독이라는 용어는 무생물체 표면에 화학적 물질을 도포하는 것을 의미한다.

원내감염을 예방하기 위하여 가장 중요한 요소는 적절한 소독과 멸균이라고 할 수 있다. 소독과 멸균을 완전하게 실시하지 않으면 원내감염을 초래할 수 있다. 그러나 환자진료에 사용하는 모든 시술이 무균조작이거나 모든 사용 기구를 멸균해야 할 필요는 없고 세척만으로도 가능한 경우가 있다. 적절하지 못한 소독방법이 문제가 되지만 과잉의 멸균이나 소독도 비용의 낭비나 시간의 낭비, 환경의 오염 등과 같은 문제를 초래하게 된다. 그러므로 적절한 올바른 소독방법과 멸균방법을 준수하는 것이 병원환경에서의 감염을 감소시키고 자원의 낭비를 줄일 수 있는 방법이다. 따라서 각 병원은 기구의 사용 목적이나 진료 상황에 따라서 세척이나, 소독 · 멸균의 지침을 마련해야 할 것이다. 소독과 멸균에 관한 지침을 모든 병원이 일률적으로 지킬 수 있는 규정으로 만들기는 매우 어렵다. 개개의 병원에 따라 세부지침을 자율적으로 정하는 것이 올바르다고 생각하기 때문에 본문에서는 가능한 한 일반적인 지침에 관하여 설명하였으며, 각 병원은 이 지침을 참조하여 자신의 사정에 맞는 지침을 마련할 것을 권한다.

01 소독제에 대한 미생물의 저항성

1. 감염의 예방

치과치료는 그 특성상 치료 시에 출혈이 발생하는 경우가 많이 발생한다. 만약, 치과 기구가 소독되지 않았다면, 치과기구에 묻어 있는 병원균은 치료 시에 환자분을 감염시킬 수 있기 때문에, 이에 대비하여 소독 및 멸균 관리를 잘해야 한다.

(1) 멸균(sterilization)

아포(spore)를 포함한 모든 미생물을 살균 또는 제거하여 무균상태로 만드는 것으로 유익한 세균과 유해한 세균을 모두 제거하는 것이다. 물체의 표면 또는 그 내부에 분포하는 모든 세균을 완전히 죽이는 것으로 소독의 가장 안전한 형태이다.

(2) 소독(disinfection)

물체의 표면 또는 그 내부에 있는 병원균을 죽여 전파력 또는 감염력을 없애는 것으로, 미생물의 포자는 제거되지 않으며 비병원성 미생물은 남아 있어도 무방하다(소독은 미생물의 오염을 방지하기 위해서 사용한다).

(3) 살균(sterilization)

물리적 · 화학적 방법으로 모든 형태의 미생물을 제거하여 무균상태로 만드는 것을 말하나, 유익한 것은 되도록 남기고 유해한 것을 선택적으로 제거한다.

02 기구의 위험도 수준에 따른 분류

의료기관에서 환자의 처치에 사용하는 기구는 환자와의 접촉방법이나 상황에 따라 고위험기구, 준위험기구 및 비위험기구로 분류할 수 있으며, 필요한 개념에 따라 적절한 멸균 및 소독방법에 따라 관리해야 한다(표 3-1, 2).

1) 고위험기구(Critical instrument)

(1) 대상

멸균 조직이나 혈관에 삽입되는 기구로 어떤 미생물이라도 오염되면 감염의 위험이 매우 높다. 수술기구, 혈관카테터, 이식물, 무균조직에 사용하는 초음파 probe 등이 여기에 속한다.

(2) 소독 수준

세균의 아포를 포함한 모든 형태의 미생물을 파괴할 수 있는 멸균과정이 필요하다. 고온멸균법 · 가스멸균법 · 액체 화학멸균법 등을 이용한다.

(3) 주의사항

- 멸균된 채로 구매하거나 의료기관 내에서 적절한 방법으로 멸균하여 사용하게 하며, 다른 환자가 사용 전에 멸균상태를 확인한다.
- 멸균 전 적절한 세척과정이 선행되어야 한다. 유기물의 양, 접촉시간, 온도 및 산도를 고려한 적절한 사용지침을 마련해야 한다.

2) 준위험기구(Semicritical instrument)

(1) 대상

점막이나 손상이 있는 피부에 접촉하는 기구로 호흡치료기구, 마취기구, 내시경 등이 여기에 속한다.

(2) 소독 수준

세균의 아포를 제외한 모든 형태의 미생물을 파괴시키는 '높은 수준'의 소독이 요구된다.

(3) 주의사항

- 고온멸균이 가장 광범위하고 안전하기 때문에 열에 안전한 의료기구인 경우에는 고온멸균을 하도록 한다.
- 화학소독제를 사용한 경우 잔류 소독제가 없도록 멸균증류수로 깨끗하게 헹군다.
- 수돗물을 사용하는 경우라면 사용 후 알코올로 헹구고 압력이 있는 공기로 건조시킨다.

3) 비위험기구(Noncritical instrument)

(1) 대상

손상이 없는 피부와 접촉하지만 점막에는 사용하지 않는 기구로 지질바이러스와 세균 · 곰팡이를 제거할 수 있는 낮은 수준의 소독을 적용한다. 혈압측정기, 청진기, 변기, 목발, 침대 난간, 물잔, 린넨, 음식 쟁반, 심전도 도구, 침상 테이블, 방사선 촬영용 카세트, 병실 집기 등이 여기에 속한다.

(2) 소독 수준

일반적으로 세균 · 바이러스, 일부 곰팡이를 죽이지만 결핵균이나 세균 아포는 죽이지 못하는 '낮은 수준'의 소독을 적용한다. 다만, 피가 묻은 비위험기구는 세균 · 바이러스 · 진균과 결핵균은 죽이지만 세균 아포만 죽이지 못하는 '중간 수준'의 소독을 적용한다.

(3) 주의사항

- 손상이 없는 피부 자체는 대부분의 미생물에 대하여 효과적인 방어벽으로 작용하므로 멸균이 필요하지 않다.
- 일반적으로 비위험기구에 의해 환자에게 감염이 전파될 위험은 거의 없지만 의료진의 손을 오염시키거나 의료기구와의 접촉을 통해 간접적으로 감염을 전파시킬 수 있다.
- 대부분의 비위험기구는 소독을 위해 중앙공급실로 보낼 필요 없이 사용한 장소에서 소독하여 재사용할 수 있다.
- 환자의 혈액이나 미생물 검체를 취급하는 검사실과 같이 미생물에 의한 오염이 우려되는 곳은 환경소독제를 이용한 지침에 따르도록 하며, 일반 사무실이나 창고와 같이 환자의 치료에 관여하지 않는 곳은 일반적인 방법으로 청소한다.

표 3-1 치과기구의 분류

	연 령	권장사항
고위험기구	외과기구, 치주/치석 제거기, 수술용 칼,수술용 버, 파일, 임플란트 기구 등	멸균
준위험기구	치경, 아말감 컨덴서, 인산용 트레이,핸드피스 등	고도의 소독
비위험기구	방사선 관구, pulse oximeter, face bow 등	저도 또는 중등도의 소독

* 치과용 핸드피스가 정의에 의하면 준위험기구이지만, 다음 환자에게 사용할 때 높은 수준의 소독이 아닌 가열 멸균을 항상 해야 한다.
CDC 가이드라인 치과 건강관리 지침-2015년 감염관리에서 적용하였다.

표 3-2 멸균 및 소독방법

	멸 균	높은 수준의 소독	중간 수준의 소독	낮은 수준의 소독
대상	고위험기구	준위험기구	일부 준위험기구 및 비위험기구	비위험기구
노출 시간	각 방법마다 ( ) 안에 표시	20℃ 이상에서 12~30분[1,2]	1분 이상[3]	1분 이상[3]
종류 및 방법	고열멸균: 증기 혹은 고열의 공기 (제조업자의 권고사항 준수, 증기멸균의 경우 3~30분)	글루탈알데히드 혼합제품 (1.12% 글루탈알데히드 + 1.93% 페놀, 3.4% 글루탈알데히드 + 26% 이소프로판올 등)	에탄올 또는 이소프로판올 (70~90%)	에탄올 또는 이소프로판올 (70~90%)
	에틸렌옥사이드 가스멸균 (제조업자의 권고사항 준수, 1~6시간의 멸균시간과 8~12시간의 공기 정화시간 필요)	0.55% 이상의 올소-프탈알데하이드	차아염소산나트륨 (1:500으로 희석하여 사용, 검사실이나 농축된 표본은 1:50으로 희석)	차아염소산나트륨 (1:500으로 희석하여 사용)
	과산화수소 가스 플라즈마 (제조업자의 권고사항 준수, 내관 구경에 따라 45~72분)	7.5% 과산화수소	페놀살균세정제 (제조회사 지침에 따라 희석)	페놀살균세정제 (제조회사 지침에 따라 희석)
	글루탈알데히드 혼합제품 (1.12% 글루탈알데히드 + 1.93% 페놀, 3.4% 글루탈알데히드 + 26% 이소프로판올 등) (온도와 농도 유의, 20~25℃에서 10시간)	과산화수소/과초산 혼합제품 (7.35% 과산화수소 + 0.23% 과초산, 1% 과산화수소 + 0.08% 과초산)	아이오도퍼 살균 세정제 (제조회사 지침에 따라 희석)	아이오도퍼 살균 세정제 (제조회사 지침에 따라 희석)
	7.5% 과산화수소 (6시간)	세척 후 70℃에서 30분간 습식 저온살균	-	4급 암모늄세정제 (제조회사 지침에 따라 희석)
	0.2% 과초산 (50~56℃에서 12분)	차아염소산염 (사용장소에서 전기분해로 제조된 것으로 활성 유리염소가 650~675ppm 이상 함유)	-	-
	과산화수소/과초산 혼합제품 (7.35% 과산화수소 + 0.23% 과초산,1% 과산화수소 + 0.08% 과초산) (3~8시간)	-	-	-

참고 [주1] 소독제에 노출시간이 길수록 미생물 제거가 잘된다. 내관이 좁거나 유기물이나 박테리아가 많이 존재하는 곳은 세척이 어렵기 때문에 10분간 노출이 불충분할 수 있다. 결핵균과 비정형성 마이코박테리아를 사멸하는 데 필요한 최소 노출시간은 2%, 글루탈알데히드는 20℃에서 20분, 2.5% 글루탈알데히드는 35℃에서 5분, 0.55% 올소-프탈알데하이드는 25℃에서 5분이다.

[주2] 튜브제품들은 소독제에 충분하게 잠겨야 하며, 공기로 인해 잠기지 않는 부분이 없도록 주의한다.

[주3] 제품회사에서 과학적 근거에 의해 제시된 시간을 준수한다. 출처 :보건복지부 고시 제 2010-61호, 2010. 8. 13. 제정

03 기구처리와 재사용

적절한 세척 · 포장 · 멸균기에 넣는 방법, 멸균방법 그리고 보관업무는 기구를 적절히 처리하고 환자에게 재사용한다는 것을 확인시키고 신뢰를 주기위해 필수적이다.

1) 기구 - 처리 영역의 설계

기구세척 및 멸균과정은 진료실에서 이루어지지 않아야 하며 오염된 기구공간과 세척, 멸균된 기구공간을 반드시 구분해야 한다. 기구를 전달받는 공간, 세척하는 공간, 포장하는 공간, 멸균하는 공간, 저장하는 공간, 그리고 분배하는 공간으로 구분할 수 있다. 안전보장과 품질관리를 위해 구역 내 지정되고 중앙화된 곳을 사용해야 한다. 중앙화된 세척기와 멸균기는 초기 구입비용, 교체비, 수리비에서 비용절감을 얻을 수 있기 때문에, 중앙처리 설비는 비용효과가 높을 수 있다.

중앙처리 영역은 다음과 같은 구획으로 분할해야 한다.

- 수집 및 세척 전 용액에 기구 담그기
- 세척과 소독
- 준비작업과 포장
- 멸균
- 보관

기구순환이나 처리 중 발생하는 오염원을 통제하기 위해 벽이나 파티션으로 나눠야 한다. 물리적인 분리가 불가능한 경우, 적절한 공간 분리만으로도 충분할 수 있다. 공간은 예상되는 일의 용량과 저장할 항목에 맞추어 적절해야 한다. 모든 오염된 기구와 장비는 보호 의류, 보안경, 마스크, 머리와 발 덮개 등의 적절한 개인 보호장비 외에도 고 강도의 다용도 장갑을 착용한 치과의료 종사자가 다뤄야 한다. 검진용 장갑은 자상을 방지할 만큼 적절한 보호를 제공하지 않는다.

2) 기구의 멸균과정

(1) 수집 및 세척 전 용액에 기구 담그기

오염된 기구처리는 처리 영역의 한 구획에서 수집하고 즉시 세척할 수 없을 경우에는 세척 전 용액에 담근다. 기구에 묻은 타액과 혈액 등의 오염물질이 응고되지 않아 기구세척이 용이하고 시간낭비를 줄일 수 있다. 또한 세척 전 용액에서 소독과 멸균과정 이전에 많은 미생물의 수를 줄일 수 있다. 이를 '전 젖음(presoaking)'이라고 명하기도 한다. 보관 용액으로서는 화학 살균제나 고농도의 소독액(예: 글루탈알데히드)은 추천하지 않는다(**그림 3-1**).

(2) 세척과 소독

세척은 멸균 또는 소독과정 전에 반드시 필요한 단계이다. 왜냐하면 유기 · 비유기 물질 잔사를 제거하지 않으면, 미생물의 비활성화를 저해하여 소독 혹은 멸균과정에 실패할 수 있다. 오염된 기구는 주의 깊게 취급해야 한다. 세척하고 헹구는 동안에는 되도록 물이 튀지 않도록 한다. 치과의료 종사자는 고강도의 다용도 장갑 · 보안경 · 마스크 · 보호복 등을 착용해야 한다. 세척은 수동세척 · 초음파 세척 · 기구세척기 사용으로 분류한다.

가. 손 세척

날카로운 기구에서의 상해 가능성 때문에 손 세척은 가능하면 피해야 한다. 하지만 기구가 파손가능하거나, 자동화 기기가 서비스나 수리를 받으면 수작업 세척이 때때로 불가피하다. 손 세척으로 기구를 닦는 도중 부상을 피하기 위해, 치과의료 종사자는 오염된 기구나 장치를 손으로 세척하거나 다룰 때는 고강도의 다용도 장갑을 착용해야 한다. 뾰족한 기구로부터 손을 보호하기 위해 손잡이가 긴 솔을 사용한다. 비눗물로 채운 용기 내의 보이지 않는 날카로운 기구들을 손으로 직접 세척하는 것은 위험하다. 물이 튀므로 마스크, 보안경이나 안면보호대, 수술복이나 웃옷 등을 입고 세척한다. 일반인은 뾰족한 기구를 담은 용기 혹은 뾰족한 기구가 있는 거품물이 가득한 싱크대에 절대 접근해서는 안 된다.

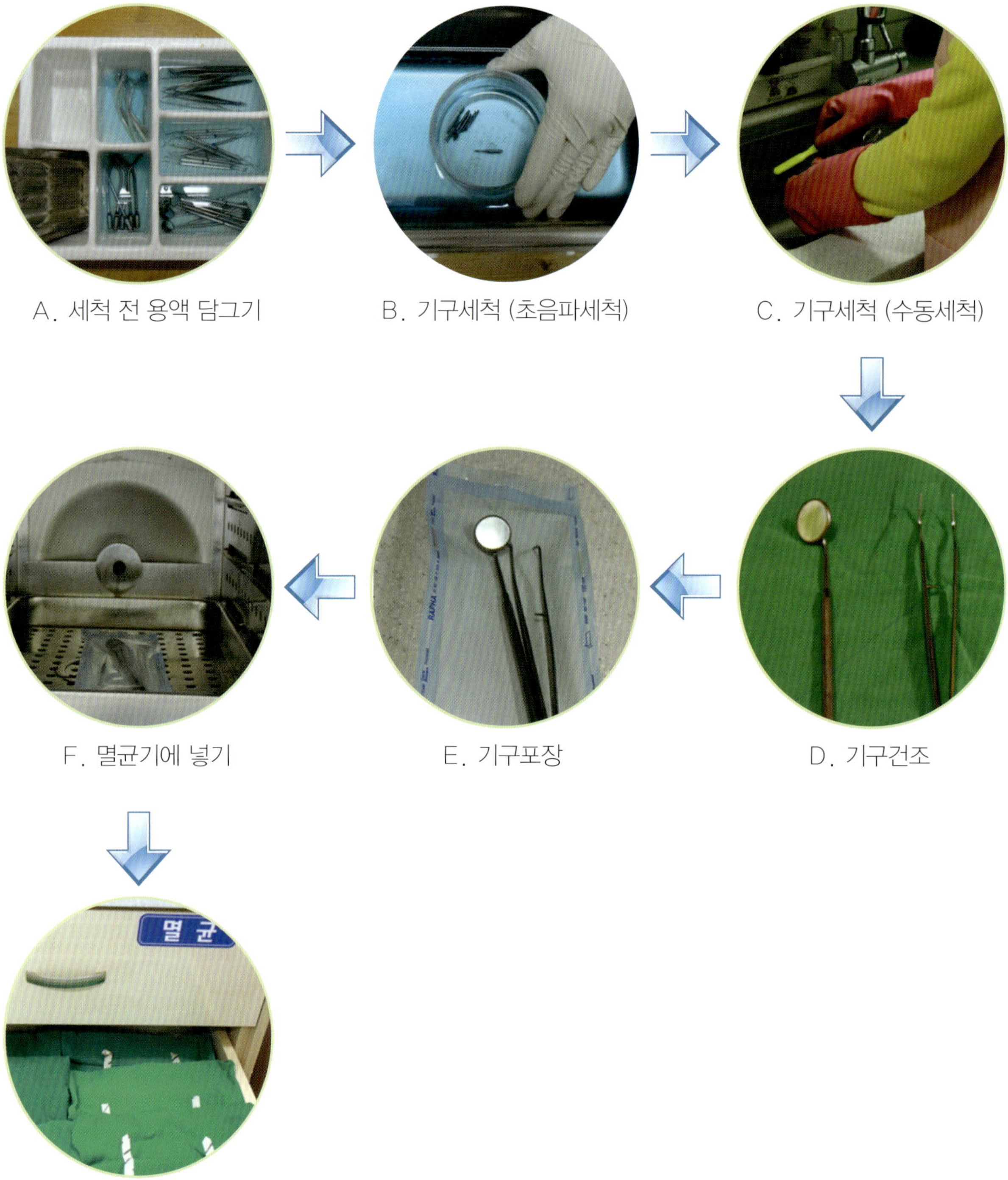

A. 세척 전 용액 담그기

B. 기구세척 (초음파세척)

C. 기구세척 (수동세척)

D. 기구건조

E. 기구포장

F. 멸균기에 넣기

G. 기구보관

그림 3-1 | 기구의 멸균과정

나. 초음파 세척

대부분의 치과에서는 초음파 세척기를 많이 사용하는데, 오염된 기구들을 손으로 세척하는 것보다 더 안전하고 능률적일 수 있다. 초음파 세척기는 전기 에너지를 사용하여 음파를 발산하는 기전에 의해 오염 물질을 제거한다. 음파가 액체를 통해 이동하면 수백만 개의 미세한 기포가 생성되면서 연속적으로 터지게 된다. 이러한 현상을 cavitation이라고 하며, 잔사와 기구 표면 사이의 결합을 방해한다. 최대의 오염 제거 효과를 얻기 위해서는 조작시간이나 세척액의 양과 종류 등이 설명된 제조사의 지시를 따른다. 물이나 환경 친화적 소독액은 사용하지 않아야 하며, 초음파 세척기 전용액만을 사용해야 한다. 세척이 이루어지기 위해선 기구가 세척액에 완전히 잠겨야 한다. 세척액은 최소 하루마다 교체해야 하며, 가시적으로 오염된 경우에는 더 빨리 교체해야 한다. 작동 중에 기기는 에어로졸을 감소시키고 용액이 주위 표면에 튀거나 뿌려지는 걸 피하기 위해 항상 뚜껑은 덮어야 한다. 세척이 완료된 후에는, 기구를 손으로 꺼내지 않아야 한다. 대신, 바구니를 꺼내 물을 빼고 흐르는 물에 기구가 있는 바구니를 충분히 세척한다. 잔여 혈액이나 잔사가 있는지, 충분히 말랐는지 기구를 검사한다.

초음파 세척기는 적절한 기능 여부를 정기적으로 검사해야 한다. 검사방법으로는 알루미늄 호일 테스트는 세척력의 고른 분산을 확인할 수 있는 간단하고 빠른 방법이다. 제조사는 보통 사용 설명서에 테스트법을 포함하며, 테스트 기구를 제공하기도 한다.

다. 자동세척기 사용

사용하기 간편하고 다루기 쉬운 장점이 있으나 모든 기구를 사용하는 것은 한계가 있으니 기계의 지시사항을 확인한다.

(3) 기구건조

기구의 건조는 부식을 방지하고 수분이 남아 있는 경우 멸균과정이 끝나도 기구가 건조가 안 되기 때문에 잘 건조해야 한다. 면수건 · 종이 타월 · 건조기 등을 이용한다.

(4) 기구포장

세척된 기구와 여러 치과 기재를 검사하고, 카세트나 트레이 안에 모아 포장하여 멸균용 장치 안에 넣는다. 포장의 목적은 멸균기에서 기구를 꺼내거나 보관할 때 오염에서 보호하기 위한 것이다. 따라서 기구들은 멸균기에 들어가기 전에 포장해야 하며 멸균상태가 유지됨을 확신하기 위해 양질의 포장 재질을 사용해야 한다.

각기 다른 업무의 고려사항을 수용하기 위해서, 가방 · 랩 · 주머니 · 다공성 기구 카세트와 같은 다양한 종류의 포장재가 시판되고 있다.

포장재는 멸균된 품목의 시검이 가능한 자가봉합종이와 플라스틱 주머니가 널리 쓰이고 있다. 기구 카세트 역시 치과기구를 포장하는 데 유용하고 널리 쓰이는 방법이다. 카세트는 다양한 재료 · 크기 · 모양으로 시판되고 있다(**그림 3-2**).

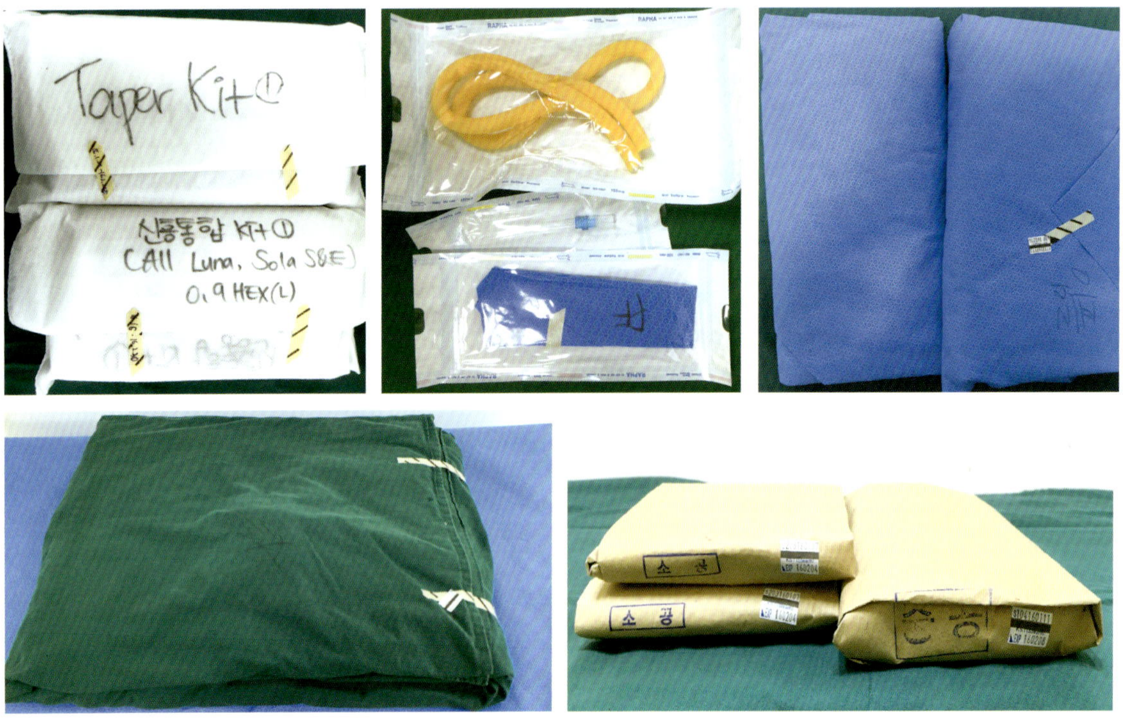

그림 3-2 | 다양한 포장재

기구 카세트를 사용하는 것은 기구처리를 용이하게 하고 기구 조직화를 상당히 향상시킬 수 있다. 카세트는 진료실에서의 어떤 특정 술식에서 세척 · 헹굼 · 건조 · 멸균까지 모든 기구를 보관할 수 있다. 치과치료가 끝난 후, 기구는 카세트에 배열하고 기구-처리 영역으로 옮겨 하나의 단위로 초음파 세척기나 기구세척기에 넣을 수 있다. 같은 방법으로 헹굼과 건조 역시 가능하다. 따라서 카세트 시스템을 사용하면 멸균 전 잠재적으로 오염된 기구를 직접 만지는 것이 현저히 감소하게 된다. 게다가 기구를 카세트 내에서 미리 배열해, 멸균 후 다루는 일도 감소한다.

여러 종류와 크기의 카세트를 시판하고 있다. 카세트의 세척, 포장 및 멸균은 제조사의 안내를 따르는 것이 중요하다. 막혀 있는 카세트는 증기나 화학증기가 내용물에 도달하여 멸균이 일어나는 것을 막으므로 다공성의 카세트를 선호한다. 멸균기의 크기와 보관 공간의 양도 고려하는 것 역시 중요하다. 왜냐하면 카세트는 개별포장보다 더 많은 공간을 차지하기 때문이다.

포장재료는 사용되는 멸균법의 종류(예: 증기 멸균법, 건열 혹은 불포화 화학증기)와 호환 가능하도록 설계되고 식품 의약청에 허가 받은 것을 사용해야 한다. 포장 재료는 열에 약한 가연성 물질인 종이나 천을 사용하면 탈 수 있다. 부적절한 재료는 멸균약제가 포장재료를 침투하지 못해 멸균과정이 실패할 수 있다. 포장은 살균 상태가 유지된다는 것을 확신하기 위해 밀봉이 효율적으로 이루어져야 한다. 어떤 포장은 자가 밀봉형이며, 어떤 포장은 멸균 지시제를 사용하거나 열밀봉해야 한다. 포장은 스테이플이나 종이 클립과 같은 금속 봉합은 금기시되는데, 이는 금속이 포장재를 뚫고 소독상태를 파괴할 수 있기 때문이다.

발치 겸자나 가위, 헤모스타트와 같은 경첩(hinge)이 있는 기구는 모든 표면에 멸균 약제가 닿도록 벌려 두어야 한다. 내부 화학 지시제는 모두 포장하여 멸균 약제가 포장 내부에 도달했음을 확인해야 한다. 또한, 화학 지시제 테잎과 같은 외부 화학 지시제는 포장 밖에서 안을 볼 수 없는 경우 사용해야 한다. 포장이 끝난 후에는 라벨(label)을 붙여야 한다.

접착형 이름표에 정보를 출력할 수 있는 자동 라벨 장비가 시판되고 있다. 만약 수기 라벨을 한다면 지워지지 않고, 잉크가 흐르지 않으며, 무독성인 잉크 펜이나 매우 연한 납연필을 사용할 수 있다. 포장재의 종이나 면에 필기를 하지 않아야 한다(**그림 3-3**).

표 3-3 포장재에 따른 적용가능 멸균기

포장재	가압증기	건열	화학증기
천, 멸균포	+	탄다*	−
종이, 종이 봉투	+	탄다*	+
나일론/합성수지 튜브	+	+	+
종이-합성수지 봉투	+	+	−
알루미늄 호일	−	+	+
유리용기[1]	+	+	+
금속트레이	+	+	+

1) 용기 뚜껑을 열어야 한다. *타더라도 사용할 수 있는 경우가 있다.
(출처: 2003년 대한치과의사협회 치과진료실에서의 감염방지)

<포장재를 선택할 때 고려해야 할 요인>

- 멸균 약제의 침투를 허용한다.
- 미생물에 적절한 보호막을 제공한다.
- 천공 및 찢김 저항성이 있어야 한다.
- 쉽고 완전한 밀봉이 가능해야 한다.
- 내용물이 멸균상태를 유지하면서 쉽게 꺼낼 수 있어야 한다.
- 독성 물질이나 염료가 없어야 한다.
- 비용 효율이 높아야 한다.

(5) 멸균

처리 영역의 멸균 구획은 멸균기 및 이와 관련된 물품과 기구를 싣고 내리고, 또 식힐 수 있는 충분한 공간이 필요하다. 모든 멸균은 식품의약청에서 허가받은 의료 멸균기기를 사용하고 멸균기에 기구를 넣는 방법은 제조사의 지시를 따라야 한다. 멸균 공간 내에 정확히 넣는 법은 필수적이다. 멸균 물품들은 멸균 약제(예: 증기 · 화학증기 · 건열)가 자유롭게 순환하도록 배열해야 한다. 멸균기의 과부하는 멸균기가 데워지는 시간을 지연시켜 멸균 약제가 멸균기 내의 모든 물품과 충분히 접촉하는 것을 방해할 수 있다. 일반적으로 포장 물품은 멸균 공간에 세워 넣어 멸균 약제가 멸균제품의 모든 표면과 접촉할 수 있도록 한다. 멸균된 기재는 꺼내어 사용하기 전 멸균기 내에서 충분히 건조시켜야 한다. 뜨거운 포장은 손이나 주위 환경에서 수분과 이에 따른 세균 흡착이 일어날 수 있기 때문에 포장은 차갑고 완전히 건조될 때까지는 만져서는 안 된다. 또한 뜨거운 포장은 쉽게 찢어질 수 있다.

가. 멸균방법

멸균방법은 가압증기멸균, 불포화 화학증기멸균, 건열멸균, EO(ethylene oxide)가스멸균 등으로 분류할 수 있다. 멸균 여부를 확인할 수 있는지, 내부까지 멸균될 수 있는지, 물품의 화학적 · 물리적 변화가 있을지, 멸균 후 인체나 환경에 유해한 독성이 있는지, 경제성 등을 고려하여 선택하도록 한다.

치과계에서 열 저항이 있는 기구는 대개 가압증기멸균이나 건열멸균, 불포화 화학증기로 멸균한다. 멸균방법의 선택은 카세트와 같은 멸균 포장재료나 용기, 또는 멸균되는 기구의 속성에 따라 결정된다. 예를 들어, 가압증기멸균에서는 견딜 수 있는 기구가 건열 멸균기에서 사용하는 고열에 의해서는 손상될 수 있다. **표 3-4**에서는 가장 널리 쓰이는 세 가지 멸균방법의 특성을 확인할 수 있다.

① **가압증기멸균**

가압증기멸균기(autoclave)는 신뢰도가 높으며 가격 대비 효과적이기 때문에 열이나 증기에 민감하지 않은 의료기기의 가열 멸균에서 가장 보편적으로 사용한다(**그림 3-3**).

증기멸균은 압력 하의 포화증기에 높은 온도의 증기열을 사용한다. 증기가 멸균기의 내부를 채우면 배출 밸브를 통해 차있던 내부 공기가 밀려나가고, 닫히면서 압력이 서서히 증가한다. 증기멸균은 미생물을 없애기 위해 각각의 기구가 특정 시간 동안 필요한 온도와 압력의 증기에 직접 노출해야 한다. 멸균기 내에 있는 기구는 압축된 포화증기를 흡수한다. 실제로 미생물을 제거하는 것은 증기멸균기 안의 압력이 아니라 열기이다. 일반적인 작동 온도와 시간은 250℉(121℃)에서 15~30분과 270℉(132℃)에서 3~10분이다. 이 시간은 멸균기 예열과 식히는 시간은 포함되지 않았다. 멸균 간격은 멸균기구 양, 다양한 기구 포장지 사용, 멸균되는 재료의 속성에 따라 다르다. 대부분의 외과기구 포장지와 멸균 백과 파우치는 스팀이 투과할 수 있어 효과적으로 모든 미생물을 파괴할 수 있다. 최신의 기계는 멸균기술을 발전시켜 더 높은 온도와 압력에서 짧은 시간 간격으로 멸균이 가능하다.

금속성 기구나 교정용 플라이어, 가위는 부식이나 녹 때문에 증기멸균을 할 때 문제가 발생할 수 있다. 또한 날카로운 기구는 반복되면서 무뎌질 수 있다. 충분한 산소를 포함한 가장 효과적인 가압증기멸균기조차도 날카로운 기구의 마모나 부식을 야기한다. 녹을 줄이는 한 가지 방법은 증기멸균 전 기구에 1% 질산나트륨(sodium nitrate)을 포함한 녹 방지제를 적용하는 것이다. 이 방지 코팅은 가압증기멸균기의 증기 화학물질로 가수분해에 의한 산화에서 금속을 보호한다. 멸균기를 작동하고 유지하는 데 제조사가 권하는 지시사항을 따라야 한다.

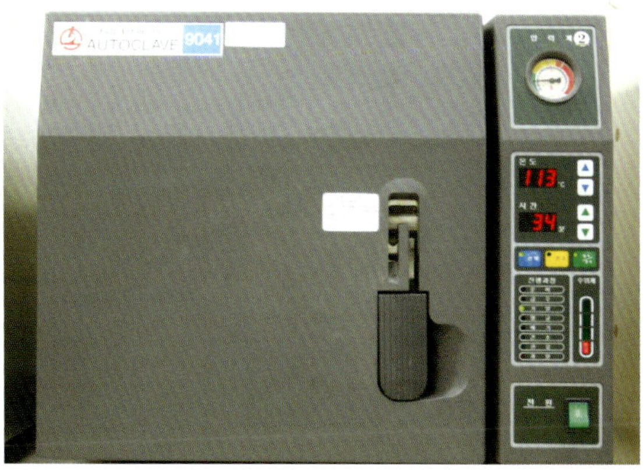

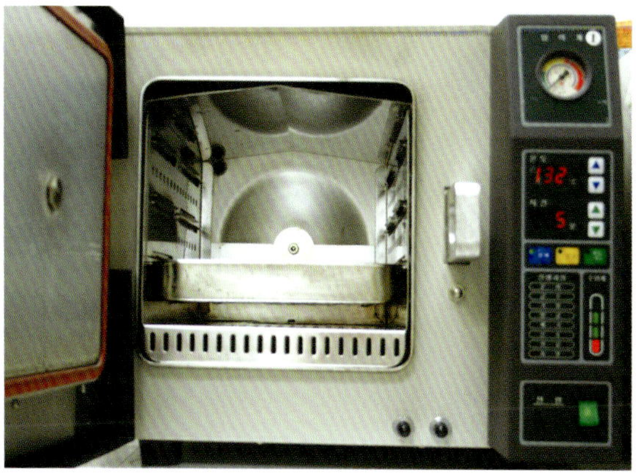

그림 3-3 | 가압증기멸균기

표 3-4 멸균방법

방법	작동 온도와 시간	포장재료 필요요건	장점	단점	생물학적 모니터링
가압 증기 멸균법	250℉121℃ (250℉) 15~30분 132℃(270℉) 3.5~10분	증기가 통과할 수 있어야 한다. · 가능: 포장된 구멍이 난 금속 트레이/ 카세트, 종이, 플라스틱, 헝겊, 종이나 플라스틱 벗겨지는 파우치 · 불가능: 닫힌 금속이나 유리 용기	· 시간 대비 효과적이다. · 투과성이 좋다. · 포장된 재료에도 사용가능하다. · 다양한 종류의 재료를 파괴하지 않고 사용가능하다.	스테인리스스틸 금속재료가 아닌 것은 부식 가능 · 닫힌 통에서 사용하지 말 것 · 경수 사용으로 침전 가능성이 있다. · 사이클 후에 물기가 남을 수 있다. · 열에 민감한 기구나 플라스틱, 고무기구는 손상 가능성 있다. · 날카로운 날을 무디게 할 수 있다.	Bacillus *sterarothermophiius* 배양온도:55~60℃ (131~140 ℉)
건열멸균법 – 자연순환	320℉/ 160℃에서 60~120분	· 가능 : 구멍이 난 금속 트레이나 카세트, 알루미늄 호일, 합성필름 플라스틱 튜브 · 불가능: 건열 온도를 견디지 못하는 플라스틱이나 종이백	· 부식이나 녹슬지 않는다. · 날을 무디게 하지 않는다. · 기계 작동 후에 기구가 건조된다. · 적절히 아포를 없애는지 보기 위해 닫힌 용기를 사용할 수 있다.	· 열에 민감한 기구나 플라스틱,고무기구는 손상 가능성 있다. · 기구는 작동 전 완전 건조된 상태여야 한다. · 소요시간이 길다. · 핸드피스에 적합 하지 않다.	Bacillus subtilis 배양온도: 30~37℃ (86~98.6 ℉)
건열멸균법 – 강제순환	375℉/ 190℃에서 12분간		· 시간 대비 효과적이다. · 부식이나 녹슬지 않는다. · 날을 무디게 하지 않는다. · 기계 작동 후에 기구가 건조된다.	· 플라스틱이나 고무기구는 손상 가능성 있음. · 기구는 작동 전 완전 건조된 상태여야 함. · 열에 민감한 기구에는 손상 가능성 있음. · 핸드피스에 적합하지 않음.	
불포화 화학 증기 멸균법	270℉/ 131℃에서 20분간	증기가 물건의 위에 쌓일 수 있어야 하고 포장재료와 반응 해서는 안 된다. · 가능: 구멍이 난 금속 트레이나 카세트, 종이, 또는 종이나 플라스틱 벗겨지는 파우치 · 불가능: 닫힌 금속트레이나 봉해진 유리병	· 시간 대비 효과적이다. · 부식이나 녹슬지 않는다. · 기계 작동 후에 기구가 건조된다.	· 특별한 용액이 필요하다. · 환기가 적절해야 한다. · 기구는 작동 전 완전 건조된 상태여야 한다. · 닫힌 용기에서 사용하지 말아야 한다. · 두꺼운 포장재를 사용하지 말아야 한다. · 핸드피스에 적합하지 않다.	Bacillus *sterarothermophiius* 배양온도:55~60℃ (131~140 ℉)

② 건열멸균

건열멸균법은 버나 교정기구(예: 플라이어 · 밴드 · 호선 브라켓 등) 같은 수증기 때문에 손상될 수 있는 기구를 멸균하는 방법이다**(그림 3-4)**. 건열은 부식되지 않고, 초기 비용이 낮은 이점이 있지만, 과정이 길고 일부 의료기기나 장치에 적합하지 않은 고온을 사용한다. 일반적인 작동 온도는 320~375℉(160~190℃)이다. 이 온도는 수증기로 인해 녹이나 둔해질 수 있는 기구나 고온에 저항성이 있는 금속기구 멸균에 적합하다.

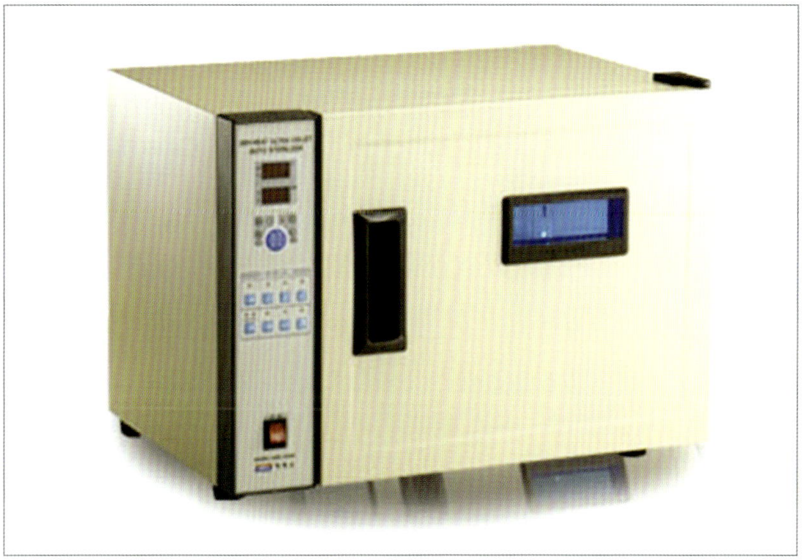

그림 3-4 | 건열 멸균기

그러나 이렇게 높은 온도는 고무나 플라스틱으로 제작된 기구를 변형시키거나 녹일 수 있고, 천을 약하게 하거나 종이재료를 파괴한다. 또한 일부의 치과용 핸드피스는 건열 멸균기의 고온을 견디지 못하여 내부 구조물이 손상되기도 한다. 따라서 제조사의 지시사항을 확인하고 사용하는 것이 중요하다.

자연순환 방식(static air type) 건열 멸균기의 예열 시간은 15~30분이고, 멸균과정은 전형적으로 1~2시간에 320℉(160℃)에서 진행한다. 이러한 긴 작동 시간은 기구 재순환의 흐름을 느리게 하는 단점이 있다.

반면 강제순환 방식(forced air type) 건열 멸균기는 멸균기 내의 뜨거운 공기를 순환시키며 공기에서 기구로 빠른 열에너지를 전달하여 멸균에 소요되는 시간을 단축시킨다.

③ 불포화 화학증기 멸균법

불포화 화학증기 멸균기는 Harvey 멸균기나 Chemiclave로 불리기도 한다. 작동원리는 증기 멸균기와 비슷하지만 몇 가지 중요사항에 차이가 있다. 증류수나 탈이온화 물을 사용하는 대신에 72.38%의 에탄올(ethanol)과 0.23%의 포름알데히드(formaldehyde)가 주요 성분이며, 아세톤 · 케톤 · 물 등의 혼합화학용액을 가열하는 과정을 포함한다. 화학증기 멸균기에 필요한 압력이나 온도는 가압증기멸균기보다 훨씬 높으며, 멸균과정은 270℉(132℃)에 노출된 상태로 20분간 진행된다(**그림 3-5**). 기구 꾸러미 주변에 공간을 넉넉히 하여 화학증기가 잘 접촉해야 한다. 두꺼운 포장재이거나 기구를 빼곡히 쌓아서 적재하면 불포화 화학증기가 투과하는 것을 어렵게 하기 때문에 더욱 긴 노출 시간이 필요하다.

이 멸균법의 가장 큰 장점은 멸균 시간이 autoclave의 시간과 비슷하게 짧다는 것이다. 멸균 과정 동안 적은 양의 물이 존재하기 때문에 교정 플라이어나 와이어 · 밴드 · 탄소강 버와 같은 기구에 녹이나 부식이 감소된다. 다른 이점으로는 멸균이 끝나고 기구가 건조된 상태라는 것이다. 주의할 점은 멸균하기 전에 기구는 건조된 상태여야 한다. 만일 금속기구가 완전히 건조되지 않은 상태라면 화학물질이 표면에 축적될 수 있어 부식을 야기한다. 린넨이나 액체, 밀도 높은 포장재료, 나일론 튜브, 닫힌 용기나 고온을 견디지 못하는 기구는 이 방법으로 멸균해서는 안 된다. 이 멸균기는 환기가 잘되는 곳에서 작동시키도록 한다. 사용한 멸균용액은 폐기 규정에 맞게 폐기한다.

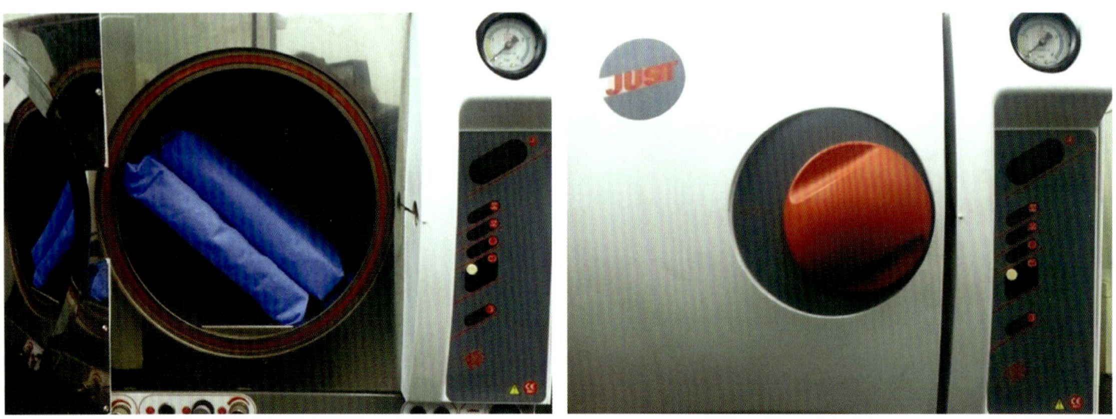

그림 3-5 | 불포화 화학증기 멸균기

④ 에틸렌 옥사이드 멸균법(EO 가스멸균법)

EO가스 멸균기는 주로 ethylene oxide가 이용되며 ADA(American Dental Association)에서 승인받은 멸균법이다(**그림 3-6**). 이 가스는 박테리아의 세포벽을 침투하여 세포의 번식을 억제하거나 화학적으로 방해하여 파괴시킨다. 장점으로는 수분에 민감한 기구들이 멸균 시 손상을 적게 받기 때문에 플라스틱 제품, 고무, 외과용 시술기구, 내시경 등도 사용 가능하다. 단점은 멸균에 소요되는 시간이 길며(통상 4~12시간 소요), 다른 멸균법에 비용이 소요되고 젖은 기재에 적용하기 어렵다. 이 가스는 실온에서 색깔이 없고, ether와 비슷한 냄새가 있으며, 액체 상태로 보관하기 쉬우나 폭발성이 강하고 공기 중에서 인화성이 매우 높은 성질이 있다. 산화 ethylene은 독성이 있어 인체에 위험하므로 흡입하지 않도록 주의해야 하며 사용 후 환기가 필요하다.

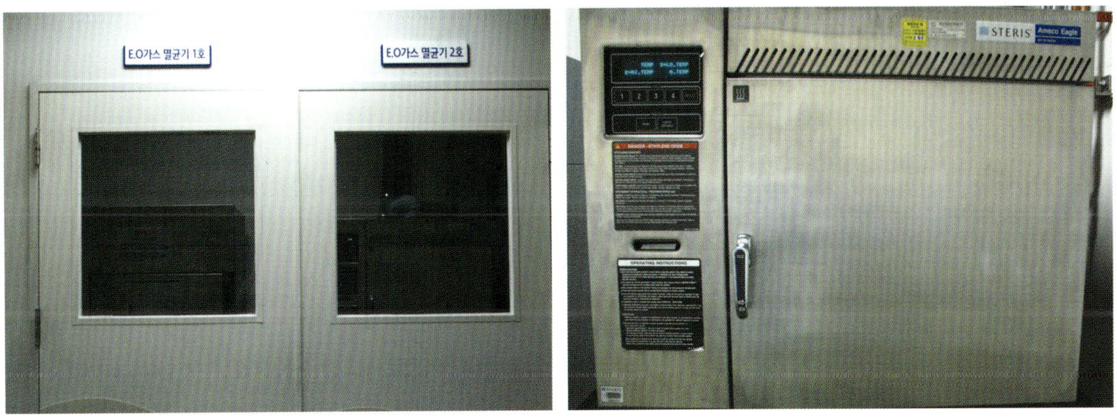

그림 3-6 | EO 가스멸균기

나. 멸균 시 주의사항

- 멸균 전에 반드시 모든 재사용 물품을 철저히 세척해야 한다. 만약 유기물이 잔존할 경우에는 미생물이 사멸될 수 없다.
- 멸균할 물품은 완전히 건조시켜야 한다.
- 물품 포장지는 멸균제가 침투 및 제거가 용이해야 하며, 저장 시 미생물이나 먼지, 습기에 저항력이 있고, 유독성이 없어야 한다.
- 멸균물품은 탱크 내 용적의 60~70%만 채우도록 하며, 가능한 같은 재료들을 함께 멸균한다.

3) 치과용 핸드피스 멸균

핸드피스는 준위험 치과기구로 치과 유닛의 수관과 공기관이 부착되어 점막과 접촉되는 기구이다. 치료하는 동안 환자의 타액과 혈액, 다른 구강 이물질에 의해 장치 내부구조물과 공기관, 수관이 감염될 수 있다. 이러한 이유로 인해 수관과 공기관이 연결된 모든 치과기구는 모든 환자의 입 안에서 작동하기 전에 최소한 20~30초간 물과 공기를 빼는 작업을 해야 한다. 이 과정은 터빈이나 공기 수관 내에 있는 물질을 물리적으로 빼내기 위한 것이다.

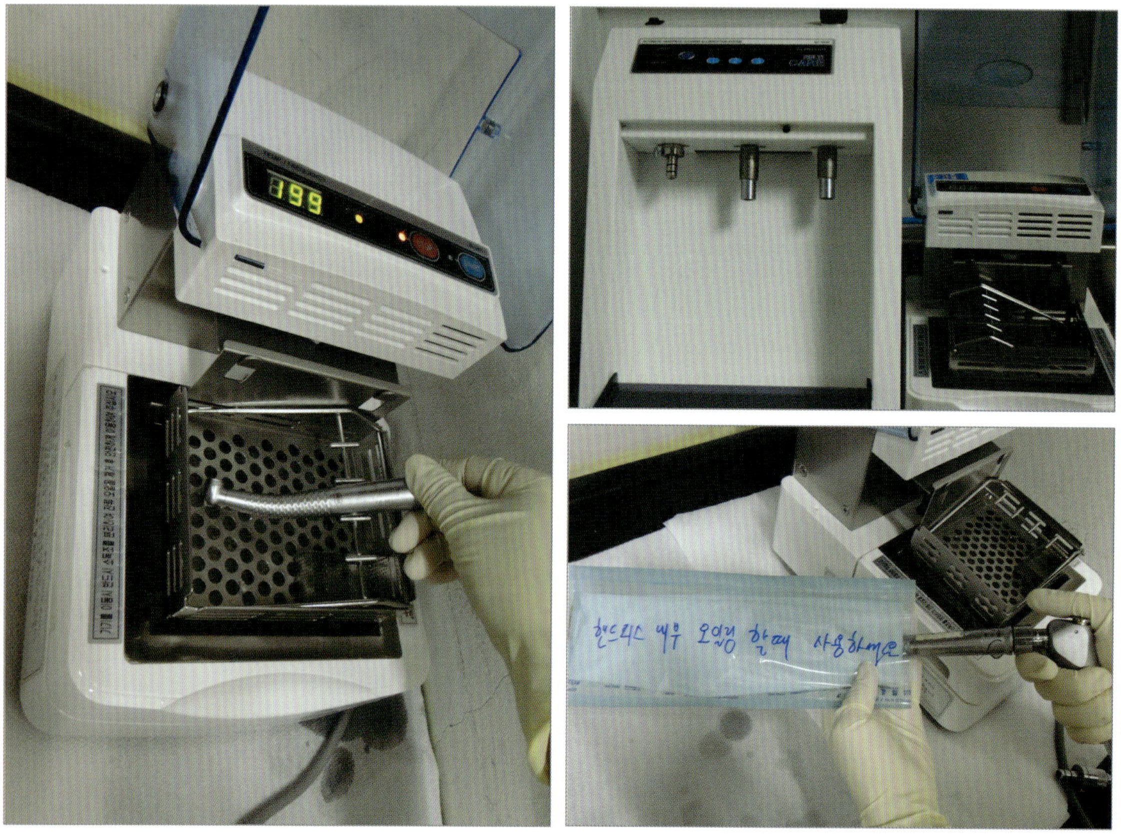

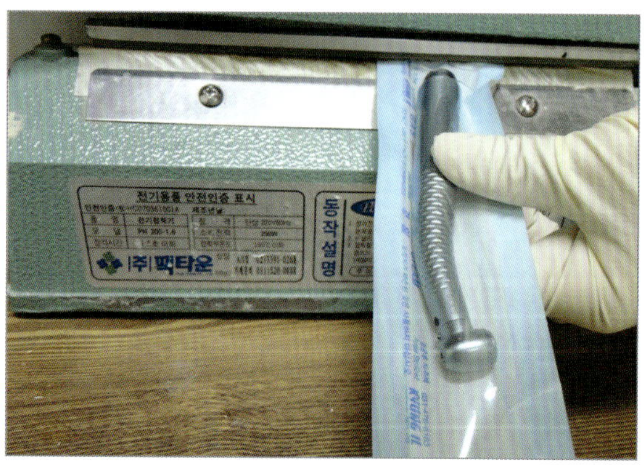

그림 3-7 | 핸드피스 멸균과정

4) 멸균 모니터링

멸균이 되었는지를 확인할 수 있는 방법은 일반적으로 다음의 3가지이다. 이 중 한 가지만으로는 멸균여부를 판단하기 어려우므로, 적어도 두 가지 이상을 함께 사용해야 한다.

멸균과정은 기계적 · 화학적 · 생물학적 지시제를 통해 정기적으로 모니터링해야 한다. 이 지시제는 과정의 효과성과 멸균의 정도를 평가한다. 초기의 교육과 지속적인 교육, 직원 조언, 기계의 눈금 및 계기판을 기록하는 것 모두 멸균 확인 프로그램의 중요한 요소이다.

(1) 기계적 모니터링

기계적 모니터링(mechanical monitoring)은 멸균과정의 진공 · 압력 · 시간 · 온도를 측정하는 멸균기 소독 차트를 확인하는 방법으로, 멸균기 취급자는 멸균사이클을 표시하고 기록계를 확인해야 한다. 이 방법은 멸균기 내부 모든 부분에 대한 자료가 아니라 멸균기 내부 한 시점에의 상태를 나타내는 것이다.

(2) 화학적 모니터링

화학적 모니터닝(chemical monitoring)은 멸균과정과 관련된 하나 혹은 두 가지 이상 변수의 변화에 의해 시각적으로 반응하는 민감한 화학제를 이용하는 방법이다.

가장 많이 사용하는 형태는 종이 띠와 라벨, 증기 패턴 카드 등의 화학적 지시제(chemical indicator, CI)가 있다. 이 방법은 멸균과정의 오류 발견이 비교적 쉽고 가격이 저렴하지만 멸균 상태를 확인하는 것보다는 포장 물품이 멸균과정을 거쳤는지를 확인하는 수준이다(**그림 3-8**).

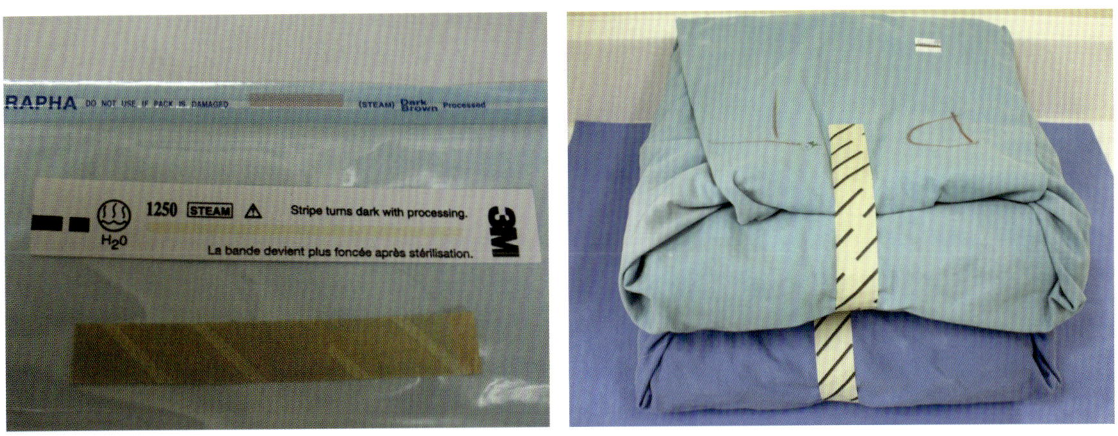

그림 3-8 | 화학적 지시제(CI)

(3) 생물학적 모니터링

멸균상태를 확인하는 데 가장 정확한 방법으로, 비병원성 세균의 포자를 멸균기에서 처리한 후 이를 배양하여 사멸 여부를 확인한다. 이 검사에 사용되는 포자는 Bacillus stearothermophilus(가압증기 멸균 또는 불포화 화학증기 멸균 검사용)와 Bacillus subtilis(건열 또는 EO 가스멸균 검사용)가 있다. 생물학적 지시제(biological indicators, BI)는 포자(spore)가 들어 있는 종이 띠나 포자가 담겨 있는 유리병 두 가지의 형태로 사용한다**(그림 3-9)**. 멸균 후 BI 내의 세균을 배양하여 멸균 여부를 확인한다. 살아 있는 포자가 증식하여 배양액의 색이 변하면 멸균과정이 성공하였는지 실패하였는지를 시각적으로 직접 확인할 수 있다. 이 방법은 매일 하는 것이 이상적이나 적어도 주 1회 이상 실시하는 것이 바람직하다. 제조사의 지시에 따라 BI를 테스트할 때 멸균기 내 어떤 곳에 두어야 할지와 적절한 배양시간과 온도를 결정해야 한다. 멸균기를 처음 설치하였을 때나 멸균기의 주요한 수리 후, 멸균기의 위치변경 및 환경적인 변화가 있을 때, 설명할 수 없는 멸균실패가 발생했을 때, 스팀 공급 및 공급라인의 변화, 물품의 적재방법 등 변화가 있을 때는 멸균기가 비어 있는 상태에서 생물학적 지시제를 사용하여 연속 2회 검사를 시행한다. 2회 모두 멸균판정이 이루어졌을 때 멸균기를 가동시키도록 한다.

다양한 요소가 가압증기 멸균과 건열, 불포화 화학증기 멸균의 효과를 감소시킬 수 있다. 멸균실패에 적용되는 가장 일반적인 문제는 다음과 같다**(표 3-5)**.

연구결과에 따르면 멸균 실패는 대개 멸균기의 기계적인 오류에서 기인하기보다는 작동자의 실수로 발생한다. 생물학적 지시제(BI)가 양성이라면 아포가 제거되지 않았음을 의미한다. 멸균기가 포자시험 결과에서 양성으로 나오면 주변 상황이 철저히 조사되기 전까지는 계속 사용하는 것을 금하고 즉시 작동을 멈추어야 한다.

표 3-5 멸균을 실패하게 하는 일반적인 실수

• 부적절한 기구세척
• 부적절한 포장(멸균방법에 따른 잘못된 포장재료의 사용, 하나의 포장 내에 너무 많은 기구를 위치함, 포장을 과다하게 하였을 때)
• 멸균기에 과다하게 기구를 실었을 경우(포장 묶음을 적절히 위치시키지 않음)
• 멸균기의 시간과 온도, 압력이 적절하지 않을 때(부적절하거나 과도하게 높은 온도, 부적절한 시간, 멸균 사이클 동안 예기치 않은 방해)
• 멸균기구의 부적절한 유지관리(밀봉 부위 닳음, 고무마개 부위 및 가열 코일의 결함)
• 잘못된 기계의 사용(가정용 오븐이나 토스터 오븐)

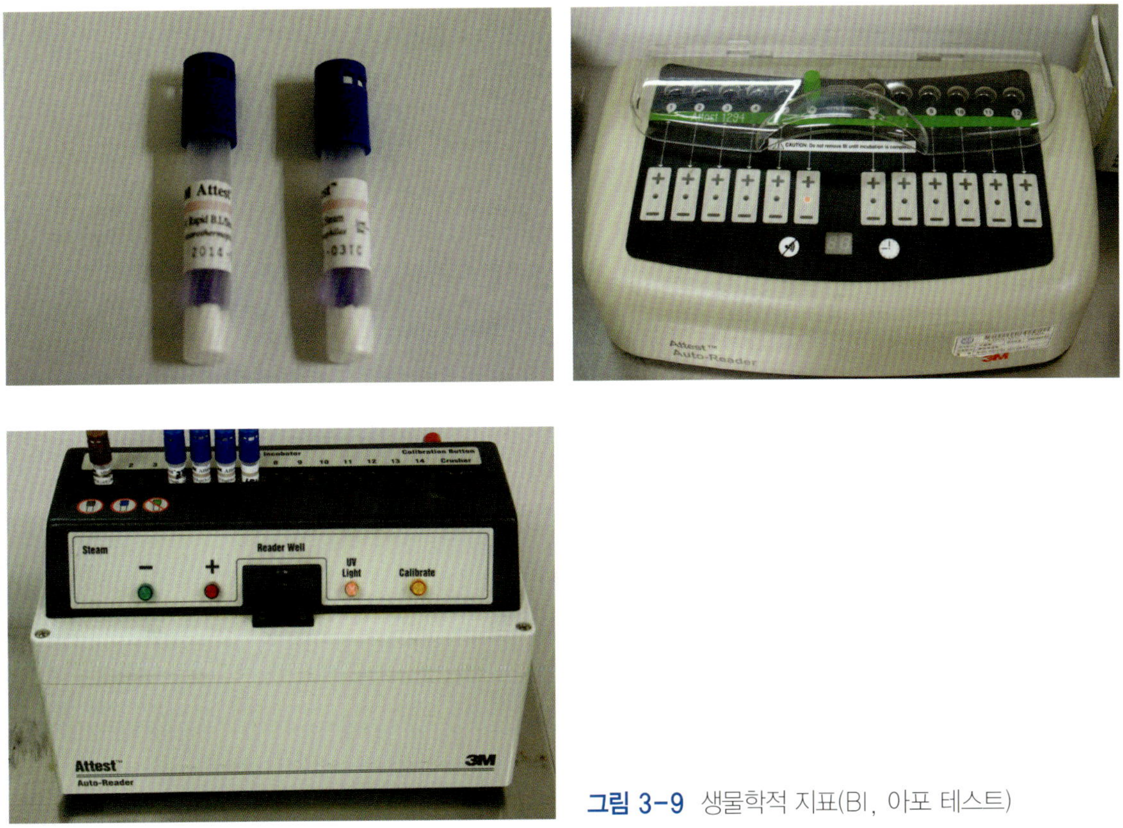

그림 3-9 생물학적 지표(BI, 아포 테스트)

(4) 멸균 기록

치과감염관리 프로그램에서 기계적·화학적, 생물학적 모니터링의 유지 기록은 중요한 부분을 차지한다. 정확하고 완벽한 기록은 기구 오작동의 조사에 유용하며, 회수가 필요한지의 여부와 회수의 범위를 결정하는 데 도움이 된다.

5) 멸균된 제품 및 깨끗한 치과용품의 보관

보관 영역은 청결하고 건조하며 멸균된 제품 및 깨끗한 환자 치료 물품을 전용공간에 보관해야 한다. 밀폐된 서랍은 먼지가 쌓이거나 부주의로 인한 멸균품의 접촉을 차단한다. 선반과 서랍은 주기적으로(예: 주 1회) 청소 및 소독을 해야 한다. 멸균품과 환자 치료용 물품들은 싱크대 밑과 같은 습한 곳에 보관하지 않아야 하는데, 이는 아주 조그만 누수라도 포장재료의 온전한 상태를 파괴할 수 있기 때문이다. 또한 바닥에 물품을 보관하는 것도 피해야 한다. 선적용 상자나 마분지 상자는 세균오염에 노출되었을 잠재적 가능성이 있고, 먼지가 모일 수 있으므로 피한다. 포장은 불필요한 오염을 막기 위해 꼭 필요한 경우 말고는 만지지 않도록 한다. 치과의료 종사자는 멸균된 제품이 유효보관기간 만료로 인해 사용하지 못하는 것을 방지해야 한다.

멸균기구의 유효보관기간(shelf life)은 물품 사용에 안전하다고 생각되는 기간을 말한다. 이는 포장재료의 질, 보관 여건, 수송 시의 환경, 물품을 만진 취급량에 달려 있다. 포장하지 않은 품목은 유효보관기간이 없기 때문에 보관할 수 없다.

만약 포장이 손상되었다면(예: 찢어지거나, 젖었거나, 구멍이 뚫린 경우) 기구는 사용하지 않아야 하며 그 물품은 재사용 전에 다시 세척 · 포장 · 멸균과정을 거쳐야 한다.

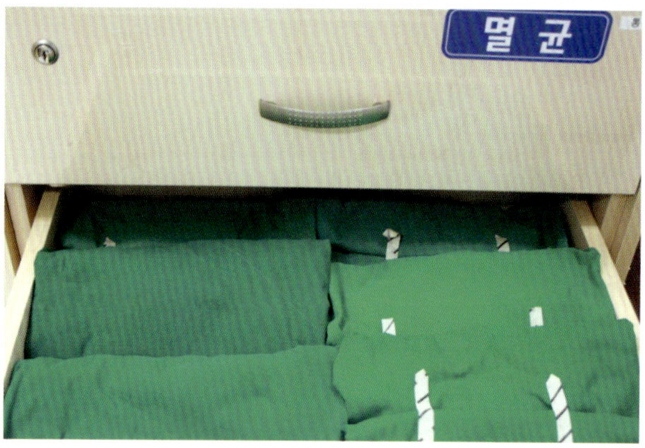

그림 3-10 | 멸균된 기구 보관

04 무균술

무균(Asepsis)이란 병원성 미생물이 없는 상태를 의미하며, 무균술(Aseptic technique)은 병원균이 없는 상태를 유지하는 방법을 말한다. 무균술은 병원감염을 줄이기 위해 병원 전체에서 수행해야 하는 중요한 절차로서, 내과적 무균술(medical asepsis)과 외과적 무균술(surgical asepsis)로 나눌 수 있다. 내과적 무균술은 일정 지역의 미생물 수를 줄이는 것과 현재 있는 곳에서 다른 곳으로 미생물이 만연되는 것을 막는 것이고, 외과적 무균술은 병원균이나 미생물이 전혀 없는 멸균상태를 유지하는 것을 의미한다. 내과적 무균술에는 개인 건강 및 위생, 손 세척, 환자 위생 쓰레기 처리, 격리 등이 포함되며, 외과적 무균술에는 수술실에서의 손 세척, 멸균지역의 준비, 드레싱 교환 등이 포함된다.

1) 의료인의 개인 건강 및 위생

의료인은 자신의 개인 위생을 실천함으로써 감염에서 자신을 보호하고 환자에게 감염원을 옮길 위험도 감소시킬 수 있다.

- 피부와 머리카락 및 두피에 있는 미생물의 수를 감소시키고 성장을 억제하기 위하여 매일 샤워나 목욕을 하며 필요하면 더 자주 실시한다.
- 자주 칫솔질을 하고 입 안을 헹궈 치아의 건강을 유지하도록 한다.
- 손을 자주 씻고 적절히 관리하여 피부가 트거나 갈라지는 것을 방지하기 위하여 핸드 로션을 사용한다. 피부가 트거나 갈라지면 세균이 정착하거나 감염되기 쉽다.
- 손톱 밑에도 미생물이 모일 수 있으므로 가능한 한 손톱은 짧게 깎고 청결하게 한다.
- 보호복이나 신발은 깨끗하게 유지한다.

2) 구강외과 입원 환자의 개인 위생관리

- 목욕을 하게 함으로써 환자의 피부에 있는 미생물을 제거하고 다른 사람에게 옮기는 것을 막을 수 있다.
- 회음부 관리는 매일 환자가 지켜야 할 중요한 부분이다. 회음부처럼 따뜻하고 습기찬 부위에서는 미생물이 쉽게 성장한다.
- 목욕 후 환자의 옷이 젖거나 오염되었을 때마다 갈아입어야 한다. 최소한 하루에 한 번은 갈아입어야 한다. 상처 분비물, 소변 · 대변 · 객담 · 물로 오염된 환자 옷은 세균의 성장배지가 될 수 있음을 명심하도록 한다.
- 규칙적으로 환자의 구강관리를 실시하도록 한다.
- 사용한 물품들은 사용 후 철저히 세척한다.
- 미생물 전파를 막기 위해 오염된 홑이불 등을 교환할 때는 반드시 더러운 쪽을 안으로 만다.

4) 외과적 무균술의 3대 원리

- 멸균된 물품끼리 접촉할 때만 멸균상태가 유지된다. 그러므로 멸균된 물품은 멸균된 장갑을 끼고 만지도록 한다.

- 멸균된 물품이 오염(contamination)되었거나 깨끗한 물품(clean object)에 접촉한 경우는 오염된 것이다.
- 멸균된 것인지 오염된 것인지 의심스러울 때는 오염된 것으로 간주한다.

5) 무균 지역의 준비

무균술의 기본 원리를 적용하도록 한다.

- 무균 지역을 준비하기 전에 주위의 모든 것이 깨끗하고 건조된 상태인지 확인한다.
- 필요한 물품은 모두 준비해서 멸균 지역을 준비하는 동안 다른 물품을 가져오기 위해 자리를 비우지 않도록 한다.
- 멸균 물품을 꺼내기 전에 포장 상태를 확인하도록 한다. 소독 테이프에 멸균상태 표시가 없거나 소독 유효기간이 지난 것, 구멍이 났거나 젖은 것 등은 오염된 것으로 간주한다.
- 직원의 몸과 복장은 오염된 것으로 간주하며, 멸균된 물품이 몸이나 복장에 접촉되지 않도록 충분한 거리를 두어야 한다.
- 무균 부위의 가장자리는 오염된 것으로 간주하고 준비하는 동안 만지지 않도록 한다.
- 무균 지역 위에서는 소독 꾸러미들을 천천히 여는 것이 공기에 오염되는 것과 오염된 물품에 접촉될 가능성을 감소시킬 수 있다. 멸균된 물품을 불필요하게 움직이지 않도록 한다.
- 트레이 밑으로 떨어진 부위나 테이블 밖으로 떨어진 부분은 오염된 것으로 간주한다.
- 소독장갑을 끼기 전에 필요한 모든 물품을 열어 놓도록 한다. 오염되지 않도록 주의한다.
- 무균법을 시행하는 동안 장갑 낀 손은 허리 위쪽에 있게 한다. 손을 허리 밑으로 내린다면 손이 시야 내에 없으므로 오염된 것으로 간주한다.
- 멸균장갑을 낀 손으로는 멸균된 부분만 만지도록 한다.
- 용액을 담을 용기는 멸균 지역의 가장자리에 놓아, 용액이 다른 부분으로 튀어 나가지 않도록 용액을 붓는다.
- 용액은 사용할 때 붓도록 한다. 미리 부으면 엎지르거나 젖을 염려가 있으며, 젖은 부분은 오염된 것으로 간주한다.

REPORT

■ 학번:　　　　　　　　　　■ 이름:

1. 멸균 모니터링 과정을 설명하시오.

2. 치과에서 사용할 수 있는 멸균방법을 치과기재에 맞게 서술하시오.

3. 기구 카세트 사용의 목적을 쓰시오.

04

손 세척

1. 손 세척의 적용 및 방법
2. 손 소독제
3. 손 세척 증진 프로그램

학습목표

1. 손 세척의 종류를 열거할 수 있다.
2. 손 소독제를 설명할 수 있다.
3. 손 소독제의 장·단점을 설명할 수 있다.
4. 손 세척 수행도 모니터링을 설명할 수 있다.

핵심용어

- **위생적 손 세척(hygienic handwash)**

  손의 상재균에 영향을 주지 않으면서 일시적 오염 미생물을 제거할 목적으로 물과 비누로 손 세척을 시행하는 방법이다.

- **외과적 손 세척(surgical hand antisepsis)**

  상재균을 감소시키고 일시적 오염균을 제거하기 위해서는 수술 전에 손 세척이나 손 마찰을 하는 방법으로 아래팔까지 씻는다. 소독제는 보통 지속성 항균효과를 나타낸다. 외과용 스크럽(surgical scrub)은 항균제품이나 물을 이용하여 외과용 손 세척을 준비해야 한다.

  *손 마찰: 손의 상재균에 영향을 주지 않으면서 일시적 오염미생물을 제거하는 방법이다.

01 손 세척의 적용 및 방법

치과의료 종사자의 손에 존재하는 미생물의 수는 $3.9 \times 10^4 \sim 4.6 \times 10^6$CFU/mm×3이다. 피부의 세균은 두 가지로 분류하는데 첫째는 일시적 세균(Transient skin flora, Escherichia coli, Serratia marcescens)으로 피부의 표면층에 집락을 이루는 미생물들로서 피부에 장시간 생존하지는 못하지만 잠재적인 병원성 세균들이다. 이러한 미생물은 흔히 환자나 환자 주변의 오염된 환경과 접촉하면서 획득하고, 대부분의 의료 관련 감염이나 항생제 내성균 전파와 관련이 있다. 일시적 세균은 정기적인 손 소독으로 제거가 가능하다. 다른 종류의 상재균(resident flora: 주로 coagulase-negative staphylococci, Corunebacterium종, Micrococcus종)은 피부의 깊은 층에 부착되어 기계적인 마찰로 제거하기는 매우 어려우나, 삽입기구에 의해 인체 내로 유입되지 않으면 병원성은 매우 낮다.

1) 손 세척

손에 오염물이 묻은 것이 보이거나 혈액이나 체액에 의한 오염이 눈에 보이는 경우, 화장실을 이용한 후에는 비누로 손 세척을 한다. 아포를 생성하는 세균(예: Clostridium difficile)에 의한 오염이 의심되거나 미생물에 의한 오염이 발생하면 알코올로 아포 제거가 어려우므로 비누와 물로 손 세척을 하는 것이 안전하다. 모든 임상에서는 정기적인 손 세척 방법으로 알코올을 이용할 수 있다.

만일 알코올 제품 사용이 어려운 경우에는 비누를 사용한다. 그러나 투약이나 음식물 취급 전에는 알코올이나 비누를 이용한 손 세척 두 가지를 모두 권장한다. 단, 알코올과 비누로 손 세척을 동시에 하는 것을 권하지 않는다.

2) 손 세척 적용

- 환자와의 접촉 전 · 후
- 장갑 착용에 상관없이 환자 진료를 위해 삽입기구를 다루기 전
- 체액 · 배설물 · 점막 · 손상이 있는 피부, 창상 드레싱 접촉 후
- 한 환자 접촉 시 오염된 인체 부위에서 다른 부위로 이동해야 하는 경우
- 환자 주변의 표면이나 의료기구를 접촉한 후
- 장갑을 제거 후

(1) 손 세척 방법

물 없이 사용하는 알코올 제품은 양손의 모든 표면을 다 덮을 수 있도록 바르면서 마를 때까지 문지른다. 비누와 물을 사용하는 경우에는 손을 물로 적신 후 비누로 모든 손표면을 씻는다. 물로 세척하고 일회용 타월로 완전히 건조시킨다. 가능하면 항상 흐르는 깨끗한 물을 이용한다. 뜨거운 물을 반복해서 사용하면 피부염 발생 위험이 증가하므로 피한다. 수도꼭지는 타월을 이용하여 잠근다. 손을 다시 오염시키지 않는 방법으로 완전히 건조시킨다. 타월은 반복적으로 사용하거나 여러 사람이 사용하지 않도록 한다.

액체, 고형, 얇은 조각, 분말 형태의 비누를 사용할 수 있고, 고형 비누 적용 시(**그림 4-1**) 건조를 위해 비누걸이를 사용하고 작은 크기를 선택한다.

<손 세척 순서>

① 눈에 띄는 오염이 있을 때는 비누를 이용하여 흐르는 물에 씻는다.

② 비누나 소독제는 손 전체에 충분히 묻히며 10~15초간 문지른다. 손과 손가락의 모든 표면을 충분히 문지르도록 한다.

③ 일반적으로 소독제가 함유되지 않은 비누를 사용한다.

④ 다음과 같은 경우는 소독비누나 소독제를 사용하도록 한다.

- 수술 또는 침습적 시술을 수행하기 전
- 손 소독적 상태를 유지해야 할 때
- 일시적인 오염균뿐만 아니라, 피부 상재균까지 줄여야 할 때

⑤ 손 세척 시설이 용이하지 않은 곳이나 물을 공급하기 어려운 상황에서는 물 없이 사용할 수 있는 알코올 손 소독제의 사용을 고려할 수 있다.

⑥ 혈액이나 다른 기타 유기물에 의해 손이 심하게 오염된 경우라면 우선적으로 세제가 포함된 물휴지 등으로 손의 오염을 제거한 후 손 소독제를 사용한다.

⑦ 일반적인 손 세척, 외과적 손 세척 및 손 관리를 위한 제품들은 각 제품의 사용 목적, 장·단점, 비용, 사용자들의 편의성 등을 고려하여 선택해야 한다.

⑧ 씻은 손이 물을 잠그면서 오염되지 않아야 한다. 발이나 팔로 작동되거나 자동감지가 되지 않는 경우라면 종이 타월을 이용하여 잠근다.

⑨ 매 환자마다 손 세척이 여의치 않을 경우에는 Hibisol(5% chlorhexidine 100cc + 70% alcohol 900cc)과 같은 물 없이 사용할 수 있는 소독제를 손에 뿌리도록 한다.

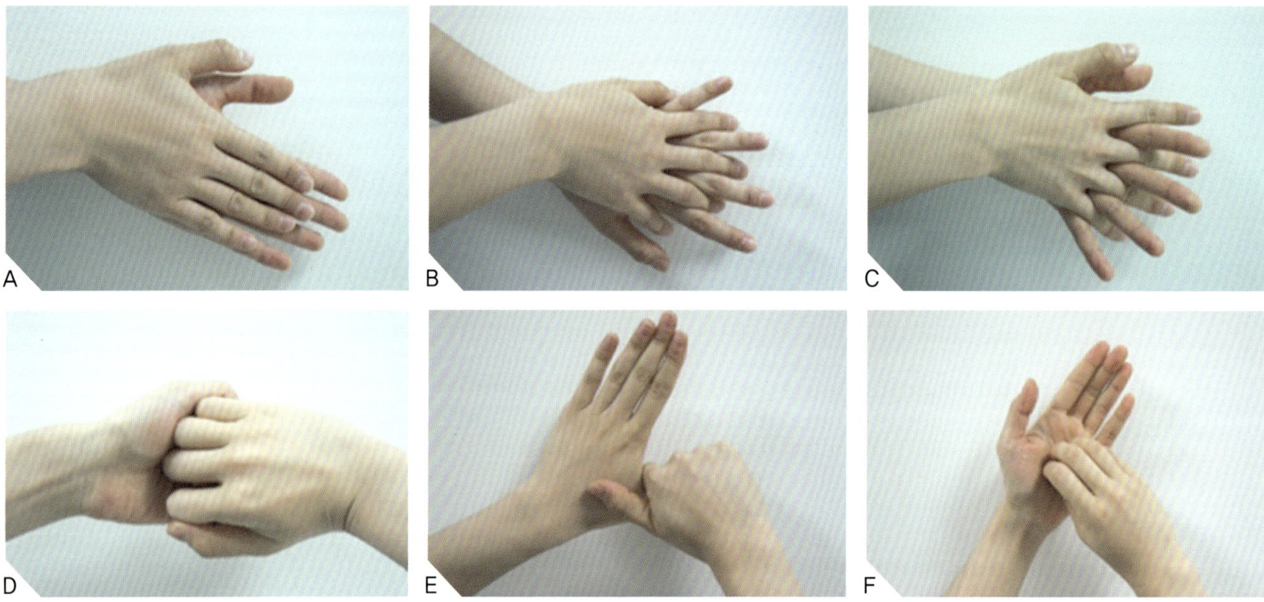

A B C D E F

그림 4-1 | 수술 전 올바른 손 세척

(2) 외과적 손 세척 방법

반지·팔찌·손목시계는 손 세척 전에 빼고, 인공손톱은 사용하지 않는다. 세면대는 물이 튈 위험을 감소시키도록 설계되어야 한다. 손이 눈에 띄게 오염되었다면, 수술하기 전에 일반 비누와 물로 세척한다. 손톱 밑의 잔류물은 손톱 세정기를 이용하여 제거하고 가능하면 흐르는 물에서 세척한다. 지속효과가 확인된 알코올 제품이나 소독제 비누 중 한 가지를 이용하여 멸균장갑을 착용하기 전에 손 세척을 실시한다. 수술실에서 사용하는 손 세척용 물의 질이 보장되지 않을 경우에는 멸균장갑 착용 전에 알코올 제품 이용을 권장한다.

항균제 비누를 이용하여 수술 전 손 세척을 할 때는 손과 아래팔을 제조업체가 권장한 시간(보통 2~5분)만큼 문지른다. 장시간(예: 10분)의 소독시간은 불필요하다. 지속효과가 있는 알코올을 이용하는 경우에 적용 시간은 제조업체의 지침을 따른다. 알코올 제품은 반드시 건조한 손에만 사용하며, 수술용 손 스크럽과 알코올을 이용한 손 마찰은 연속적으로 적용하지 않는다. 알코올 제품을 이용할 경우 손과 아래팔을 적실 만큼 충분한 양을 사용해야 한다. 권장사항대로 알코올 제품을 이용하여 손을 문지르고 멸균장갑을 착용하기 전에 손과 아래팔을 완전히 건조시킨다(**그림 4-2**).

가. 외과적 손 세척

① 수술 전 의료종사자의 손 소독은 지속적인 살균효과가 있는 소독제를 이용하는 것이 좋다. 요오드화학물이나 클로르헥시딘을 이용한다.

② 외과적 손 세척은 다음의 순서를 포함하도록 한다.

- 손톱 클리니로 손톱 밑을 닦는나.
- 비누를 완전히 헹군다.
- 소독제를 젖은 손과 전박[前膊]에 충분히 바르고 적어도 2분간 문지른다.

③ 외과적 손 세척에 충분한 시간이 얼마인지는 명확히 규정할 수 없다.

④ 알코올 소독제를 사용한다면 손과 팔을 완전히 씻고, 손톱까지 모두 청결히 하고, 완전히 건조시킨 후 제조회사가 제시한 방법으로 적용하도록 한다. 이때 적어도 20초 동안 문지르도록 한다.

⑤ 소독제에 대해 민감한 직원은 에탄올이나 이소프로판올을 사용할 수 있다.

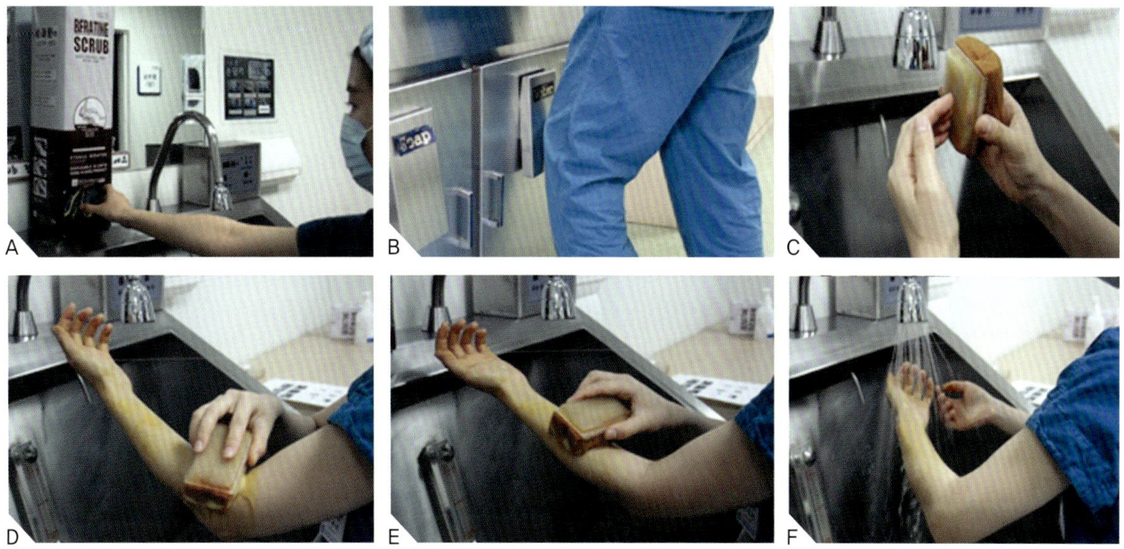

그림 4-2 | 수술 전 올바른 외과적 손 세척

3) 손세정 검사기(뷰 박스)

손세정 검사기는 인조세균을 손에 바른 후, 적당한 양의 형광로션을 손에 골고루 펴 바르고 뷰 박스에 비추어 인조세균이 묻어있는 것을 확인한다. 물과 비누를 이용하여 올바른 손 씻기를 한 후 오염이 줄어든 손의 위생 상태를 뷰 박스에 부착되어 있는 카메라를 TV나 모니터에 연결하여 보여주며 올바른 손 씻기 교육을 할 수 있다.

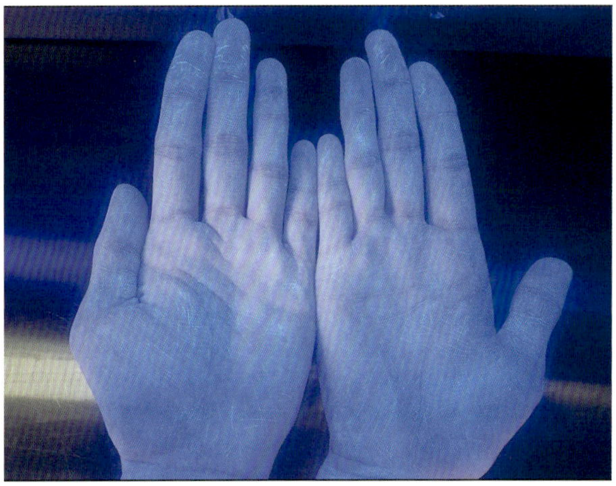

그림 4-3 | 형광물질을 이용하여 눈에 보이지 않는 미생물을 뷰 박스 안에서 관찰한 모습

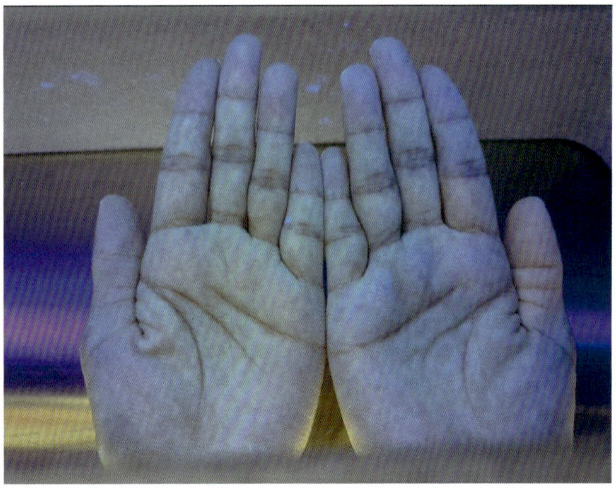

그림 4-4 | 물과 비누를 이용하여 손 위생을 한 후 뷰 박스 안에서 관찰한 모습

02 손 소독제

1) 손 소독제의 선택

손 소독제는 자극이 적고 효과적인 것을 선택한다. 손 소독제 사용을 극대화하기 위해서는 병원 직원들에게 손 소독제의 피부 내성, 느낌, 향기에 대한 의견을 구해야 한다(**그림 4-5**).

손 소독제를 선택할 때는 아래의 내용을 참조한다.

- 기관에서 사용하는 손 세정제, 피부관리 제품, 장갑의 종류와 상호작용을 확인한다.
- 손 소독제의 오염 위험성에 대해 제조업자에게서 정보를 얻는다.
- 손 소독 용기가 환사 섭섬지역에 배치 가능한지 확인한다. 환자 접점지역이란 세 가지 요소, 즉 환자와 병원 직원과 환자진료가 서로 함께하는 지점에서 환자 구역을 벗어나지 않도록 손이 닿을 수 있는범위 내에서 손 소독제의 사용이 가능해야 한다는 것을 의미한다.
- 손 소독제 용기가 적절하고 정확하게 손 소독에 필요한 적정량을 배분할 수 있는지 확인한다.
- 알코올 손 소독제의 경우 국가나 지역의 법 또는 규정에 따라 용기재질이 인화성 물질에 사용 가능하도록 인증받은 것인지 확인한다.
- 핸드 로션, 크림 또는 알코올 손 소독제는 손과 피부등에 영향을 미칠 수 있으므로 이에 대해 제조업자에게 정보를 구한다.
- 효과, 피부 내인성, 수용성에 대한 요구조건을 만족할 때 손 소독제의 가격을 비교한다. 용기에 비누나 알코올 소독제가 남아 있는 상태에서 보충하지 않는다.
  만일 비누용기를 재사용하는 경우에는 지침에 의한 세척 과정을 따라야 한다.

2) 손 소독제의 특성

소독제는 손 씻는 목적에 적합하고 직원들의 사용 편리성과 비용적인 관점을 고려하여 선택하게 한다. 병원 환경에서 주로 사용하는 피부 소독제의 특성 및 살균효과는 **표4-1, 4-2**와 같다.

표 4-1 피부 소독제별 살균 효과

소독제	살균기전	그람(+)세균	그람(-)세균	결핵균	곰팡이	바이러스
알코올	세균단백질의 변성	매우 우수	매우 우수	우수	우수	우수
클로르헥시딘	세포벽 파괴	매우 우수	우수	부적절	양호	우수
요오드/요오드합성물	산화/free iodine 대치	매우 우수	우수	우수	우수	우수

표 4-2 피부 소독제별 살균

소독제	작용시간	지속 효과	통상사용 농도	유기물질에 의해 받는 영향	안정성 / 독성
알코올	가장 빠름	없음	70%	자료 없음	피부건조, 각막염
클로르헥시딘	보통	매우 우수	2%, 4%, 0.5% in alcohol	적음	휘발성이 독성
요오드/요오드합성물	보통	적음	10%, 7.5%, 2%, 0.5%	받음	피부에서 흡수 : 독성, 피부자극

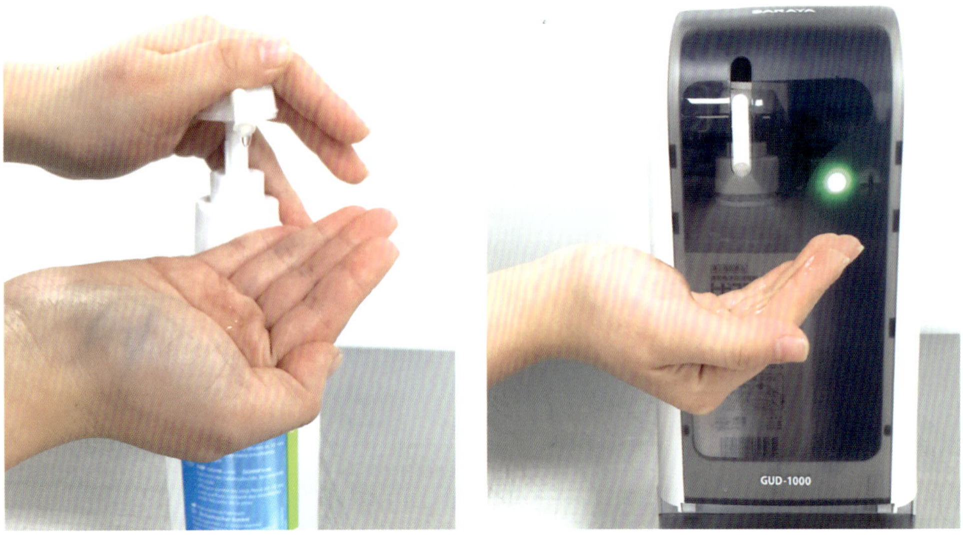

로션 형　　스프레이 형

그림 4-5 | 손 소독제

(1) 알코올

가. 살균력의 범위

대부분의 영양 증식형, 그람음성 및 그람양성 균주에 대해 뛰어난 살균력이 있으며, 결핵균에도 좋은 살균력을 보인다. 세균의 아포에는 살균력이 없지만, 대부분의 곰팡이나 RSV나 HBV, HIV를 포함한 바이러스에 작용한다(**그림 4-6**).

나. 장점

- 피부 소독제로서 알코올은 독성작용이 거의 없으며, 지금까지 알려진 피부 소독제 중 가장 안전하다.
- 살균작용이 빠르다.

다. 단점

- 피부의 건조가 있으나, 최근에는 피부보호제를 첨가해서 단점을 줄이고 있다.

라. 종류 및 사용방법

- 피부 소독제로 사용하는 알코올의 종류는 ethanol, normal - propyl (npropyl), isopropyl이 있으며 효과는 미세한 차이가 있다.
- 알코올의 종류보다는 알코올의 농도가 중요하며, 알코올의 농도는 60~90%가 가장 효과적이다.
- 70% 이상의 경우는 피부건조로 인한 화학적 피부염을 유발하고, 소독력에 대한 비용효과적인 면에서 부적합하다.
- 손이 충분히 젖을 정도의 양으로 1분간 문지르면 소독비누로 4~7분간 문지른 것과 같은 효과를 볼 수 있다.

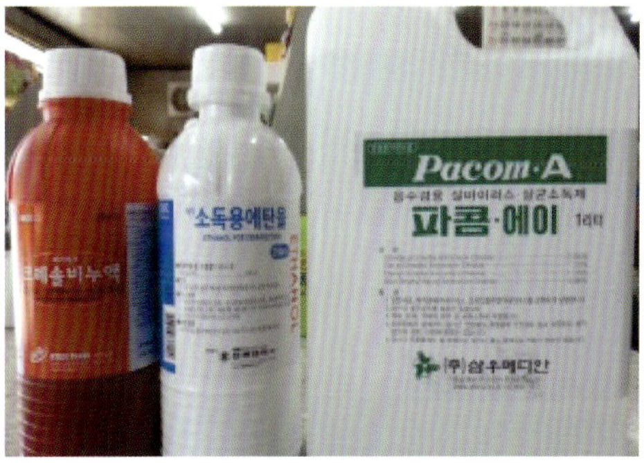

그림 4-6 | 알코올 제품

(2) 클로르헥시딘 글루코네이트(CHG)

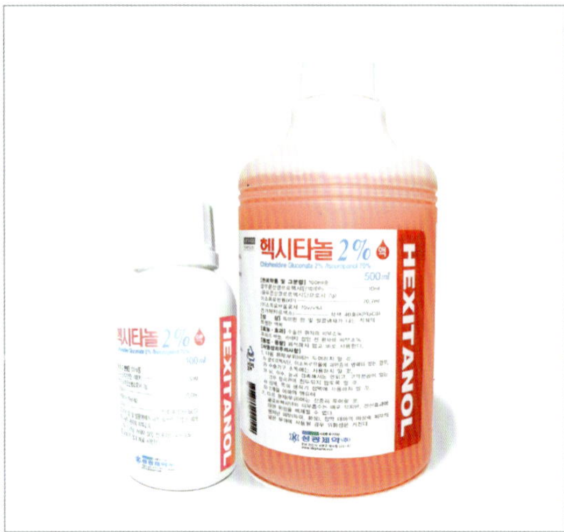

그림 4-7 | CHG 제품

가. 살균력의 범위

- 양 전하를 띤 CHG가 음 전하를 띤 세균의 세포막과 결합하여 살균효과를 나타낸다.
- 그람양성균 · 그람음성균 · 진균에는 비교적 살균효과가 좋다.
- 세포막을 파괴하기 어려운 결핵균에는 살균효과가 없다.
- 피막이 있는 바이러스(HIV · HSV · CMV · Influenza virus)에 비교적 좋은 살균효과를 보인다(**그림 4-7**).

나. 장점

- 6시간 정도의 지속효과가 있다.
- 착색작용이 거의 없다.
- 피부를 통해 흡수되지 않아 전신작용을 나타내지 않는다.

다. 단점

- 각막의 접촉 시 비가역적인 각막손상을 유발할 수 있다.
- 중이(中耳)에 접촉하는 경우 청력을 상실할 수 있으며, 장기간 CHG 알코올 용액에 노출되는 경우 천식 및 호흡기 증상이 나타날 수 있다.
- 장기간 반복 사용 시 피부염이나 접촉성 발진이 생길 수 있다.

라. 종류 및 사용방법

- 유기물질, 피부의 산도, 습기 등에 의해 살균작용이 약화될 수 있으므로 사용농도, 시간에 유의해야 한다.
- 면봉 · 거즈 등에 흡착되므로 유효농도 이하가 되지 않도록 주의한다.
- 원액은 4%, 5%, 20%로 공급된다.
- 사용 목적에 따라 0.5%, 0.05% 수용액 또는 알코올 용액으로 만들어 사용한다. 손 소독용으로는 4%보다는 0.5% CHG 알코올액이 소독효과가 뛰어나다.
- 음이온에 의해 난용성 염을 생성할 수 있으므로 멸균증류수를 사용하여 희석한다.

(3) 요오드 화합물

요오드 화합물은 요오드에 액화시키는 물질을 첨가시켜 수용상태에서 유리요오드가 방출되도록 한 것이다. 이 중 가장 많이 알려진 것이 요오드와 polyvinyl-purrolidone (PVP. povidone)의 혼합물인 Povidone-iodine이다.

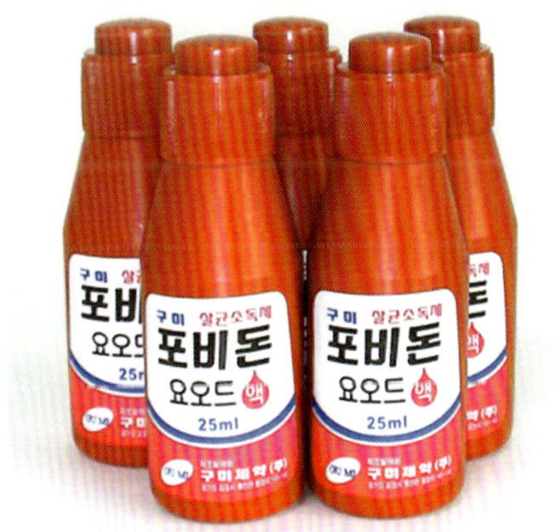

그림 4-8 | 요오드 화합물 제품

가. 살균력의 범위

- 그람양성균 · 그람음성균 · 결핵균 · 곰팡이 · 바이러스에 대해 효과적이다.
- 세균의 아포에도 어느 정도 효과가 있다.
- 피부 소독제로 제품화된 것은 기구 소독용보다 유리요오드의 농도가 낮아 기구 소독용으로는 효과가 적다(그림 4-6).

나. 장점

- 적용범위가 넓다.

다. 단점

- 피부의 자극성을 유발하므로 사용 후 피부에서 소독제를 제거하는 절차가 필요하다.
- 혈액이나 객담과 같은 유기물에 의해 빠르게 중화된다.
- 피부 자극성이 있으므로 감수성 있는 사람에게는 사용을 제한한다.
- 피부나 점막으로 흡수된다.

라. 종류 및 사용방법

- 유효 요오드는 유리요오드를 의미한다. 10% 포비돈 요오드는 1%의 유효 요오드를 가지고 있으며, 이는 1ppm을 의미한다.
- 최소 1~2mg/ℓ 농도가 되어야 하며, 유리요오드 1ppm 이하 농도에서는 사용 중 오염되기 쉽다.
- 임부 또는 수유부에게 장기간 광범위하게 사용하지 않는다.
- 신생아의 사용 역시 제한한다.
- 일반적 사용 농도
  ① 외과적 손 세척: 7.5% 베타스크럽
  ② 사용 농도: 2~10%

(4) 파라클로르메타 자이레놀(PCMX)

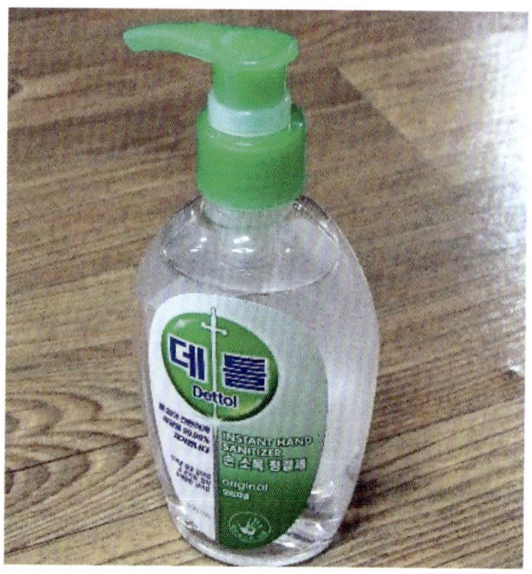

그림 4-9 | PCMX 제품

가. 살균력의 범위

- Halogen-substitude xylenol제제로서 세균의 세포벽을 파괴하거나 효소를 불활성화시켜 소독효과를 나타낸다.
- 그람양성에서는 CHG보다 효과가 높으나, 그람음성균에서는 효과가 낮다.
- Pseudomonas 종류에 대해서는 Ethylendiamine-tetraacetic acid를 추가하면 살균효과가 증가된다.
- 결핵균, 일부 곰팡이나 바이러스에 좋은 효과를 보이지만 피부상재균을 감소시키는 데는 CHV나 요오드보다 효과적이지 못하다(**그림 4-7**).

나. 장점

- 피부로 흡수되기는 하지만 피부 자극성은 별로 보고되지 않았다.
- 효과발현 시작은 중등도지만 소독력은 몇 시간 정도 유지된다.

다. 단점

- 알칼리성에서 활성화되지만 비이온성 계면활성에 의해 중화되어 효과가 저하되므로 계면활성제와 함께 사용하는 것은 피한다.

라. 종류 및 사용방법

- PCMX수용액은 미생물에 오염될 가능성이 높으므로 정확한 농도로 제조, 보관해야 한다.
- 기본 손 세척에 이용할 수 있는 농도는 0.5~3.75%이다.

(5) 트리클로산(5-Chloro-2-phenol)

가. 살균력의 범위

- Diphenyl ether의 한 가지로서 미생물의 세포막에 침투하여 세포질막, RNA, 단백질과 지방의 합성을 방해함으로써 살균효과를 가진다.
- 그람양성 및 대부분의 그람음성 균주에 대해 효과가 있다.
- 바이러스에 대한 자료는 많지 않으며, 곰팡이에 대한 효과는 적다(**그림 4-8**).

나. 장점

- 피부를 통해 흡수되지만 단기간 사용에는 문제를 유발하지 않는다.
- 소독력의 발현은 중간 정도이며 피부의 잔재효과는 좋다.
- 유기물에 의해 영향을 적게 받는다.

다. 종류 및 사용방법

- 사용 농도는 0.3~2.0%이다.
- 0.5% 트리클로산 고체 비누나 1% 용액이 손 세척용으로 가장 많이 권장되고 있다.
- MRSA, 집단감염 등이 발생할 경우 2% 트리클로산 비누로 전신목욕을 하기도 한다.

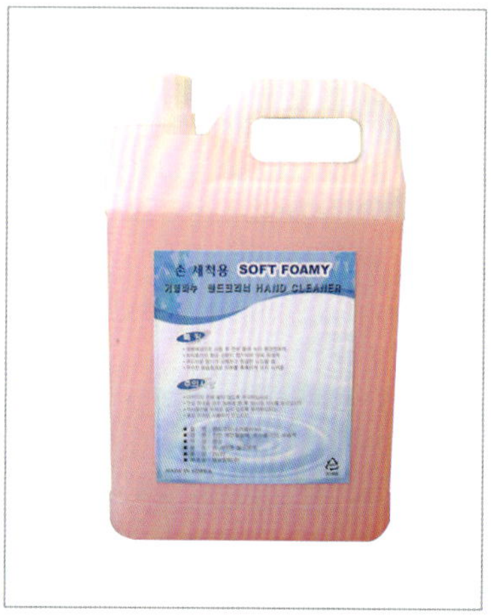

그림 4-10 | 트리클로산 제품

03 손 세척 증진 프로그램

병원 직원 손 세척 증진 프로그램에서는 단순히 손 세척 소독제의 유형이 아니라 손 오염을 유발시키는 요인들과 영향을 주는 행위에 초점을 두어야 한다. 프로그램을 계획 할 때 다차원적이고 다양한 전략을 포함하며, 교육과 적용을 위해 병원 경영진의 적극적 지지가 필요하다.

손 오염을 초래할 수 있는 행위들과 환자를 돌볼 때의 행위 유형에 관해, 그리고 손을 깨끗이 하는 데 적용하는 다양한 방법의 장점과 단점에 대해 교육한다. 병원 직원에게 권장하는 손 세척 수행도를 모니터링하고 수행도에 대한 피드백을 제공한다. 손 세척을 증진시키기 위해 환자, 환자 가족, 병원 직원 간의 파트너십을 장려한다.

표 4-3 손위생 수행도 조사표

손위생 수행도 조사표

• 진료부서 : ____________ • 조사일시 : ______년 ___월 ___일 ___요일

• 조 사 자 : ____________ • 확 인 자 : ____________ (인)

직 종 : ____________ 부 서 : ____________

이 름 : ____________

연번	손위생 시점	손위생 여부	행위(상세)
1	☐ 환자 접촉 전 ☐ 무균술 전 ☐ 체액 노출 위험 후 ☐ 환자 접촉 후 ☐ 환자 환경 접촉 후	☐ hand rub ☐ hand wash ☐ missed	
2	☐ 환자 접촉 전 ☐ 무균술 전 ☐ 체액 노출 위험 후 ☐ 환자 접촉 후 ☐ 환자 환경 접촉 후	☐ hand rub ☐ hand wash ☐ missed	
3	☐ 환자 접촉 전 ☐ 무균술 전 ☐ 체액 노출 위험 후 ☐ 환자 접촉 후 ☐ 환자 환경 접촉 후	☐ hand rub ☐ hand wash ☐ missed	

1) 모니터링 방법

(1) 직접 관찰법

전문가에 의한 직접 관찰법은 모든 손 세척 과정을 신뢰도 높게 확인할 수 있는 유일한 방법으로 손 소독의 세부사항을 확인할 수 있고 관찰 중에 예견하지 못한 질적인 문제점을 발견할 수 있다는 장점이 있다. 반면에 시간이 많이 들고 관찰자에 대한 훈련과 타당도 확인이 필요하고 관찰자와 관찰 대상자가 노출되고 대상자를 선택할 때 왜곡할 가능성이 있는 것이 단점이다.

(2) 자가 보고

병원 직원에 의한 자가 보고는 비용이 적게 드는 것이 장점이나 실제 수행도보다 과장될 수 있고 신뢰도가 떨어진다.

(3) 환자에 의한 직접 관찰

환자에 의한 직접 관찰은 비용이 적게 소요되나 환자와 병원 직원 간의 부정적 관계 형성, 신뢰도와 타당도에서 문제가 있을 수 있다.

(4) 손 세척용 제품 사용량 확인

손 세척 제품(타월 · 비누 · 알코올 젤 등)의 사용량 확인은 비용이 적게 들고, 전반적인 손 세척 실천 여부를 반영하며, 환자 입원 일수나 업무량 측정을 분모로 사용하면 타당도를 증가시킬 수 있다. 그러나 손 소독의 필요량을 산정하지 못하며, 손 세척 소요시간에 대한 정보를 제공하지 못하고, 병동 등에 장시간 보관되어 있는 제품이 있는 경우 타당도가 낮아진다. 또한 환자나 방문객에 의한 사용이 증가할 수도 있으며 전문직에 의한 사용과 다른 개인들의 사용을 구별하기 어렵다.

(5) 자동모니터 체계

자동모니터 체계를 이용하면, 이 방법은 관찰자의 왜곡을 줄일 수 있고, 손 소독 행위와 감염 위험에 대한 세부적인 정보를 얻을 수 있다. 그러나 아직까지는 실제 사용한 경험이 매우 적으며, 개인 행위를 추적하는 데 따르는 윤리적인 문제, 직원과 환자의 행위에 미치는 예측하지 못한 영향, 모니터 장치의 고가 비용, 실패할 가능성이 단점이다.

2) 손 세척 수행도 계산방법

수행도는 몇 가지 방법으로 계산할 수 있다.

(1) 행위별 수행도

손 세척 이행이 필요한 각각의 행위(예; 무균술 전, 환자 체액 노출 후 등)를 분모로하고 실제로 실시한 손 세척 행위 건수를 분자로 하여 백분율을 계산한 것이다.

(2) 통합 수행도

관찰한 모든 손 세척 이행이 필요했던 기회를 분모로 하고, 이 중 실제로 이행된 건수를 분자로 하여 백분율로 계산한 것이다. 행위별 수행도와 분자와 분모를 모두 합해서 하나로 계산한 것이 된다.

(3) 전부 수행도

관찰 대상이 된 환자에게 필요했던 모든 손 세척이 다 이루어졌는지 판단하는 것으로 분모는 관찰 대상이 된 환자 수이고, 분자는 이 환자에게 필요한 모든 손 세척이 이루어졌는지 여부를 결정하여 백분율로 계산한다. 즉, 한 환자를 관찰할 때 이 환자와 접촉하기 전에는 손 세척이 실시되었으나, 이 환자의 체액과 접촉한 후 손 세척이 이루어지지 않으면 손 세척이 안 된 것으로 계산하는 것이다. 환자 입장에서 손 세척 수행도의 중요성을 생각할 수 있는 산정방법이다.

REPORT

■ 학번:　　　　　　■ 이름:

1. 손 세척 소독제의 장단점을 나열하시오.

2. 손 세척 과정을 설명하시오.

3. 외과적 손 세척의 과정을 설명하시오.

05 개인 보호구

학습목표

1. 치과진료 시 사용하는 개인 보호구를 설명할 수 있다.
2. 치과진료 시 사용하는 장갑의 종류를 나열할 수 있다.
3. 개인 보호구의 착용과 사용지침을 설명할 수 있다.

핵심용어

- **에어로졸(Aerosol)**

  인간과 실내 환경에서 오랜 시간 공기 중에 남아 있을 수 있는 환경에 의해 생성된 것이다. 치과에서 일반적으로 사용하는 핸드피스, 초음파스켈러, 공기 / 물 주사기 등에 의해 생성된 호흡할 수 있는 크기의 미립자이다.

- **비말핵(Droplet nuclei)**

  장시간 공기 중에 떠도는 미생물을 포함한, 공기로 운반되는 작은방울의 탈수에 의해 형성되는, 지름 5㎛ 이하의 입자이다.

- **미국직업안전보건국립연구소(National Institute for Occupational Safety and Health, NIOSH)**

  직업 관련된 질환과 부상을 예방하기 위한 책임연방기관으로 질병통제 및 예방에 대한 연구 및 권고를 실시하는 연구소이다.

- **미국직업안전보건국(Occupational Safety and Health Administration, OSHA)**

  1971년에 설립되었고, 직업안전보건국의 목표는 근로환경을 개선(기준 결정하고 강화, 트레이닝, 빈곤자 조합을 대상으로 한 구제활동, 교육 제공, 조합 설립)하기 위하여 고용자와 피고용자가 함께 일하며 미국의 노동자 안전과 건강을 확고히 하고 계속적인 작업환경의 안전과 건강증진을 위해 노력한다.

- **미국식품의약청(Food and Drug Administration, FDA)**

  FDA는 안전하고 효과적인 제품을 시기적절한 방식으로 시장에 도달하게 함으로써 국민 건강을 증진하고 보호하며, 안전에 대한 계속적인 모니터링을 한다. 대중의 건강을 개선하기 위해 정확하고 과학적인 방법을 기반으로 정보를 얻을 수 있도록 한다.

- **기타 감염가능물질(Other Potentially Infectious Materials, OPIM)**

  직업안전보건국의 용어로 (1) 사람 몸에 흐르는 체액(정액 · 질 분비액 · 수액 · 뇌척수액 · 활액 · 흉막액 · 심막액 · 복막액 · 양수 · 구강 내 타액), 피와 오염될 수 있는 체액, 구별하기 힘든 모든 체액, (2) 사람에게서 떼어낸 손상되지 않은 조직이나 기관, (3) 세포, 조직, 기관에 있는 HIV, HIV나 HBV에 감염된 실험동물의 혈액, 기관, 조직에 있는 HIV와 HBV 등이다.

- **미립자 호흡용 마스크(Particulate respirator mask, PRM)**

  인공호흡장치 마스크(PRM)는 미국직업안전보건국립연구소가 승인하고 제품이 적합한지 테스트하고, 노동자를 질병에서 보호하고, 공기로 확산되는 것과 미립자도 거를 수 있는 마스크(PRMs) 중 하나를 착용해야 한다. NIOSH 승인된 미립자 호흡용 마스크는 제조업체의 이름, 부품 번호(P/N), 필터(예: N-95)에서 제공하는 보호 및 NIOSH와 함께 표시됩니다. '95'는 입자의 필터링을 나타낸다.

- **개인 보호구(Personal protective equipment, PPE)**

  고용인의 위험에 대한 보호를 위해서 착용하는 전문 보호구(예: 장갑 · 마스크 · 보안경 · 보호복)이며, 일반 작업복(예: 유니폼 · 바지 · 셔츠 및 블라우스)은 위험에 대한 보호기능을 하지 않으므로 개인 보호구로 간주하지 않는다.

- **표준적 예방조치(Standard precautions)**

  2007년 개정된 미국 병원감염관리자문위원회(Hospital Infection Control Practice Advisory Committee, HICPAC)의 표준주의 지침에는 노출에 따른 손 세척 · 장갑 · 보호복 · 보안경 · 안면보호대 사용을 포함하여 감염여부에 상관없이 질병이 진단되기 전에 환자에게서 나온 혈액·체액·분비물(혈액이 포함되지 않은 땀은 제외)에서 의료인과 다른 환자를 보호하기 위한 주의법이라고 명시하였다. 여기에는 호흡기 위생, 기침 시 에티켓, 안전한 주사 수행, 요추천자 시술의 감염관리 수행 등을 포함한다. 타액은 항상 치과감염관리에 잠재적인 전염성 물질로 간주한다.

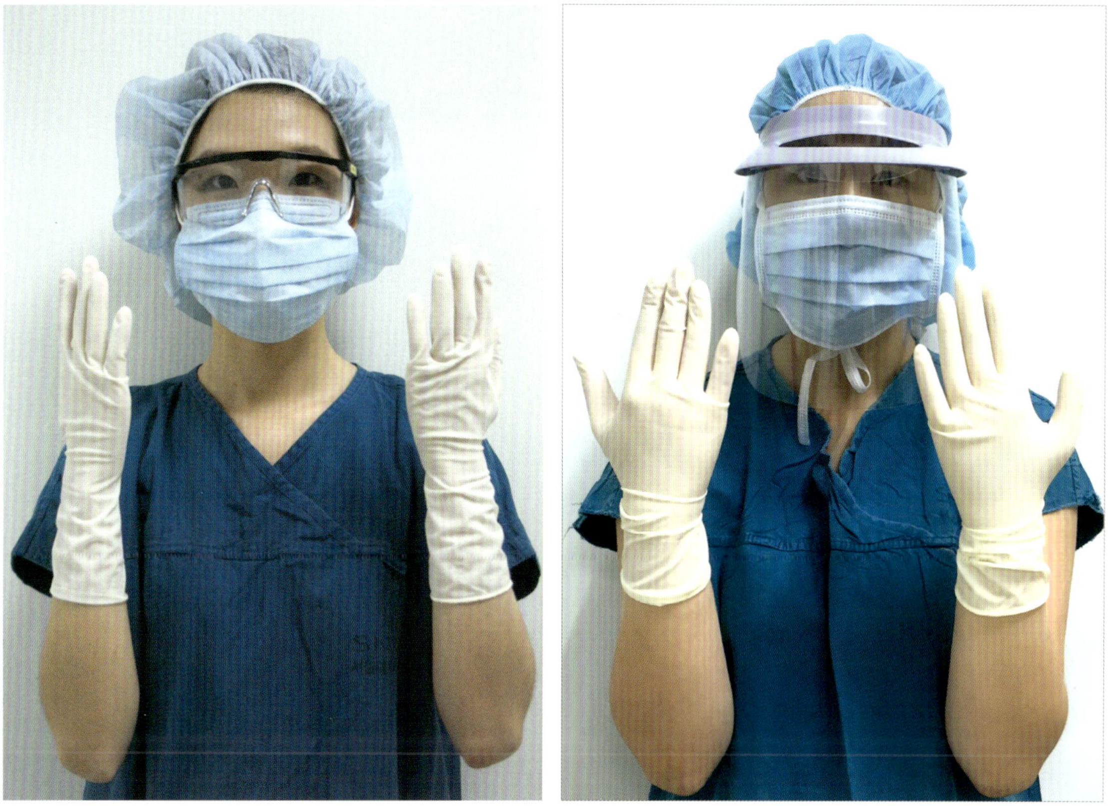

그림 5-1 | 개인 보호구의 올바른 착용

01 교차감염

치과의료 종사자와 환자는 혈액이나 구강 및 호흡기 분비물을 통해 다양한 미생물에노출될 가능성이 있다. 미생물은 B형 간염 · C형 감염 · 인간면역결핍 · 단순포진바이러스 · 인플루엔자 · 캔디다증 · 결핵 · 포도상알균 및 연쇄상알균과 같은 다양한 병원균박테리아 · 바이러스 · 곰팡이류를 포함한다. 감염은 여러 가지 방법으로 치과 의료 시설 내에 옮겨질 수 있다. 교차감염은 혈액 · 타액, 기타 분비물과 같은 직접접촉과 오염된 기구, 시술장비, 환경표면을 포함한 간접접촉으로 나누어진다. 간접접촉은 눈 · 코 · 구강에서 발생하는 감염성 미생물을 포함한 에어로졸로 야기되거나 침 · 재채기, 짧은 거리에서 말할 때 장시간 공중에 떠다니는 미생물의 흡입을 포함한 경구점막의 접촉으로 발생할 수 있다. 감염력이 있는 병원체, 병원체가 존재하는 혈액, 숙주로의 전이 등은 숙주에 들어갈 수 있다.

매우 다양한 미생물은 많은 치과진료 과정에서 생성되어 에어로졸과 비말핵 안에서 검출될 수 있다. 검출된 미생물은 치과의료 종사자와 환자에게 교차감염과 오염을 일으키는 잠재적인 원인이 된다. 감기나 인플루엔자와 같은 일반적인 기도감염은 누구나 걸릴 수 있다는 것 때문에 종종 간과된다. 이와 같은 경우나 비말핵이 매개하는 다른 감염은 때때로 증상을 더욱 심각한 상태로 초래하기 때문에 표준적 예방 조치는 직업적인 노출과 교차감염의 최대 위험률을 가진 치과의료 종사자의 보호를 돕는다.

치과의료 종사자의 개인 보호구 사용은 피부와 눈, 코 점액, 세포막을 보호하며 혈액 또는 기타 잠재적인 감염가능 물질에 노출 되는것을 줄일 수 있다. 주요 개인 보호구는 장갑, 수술용 마스크, 견고한 측면 마스크, 안면 마스크와 보호복(예: 보호복)과 보안경이 포함되어 있으며, 머리덮개와 신발덮개는 사용빈도가 적은 개인 보호구의 유형이다.

02 개인 보호구의 종류

1) 장갑

(1) 장갑의 선택

손에 작은 외상이 발생하면 육안으로 표피에 있는 모든 흠집을 발견할 수 없다. 사소한 외상에서 환자의 구강에서 발견된 바이러스 및 세균성 생물이 다양하게 나타날 수 있으므로 치료 시에는 장갑을 착용해야 한다. 또한 HBV에 노출을 줄이는 데 도움이 될 뿐만 아니라, 다른 많은 직업감염의 발병률도 감소된다. 치과의료 종사자와 환자의 보호를 위해, 의료장갑은 항상 혈액 · 타액이 오염된 혈액, 또는 점액 세포막에 접촉할 가능성이 있을 때 착용해야 한다. 장갑의 표준주의 재료로는 라텍스 글러브, 비닐, 니트릴 및 클로로프렌이 함유된 글러브를 사용할 수 있다. 장갑의 선택은 여러 사용 요소에 따라 수행하는 일의 종류, 화학물질에 접촉, 라텍스의 민감도 및 사이즈를 기초로 해야 한다.

피부에 미생물의 침투를 방지하기 위한 장갑의 보호효과는 손 세척 또는 다른 손의 위생은 감소하지 않는다. 장갑을 착용하는 것은 일상적인 손 소독으로 대체되지 않는다. 손은 장갑 착용 전후에 씻어야 한다. 손 세척 후 즉시 장갑 제거는 알 수 없는 이물질이 통과하거나 부적절하게 장갑을 벗을 때 꿰뚫을 가능성이 있는 전염성 물질을 제거하는 것이다. 이것은 최소한으로 피부 박테리아의 수준을 유지하고 장갑 아래에 만들어지는 습하고, 따뜻한 환경에 미생물의 수와 자극 상승을 줄일 수 있다.

오염된 장갑의 재사용은 치과의료 종사자와 환자 모두에게 감염 위험을 증가시킨다. 예를 들어, 첫 번째 환자에서 미생물이 침투하거나, 찢김이 생길 수 있다. 미생물은 장갑이나 피부에 작은 상처 또는 상처 아래에서 번식할 수 있다.

(2) 장갑의 재료

장갑은 오랜 사용, 세정 및 체액에 노출 정도, 해짐에 따라 효과는 줄어들게 되며, 손에 축적된 생물은 다음 환자의 구강으로 전파되어 점점 더 큰 결함이 생길 수 있다. 만약 알코올이 함유된 손 소독제를 사용하려면 손을 장갑 착용 전에 건조시켜야 한다. 왜냐하면 알코올 제품과 함께 젖은 손에 장갑을 착용하면 천공의 위험이 증가하기 때문이다. OSHA는 장갑이 찢어진 경우, 잘라진 경우, 천공된 경우, 즉시 환자의 안전을 위해 교체하도록 규정하고 있다. 교체 시 손을 철저히 씻어야 하고 치과 진료 후 다시 손 세척을 철저히 한 후 장갑을 착용해야 한다.

결함률은 장갑의 재료(예: 라텍스 · 비닐 · 니트릴), 사용기간, 치과진료시술뿐만 아니라 제조업체에 따라 다르다. 시뮬레이션 및 실제 임상 상황에서 비닐장갑은 라텍스 또는 니트릴 장갑보다 높은 결함률을 나타낸다. 치과의료 종사자는 적절하게 비닐 또는 라텍스 장갑을 사용하여, 박테리아 · 바이러스 · 사상균 등의 교차감염을 감소시켜야 한다. 뿐만 아니라 장갑 착용 시 손톱을 짧게 정리하고 손에 끼는 장신구는 제거해야 한다. 또한, 치과의료 종사자는 치과재료에 따른 다양한 장갑의 선택, 장갑 재료의 화학적 호환성에 관한 장갑 제조를 참고해야 한다. 살균제 · 합성수지등 치과에서 사용하는 화학적인 것과 재료의 몇 가지 결합 요인은 라텍스의 무결성, 비닐 · 니트릴, 기타 합성 장갑 재료를 손상시킬 수 있다.

(3) 장갑의 종류

가. 무균 외과장갑

구강외과시술을 수행할 때 멸균 외과장갑을 사용해야 한다(**그림 5-2A**). 멸균장갑은 우수한 촉감, 편안함, 손을 민첩하게 사용할 수 있으며, 오른쪽, 왼쪽 손으로 나누어 사용할 수 있다. 장갑을 착용한 치과의료의 손은 환자의 혈액과 체액에서 미생물의 전파를 최소화하고(**그림 5-2A**) 치과의료 종사자를 보호한다. 또한, 무균 외과장갑은 수술 상처에 의한 오염 가능성이 있고, 병원체의 잠복처가 될 가능성이 임상시험 장갑보다 높으므로 엄격하게 FDA에 의해 규제받고 있다.

나. 임상 시험장갑

장갑의 비용이 가장 적게 드는 유형은 멸균이 안 된 장갑, 일회용 검사 장갑, 다양한 크기의(예: 소형 · 중형 · 대형) 장갑이다. 장갑의 장착이나 손의 특이성(즉, 왼쪽/오른쪽), 일회용 장갑, 멸균이 안 된 장갑은 손에 꼭 맞는 적합성을 제공해야 손의 피로를 덜 수 있다. 멸균이 안 된 장갑, 일회용 장갑은 임상검사와 기타 비외과수술에 적합하다(**그림 5-2B,C**).

다. 다용도 장갑

네프론 또는 폴리니트릴 장갑은 기타 의료에 사용된다. 기타 의료장갑은 구강 내에 사용하기는 너무 두껍지만, 오염된 기구가 잘 관통할 수 없으며, 표면을 청소할 때 우수하다. 기타 의료장갑은 환자를 치료할 때 사용하는 장갑과는 달리, 재사용을 위해 세탁이나 소독을 할 수 있다. 그러나 이 장갑이 찢어질 경우 교체해야 한다(**그림 5-2D**).

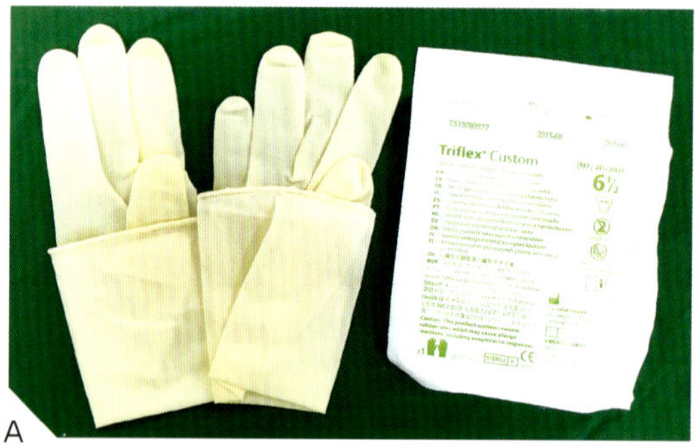

A
무균외과장갑

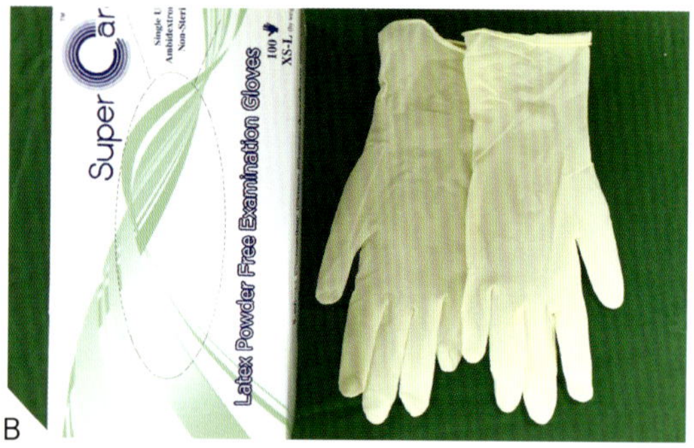

B
임상시험 장갑(라텍스)

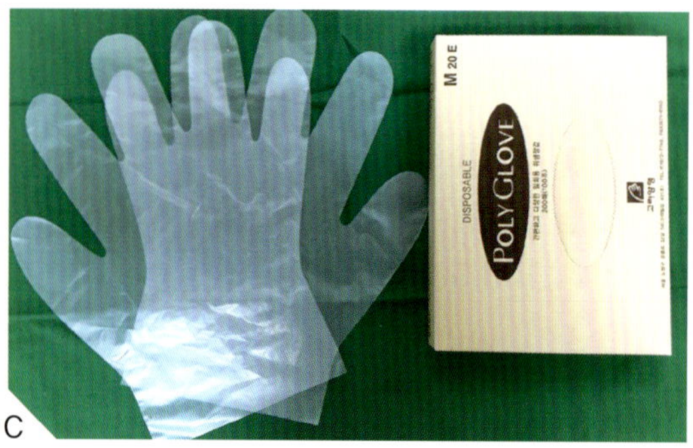

C
임상시험 장갑(비닐)

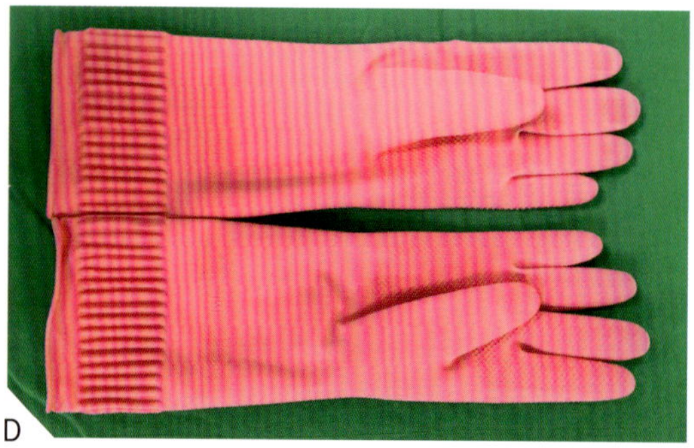

D
다용도 장갑

그림 5-2 | 장갑의 종류

(4) 장갑의 사용지침

환자의 혈액이나 체액, 상처의 분비물, 배설물, 점막에 접촉할 때 손의 오염을 방지하고, 환자에게 치과의료 종사자의 손에 있는 상재균이 전파되는 것을 방지하기 위하여 착용해야 한다. 장갑을 사용하는 것으로 손 세척을 대신할 수 없다. 혈액이나 다른 잠재적 감염원이 될 수 있는 물집, 점막, 손상이 있는 피부와 접촉할 가능성이 있을 경우에는 장갑을 착용한다. 환자 치료를 종료한 후에는 장갑을 벗는다. 환자마다 장갑을 교환하며 장갑을 착용한 상태에서 동일한 환자나 상처 부위를 진료하며, 오염된 인체 부위에서 다른 인체 부위(손상된 피부, 점막, 의료기구 포함)로 이동할 경우에는 장갑을 교환하거나 벗어야 한다. 라텍스 장갑에 민감성이 있는 치과의료 종사자는 다른 재질의 장갑을 사용할 것을 고려하도록 한다.

- 장갑은 1회 사용을 원칙으로 한다.
- 장갑은 손에 맞는 것을 사용하도록 한다.
- 같은 환자에게 사용하더라도 사용 부위가 달라지면 교환하도록 한다.
- 격리실에서 착용한 경우는 방을 나가기 직전에 벗고, 다인용 병실에서 사용한 경우는 접촉한 환자 주변에서 벗는다. 장갑을 벗은 후 반드시 손을 씻는다.
- 무균조작이 필요한 경우는 반드시 외과적 무균술을 적용하여 착용한다.
- 장갑을 착용하기 전 · 후에 반드시 손을 씻는다.

<외과장갑의 착용순서>

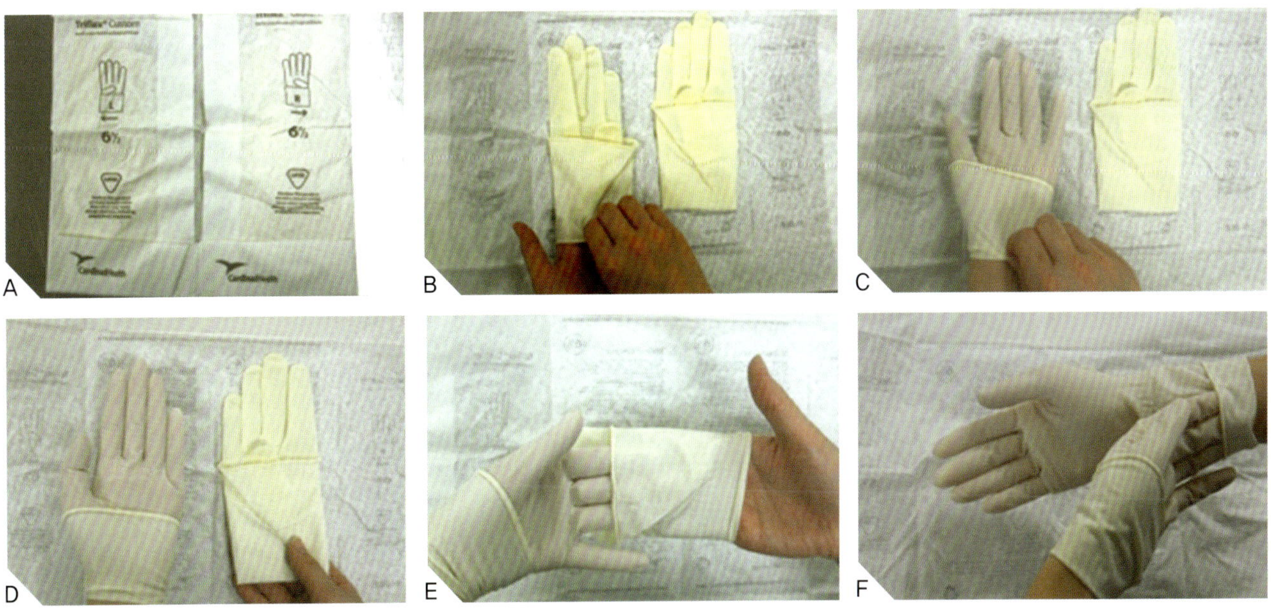

그림 5-3 | A~F 외과장갑의 착용 순서

2) 손 보호용 로션

치과의료 종사자는 치과의료기관에서 사용하는 표준제품에 알레르기나 다른 부작용이 있다면, 다른 손 소독제를 사용하도록 한다. 손 소독이나 손 세척과 관련된 자극성 접촉성 피부염을 최소화하기 위해 로션이나 크림을 사용한다. 알코올 기반 제품이나 손소독 제품을 사용하는 경우 향균비누와 동시 사용을 권장하지 않는다.

환자와 직접 접촉해야 하는 경우에는 인조손톱이나 손톱연장 제품을 사용하지 않고 손톱 끝이 약 2mm 이내가 되도록 짧게 유지한다. 손톱과 손의 모든 피부는 염증소견이 있어서는 안 된다.

- 잦은 손 세척으로 인한 피부 보호를 위해 로션을 사용할 수 있다.
- 로션을 사용한다면 가능한 용량이 적은 것으로 사용하고, 용기는 펌프해서 쓸 수 있는 것을 사용하되, 내용물을 부어서 사용하는 것은 오염의 가능성이 있으므로 사용하지 않는다.
- 로션과 소독제를 함께 사용할 때 상호간에 영향을 미칠 수 있으며, 경우에 따라서는 장갑의 통기성에도 문제를 유발할 수 있으므로 제품 선택 시 고려해야 한다.

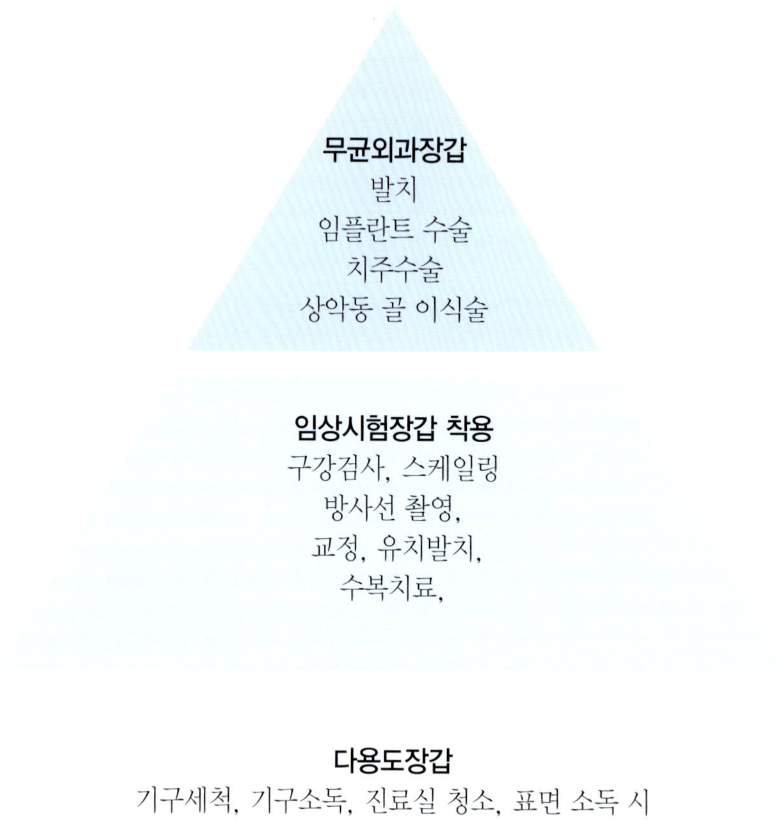

그림 5-4 | 상황에 따른 올바른 장갑착용

3) 마스크

전염성 에어로졸은 먼지나 작은 비말핵으로 구성되어 있다. 먼지로 운반되는 에어로졸은 침강하여 공기 중에서 없어지지만, 작은 비말핵들은 오랜 시간 공기 안에 떠 있는 상태로 있다. 작은 비말핵들은 천천히 가라앉아 기류에 의해 진료실에 퍼져, 대기를 오염시킨다. 치과 에어로졸의 95%는 지름이 5㎛ 이하이다. 지름이 50~100㎛인 작은 비말들과 파편은 마룻바닥에 떨어져 60㎝ 범위 안에 있는 먼지에 섞인다. 진료실에서 활동하면 침전된 오염먼지가 휘저어져 입자는 공기로 운반되어 피부와 의류에 침전되며, 분 당 1,000개 정도의 입자를 내뿜는다.

마스크는 입과 코를 덮게 해서 효과적으로 잠재적 전염성 에어로졸 입자의 흡입을 줄일 수 있다. 또한, 비말 · 혈액이나 기타 감염 가능 물질에서 입과 코의 점액 세포막을 보호한다.

(1) 마스크의 사용

마스크의 외부 표면은 에어로졸 노출 환경에서 마스크를 20분 이상 착용하는 경우, 병원성 박테리아를 효과적으로 차단할 수 없다. 마스크를 오염된 손가락으로 만졌을 경우, 마스크 외부 표면은 오염될 수 있다. 각 환자마다 새 마스크를 착용하고, 마스크가 높은 에어로졸 오염이 있을 경우는 정기적으로 교체하는 것이 좋다.

(2) 미립자 호흡용 마스크

미립자 호흡용 마스크는 얼굴에 정확하게 맞게 설계되었으며 원래 산업 현장에서 노동자를 보호하기 위해 개발하였다. 일회용 미립자 호흡용 마스크는 적절한 환기를 사용할 수 없을 때, 감염에 대한 가능성이 높을 때 가장 유용하다. 환자는 잠재적인 전염성이 있으므로 적절한 환기기 되지 않을 때, 구강 및 호흡기 체액의 비말 또는 에어로졸 중 하나를 생산할 가능성이 있다. NIOSH가 승인하는 미립자 호흡용 마스크는 여과된 공기가 공급되어 질병으로 부터 보호를 해야 하고, 적합한 테스트를 유지해야 한다. NIOSH가 승인한 일회용 미립자 호흡용 생산의 상품으로, 부품번호(P / N) 필터(예: N-95), NIOSH에서 제공하는 보호표시가 있다. '95'는 미립자 여과효과의 비율을 나타낸다.

(3) 마스크의 사용지침

마스크의 사용은 공기 또는 비말로 전파되는 호흡기 감염을 예방하기 위함이다.

- 공기 매개나 비말 전파가 가능한 환자의 병실에 들어가기 전, 수술실에서는 수술 전 손 세척을 실시하기 전에 착용한다.
- 입과 코를 충분히 가려야 한다.

- 1회 사용을 원칙으로 하며 한번 제거하면 재사용하지 않는다.
- 목에 걸치거나 주머니에 넣고 다니지 않는다.
- 마스크의 재질에 따라 착용 가능한 시간은 달라질 수 있으므로 정해진 시간 내에 교환한다.
- 마스크를 벗은 후 손을 씻는다.
- 입과 코에 마스크를 잘 밀착시켜 보안경에 서리가 발생하지 않도록 한다.

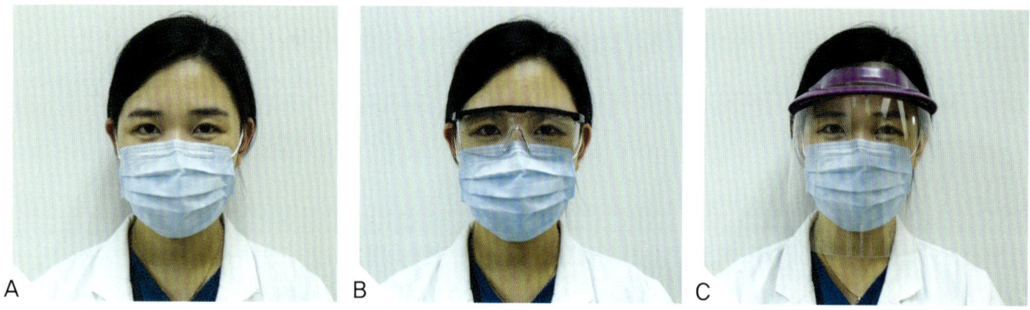
A B C

그림 5-5 | 마스크와 보안경의 올바른 착용

4) 보안경

타액의 큰 입자는 경구와 얼굴을 향해 튈 수 있으며, 입자는 세균을 포함하고 있어 물리적으로 눈을 손상시킬 수 있다. 헤르페스 바이러스와 포도상알균은 단순 바이러스지만, 대부분의 세균은 구강 또는 안구의 기회 병원균으로 간주된다. 보안경은 측면 보호막을 가지고 있으며, 미세한 상처를 입은 사람의 눈을 보호하기 위해 최상의 보호기능을 제공한다.

개인 안경은 개인 보호구로 간주되지 않는다. 안면 측면 마스크, 수술 마스크 및 보안경은 일회용이 아닌 얼굴 마스크로서 더 많은 보호를 원하는 경우 오물이 튀거나 할 때 유용하게 사용할 수 있다. 일부 보안경은 교정시력에 맞게 만들어진다.

(1) 보안경의 사용지침

- 환자를 보호하기 위해 환자에게도 보안경을 착용한다.
- 화학물질이 튀는 것, 기타 부상으로부터 보호하기 위해 사용한다.
- 오염된 보안경은 치과의료 종사자와 환자 보호를 위해 즉시 교체한다.
- 비누와 물로 깨끗이 잘 씻어서 사용한다.
- 소독은 제조업체 지시에 따른다.

5) 안면보호대

안면보호대는 머리에서 턱까지 연장 가능하며, 일부는 측면 보호기능을 제공한다.

(1) 안면보호대의 사용지침

- 안면보호대를 착용할 때 치과의료 종사자는 마스크도 착용해야 한다.
- 비누와 미지근한 물로 철저히 세척해야 한다.
- 재사용 직전에는 분무세척 방법으로 오염물질을 제거한다.

6) 보호복

치과의료 종사자나 환자의 의복에 미생물이나 오물이 오염되는 것을 방지하고, 전파되는 기회를 차단하기 위함이다.

OSHA는 소매 끝에 혈액매개 병원균이 오염되면(혈액 · 타액, OPM이 분사될 때) 개인 보호복를 착용하여 팔뚝을 보호하는 것을 권고한다(**그림 5-6**).

(1) 보호복의 선택

개인 보호복은 OSHA의 기준을 충족해야 한다. 보호복의 재료는 유체 불투과성은 아니지만 피부와 기본 의류의 오염을 방지해야 하며, 면이나 솜 / 폴리에스테르 직물로 된 것이 가능하다. 치과의료 종사자는 보호복이 혈액 또는 기타 잠재적으로 전염성 체액에 의해 침투되면 즉시 교체해야 한다. 치과의료 종사자는 치과진료 시설의 영역을 떠나기 전에 보호복을 벗어야 한다. OSHA는 개인 보호구를 가정에서 세탁하는 것을 금지하며, 고용주는 혈액 · 타액, 기타 감염 가능 물질이 오염된 모든 개인 보호구의 전용세탁시설을 마련해야 한다. 세탁시설은 진료실에서 일을 하거나 상업적인 세탁 서비스를 통해 계약할 수 있다. 필요에 따라서는, 오염된 세탁물을 다룰 때는 적절한 보호복(예: 장갑)을 사용해야 한다. 재사용할 수 있는 오염된 보호복은 표시된 용기에 넣어야 한다.

(2) 보호복의 사용지침

- 보호복은 사용한 구역을 떠나기 전에 벗는다.
- 다인용 병실에서 사용한 경우는 처치가 끝난 자리에서 벗고, 다른 환자에게 보호복을 입은 채 가지 않는다.

- 보호복을 입을 때 보호복의 앞면 상반신은 무균지역으로 간주하여 손이 접촉하지 않도록 한다.
- 사용한 보호복의 앞면은 오염된 것으로 간주하며, 손이 닿지 않도록 조심하여 벗는다.
- 보호복을 벗은 후 손을 씻는다.

(3) 보호복 착용 순서

혈액, 체액, 분비물, 삼출물과 접촉이 예상되는 경우에는 작업에 적합한 보호복을 착용하여 피부를 보호하고 옷이 오염되지 않도록 한다.

A. 멸균된 보호복을 착용하기 전, 시술 또는 환자 처치 중 혈액, 체액, 분비물, 삼출액이 튈 것으로 예상되는 경우에는 눈, 코, 입의 점막을 보호하기 위하여 마스크, 고글, 안면 보호구, 헤어캡 등을 적절히 착용한다.

B. 멸균된 보호복의 바깥 면에 닿지 않도록 조심스럽게 펼친 후 안쪽 면에만 접촉하여 팔에 걸친다.

C. 비멸균자는 멸균된 보호복 착용자의 뒤에서 목 끈을 묶어준다.

D. 멸균된 보호복 착용자는 멸균장갑을 착용한다. 멸균장갑은 손목부분을 덮도록 길게 올려 착용한다.

E. 멸균된 보호복 착용자는 멸균장갑을 착용한 보조자에게 오른쪽 끈을 건네준다.

F. 멸균된 보호복 착용자는 제 자리에서 한 바퀴 돌아 보조자에게 건네준 멸균된 보호복의 끈을 다시 잡고, 몸에 알맞게 묶어 정돈한다.

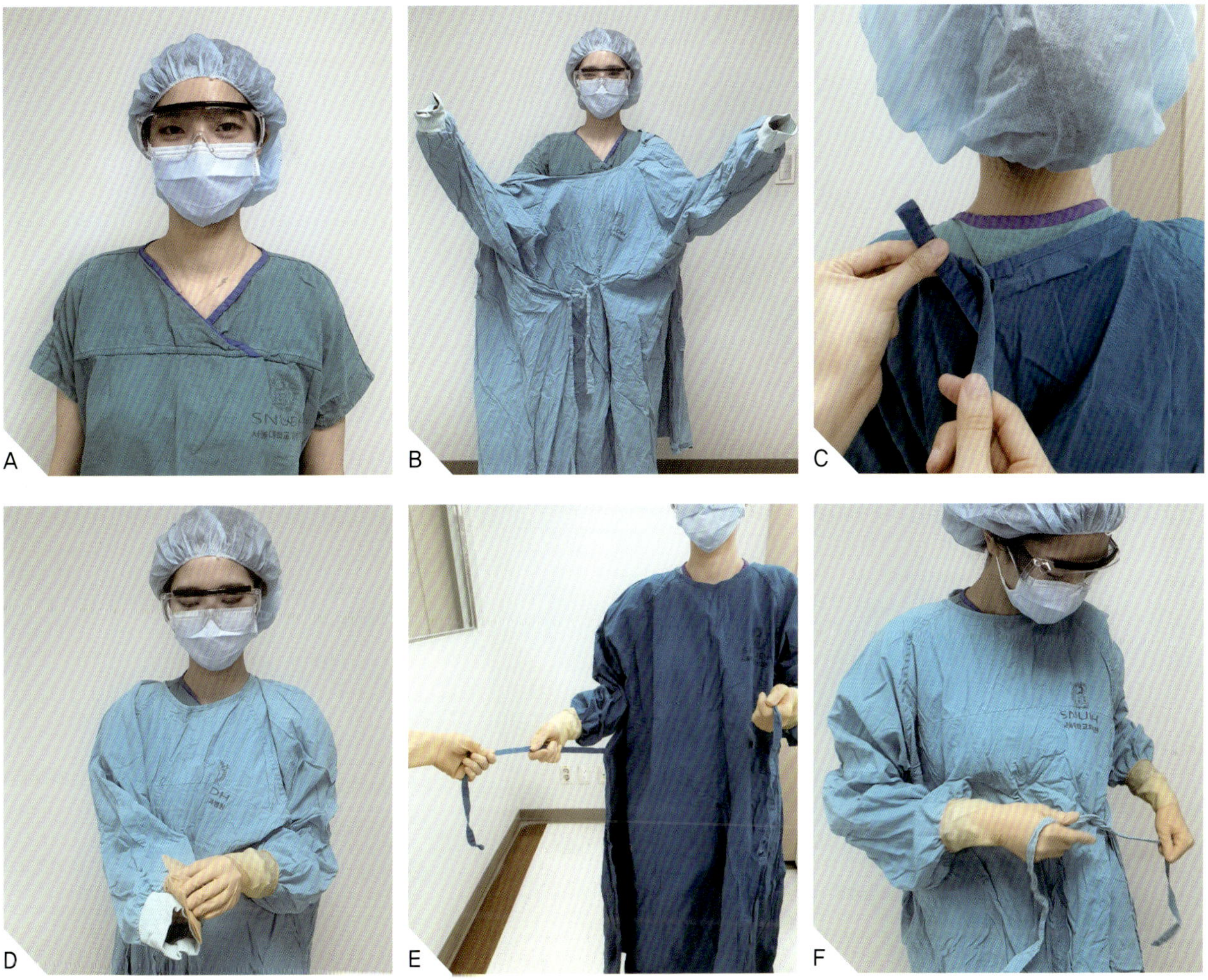

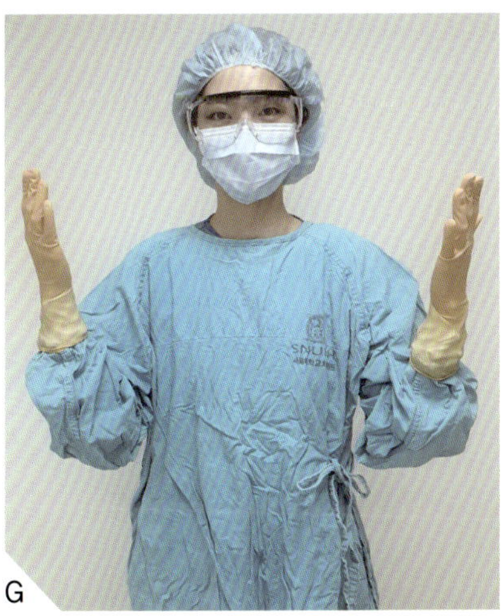

그림 5-6 | 보호복 착용 순서

(4) 보호복 탈의 순서

A. 개인보호구는 해당 구역을 벗어나기 전에 탈의해야 하며, 겉면이 안쪽으로 들어가도록 감싸면서 탈의한다. 벗는 과정에서 옷이나 피부가 오염되지 않도록 주의한다.

B. 개인보호구는 장갑, 보호복, 고글, 마스크 순서로 벗고 각 보호구는 벗자마자 적절히 폐기한다. 고글 또는 안면보호구를 재사용 할 경우에는 기관 내 규정에 따라 수집, 세척, 소독한다.

C. 개인보호구를 제거한 후에는 손 위생을 수행한다.

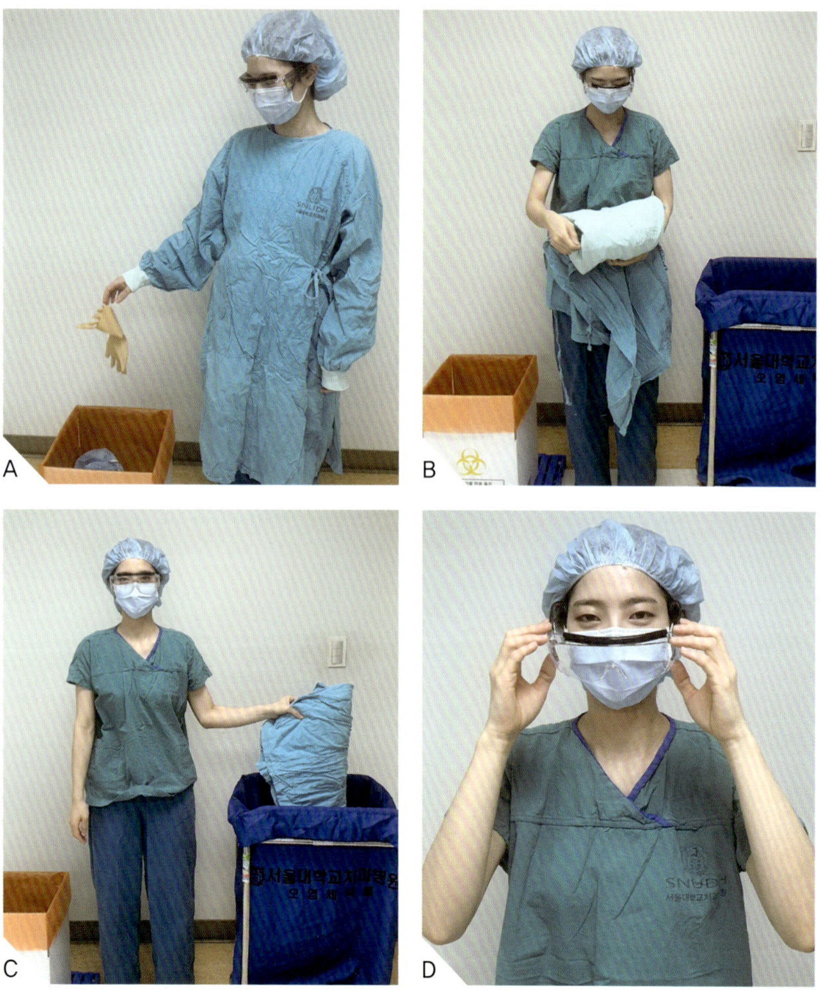

그림 5-7 |
보호복 탈의 순서
출처
· 2017년도 의료관련감염 표준예방지침
· 질병관리본부 보호구 선택와 착탈의 방법

7) 머리덮개와 신발덮개

머리덮개와 신발덮개는 비교적 덜 사용되는 개인보호구이지만 치과의료 종사자는 많은 출혈이 예상되는 수술이나 신발의 오염이 예상되는 시술 시 신발덮개를 사용할 수 있다. 머리덮개는 선택사항이지만 초음파 스켈링, 회전 장비, 또는 초음파장비를 이용하는 수술, 혈액이나 기타 감염가능 물질이 튀는 치과장비를 세척할 때 오염물질을 줄이는 데 유용할 수 있다. 환자에게 이용되는 머리덮개는 수술 중 환자에게 최상의 보호를 제공한다.

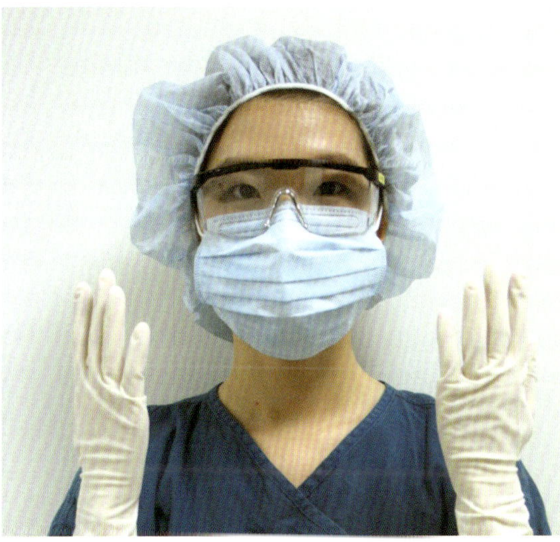

머리덮개

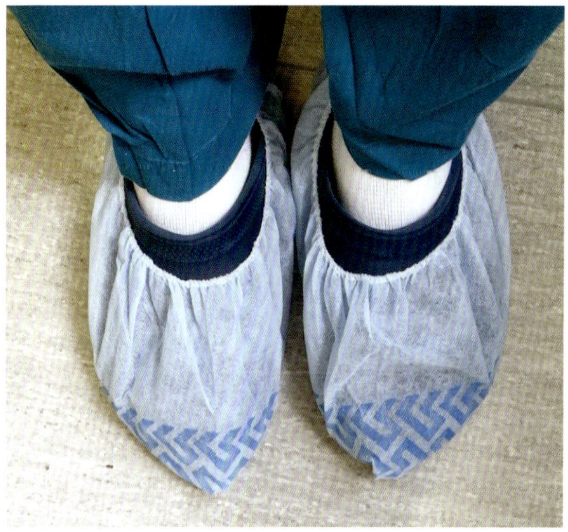

신발덮개

그림 5-8

REPORT

■ 학번:

■ 이름:

1. 개인 보호구를 나열하시오.

2. 임상 시험 장갑과 무균 외과장갑의 차이점을 나열하시오.

3. 올바른 보호복 착용 및 탈의법을 설명하시오.

06

치과진료실 표면관리

학습목표

1. 치과진료실의 환경 표면 유형에 따라 소독방법을 설명할 수 있다.
2. 화학 소독제의 종류를 설명할 수 있다.
3. 화학 소독제의 종류에 따른 장·단점을 설명할 수 있다.

핵심용어

- **소독(disinfection)**
  세균의 아포(열내성)를 제외한 대부분의 병원성 미생물을 제거하는 과정을 말하며 멸균보다는 덜한 물리적 또는 화학적 의미의 미생물 제거를 의미한다.
- **멸균(sterilization)**
  모든 미생물을 제거하는 과정, 상주 박테리아 포자와 같은 제거가 어려운 미생물을 포함한 넓은 범위의 모든 미생물을 제거하는 것을 의미한다.
- **소독제(disinfectant)**
  미생물을 죽이는 제제로서 대개는 화학 약품이지만 엑스선이나 자외선도 소독효과가 있다.
  세균의 포자까지는 사멸시키지 못한다. 생명이 없는 물체에 적용하는 제제를 지칭한다.

치과진료실에서의 많은 환경 및 표면들은 치과장비, 조명 손잡이, 카운터 표면, 문손잡이, 재활용 의료 용기, 치과 병동 호스 라인 등을 포함하여 일상적으로 타액이나 혈액, 삼출물에 의해 오염되므로 세척 및 소독, 환자 간 일회용 덮개 등이 필요하다. 일회용 덮개 및 소독제등 다양한 상품을 이용할 수 있는데, 표면 소독제의 효율성은 다음을 포함한 몇 가지 요인에 의해 영향을 받는다.

- 오염 미생물의 농도 및 성질
- 화학물질 농도
- 노출 시간
- 축적된 미생물의 양

소독제로 이용 가능한 제품 제제에는 환경표면 용액, 스프레이, 거품, 와이퍼 등이 있으며, 각각 특성에 따른 사용 근거가 있다.

01 표면관리법

적절한 화학 약품 선택에 도움이 되는 지침들을 치과의료 종사자가 알지 못할 경우 여러 가지 혼란이 생길 수 있다. 소독제를 선택할 때 고려해야 할 특성으로는 미생물이 존재할 때 침투 및 활동도, 광범위한 항균 스펙트럼, 표면에 습기가 있을 때 재활성화되는 잔여 활성화, 최소 독성, 소독된 표면과의 양립성 등이 있다. 또한 가장 바람직한 소독제는 결핵균 박멸성의 살(殺)바이러스제이다.

치료 영역은 일반적으로 환자 치료 동안 혈액 · 타액, 기타 체액으로 오염이 되지만, 현재 치과의사 및 치과위생사 그리고 환자의 교차감염을 확증할 만한 데이터는 미흡하다. 그러나 특정 세균, 바이러스, 균류가 장시간 동안 환경표면에서 생존할 수 있다는 것을 기억해야 한다. 숙주 외부에서 살아남을 수 있는 기타 미생물들처럼, 이들은 장시간 전염성을 가질 수 있으며 좀 더 광범위한 소독절차들이 필요하다. 숙주 밖에서 생존 가능한 HBV는 매우 강한 친수성 바이러스이며, 7일 동안 무생물 표면 위 마른 혈액에서 살아남을 수 있다. 눈에 보이는 혈액이 없을 때조차 전염성 비리온(virions)은 표면에 남을 수 있다. 미국질병관리본부(CDC)가 제시하는 HBV 전염의 가능성은 환자의 혈액으로 오염된 환경표면에서 교차감염이 발생한다는 것이다. 박테리아 병원체 관련 병원감염에 대해 수많은 예가 존재한다. 새로이 발생하는 주요 환경 문제는 Methicillin-resistant S. aureus와 관련되어 있다. S. aureus는 가장 적응력 있는 미생물 중 하나이며 수주 동안 환경표면 위 마른 혈액 및 삼출물에서 생존 가능하다. 교차감염은 보통 세균 대량 서식 또는 오염된 손을 통해 사람 대 사람으로 발생하지만, 대부분의 포도상알균 변종은 오염된 무생물 표면에서 수주에서 수개월까지 생존하는 것으로 알려져 있다. 많은 독성 변종의 존재 역시 병원 및 기타 임상환경에서 병의 발생 동안 확인되었다. 또 하나의 그람양성알균, Enterobacter pesyum 균은 의료 장비와 환경표면의 보편적이며 심각한 미생물 오염균이다. 이러한 박테리아는 환경 내에서 비교적 강력하며 전자 온도계, 작업대, 리넨 제품에서 7일까지 감지된다. 무생물 표면의 바이러스 생존 가능성 면에서, 몇몇 미생물은 그들의 최소한 신진대사 활동과 비교적 내성의 구조적인 구성요소로 인해 회복 가능한 경향이 있다. 위에서 말한 HBV 이외에, Influenza 또는 Rhino virus 같은 쉽게 전염될 수 있는 바이러스들은 손수건 · 펜 · 문 손잡이, 그리고 작업대와 같은 곳에 묻어 있는 콧물을 통해 교차감염이 일어나며, 몇 시간 또는 심지어 며칠 동안 생존할 수 있다.

환경표면은 스폴딩(Spaulding) 분류 체계에서 비위험 도구로 분류되며 임상접촉과 시설관리 표면으로 분류될 수 있다. **표 6-1**에서 환경 표면의 범주에 대해 설명하고 있다. 치과치료실 내 환경표면은 환자와 직접 접촉하지 않는 표면 또는 장비이다. 이 표면은 환자 치료 중에 빈번히 오염되며 미생물 교차오염의 감염원 역할을 한다.

표 6-1 환경 표면 범주

표면 유형	정의	예
임상접촉	치과의료 종사자의 손, 글러브와 자주 접촉하거나 오염되는 표면, 도구, 장치	조명손잡이, 스위치, 치과 X선 장비, 체어사이드 컴퓨터,서랍 손잡이, 수도꼭지, 카운터표면, 펜, 전화기, 문 손잡이
시설관리	환자 또는 치과치료에서 사용되는 장치와 접촉하지 않는 표면	바닥, 벽, 싱크대

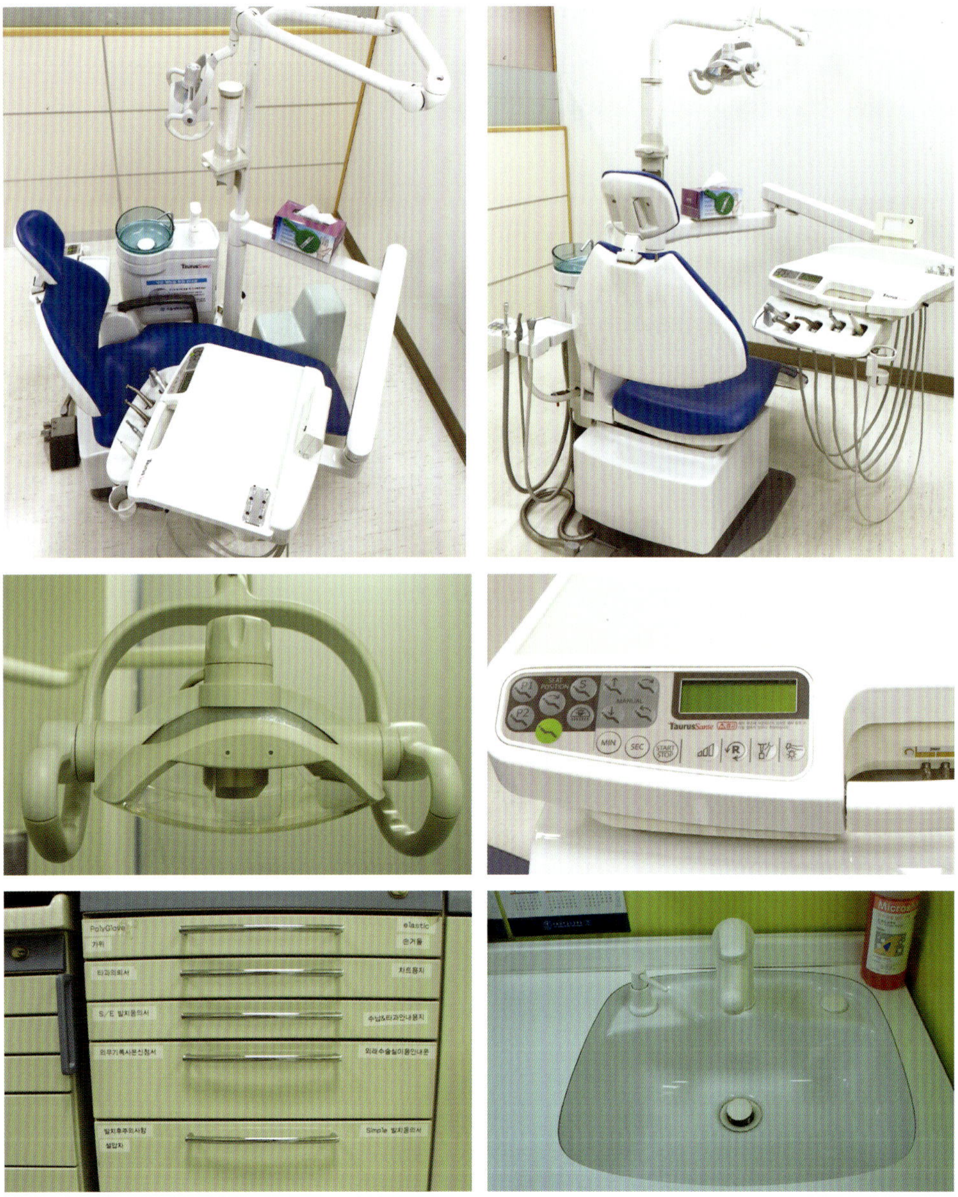

그림 6-1 | 환경 표면 범주

1) 장비표면 보호막

치과 환경 표면을 효과적으로 관리하기 위해 표면 방호막은 습기를 통과시키지 않는 깨끗한 플라스틱 랩 · 백 · 시트 · 관 재료 · 시트 등 다양한 일회용 덮개를 사용한다. 표면 및 장비 보호를 위해 덮개를 사용하는 것은 특히 표면이 다음과 같을 때 유용하다.

- 환자 치료 동안 장갑을 낀 손에 자주 접촉될 경우
- 혈액 또는 기타 잠재적 감염 물질에 오염될 가능성이 있을 경우
- 세척하기 어려울 경우(예: 의자 제어판, 공기와 물 흡입기 버튼, 조명 손잡이)

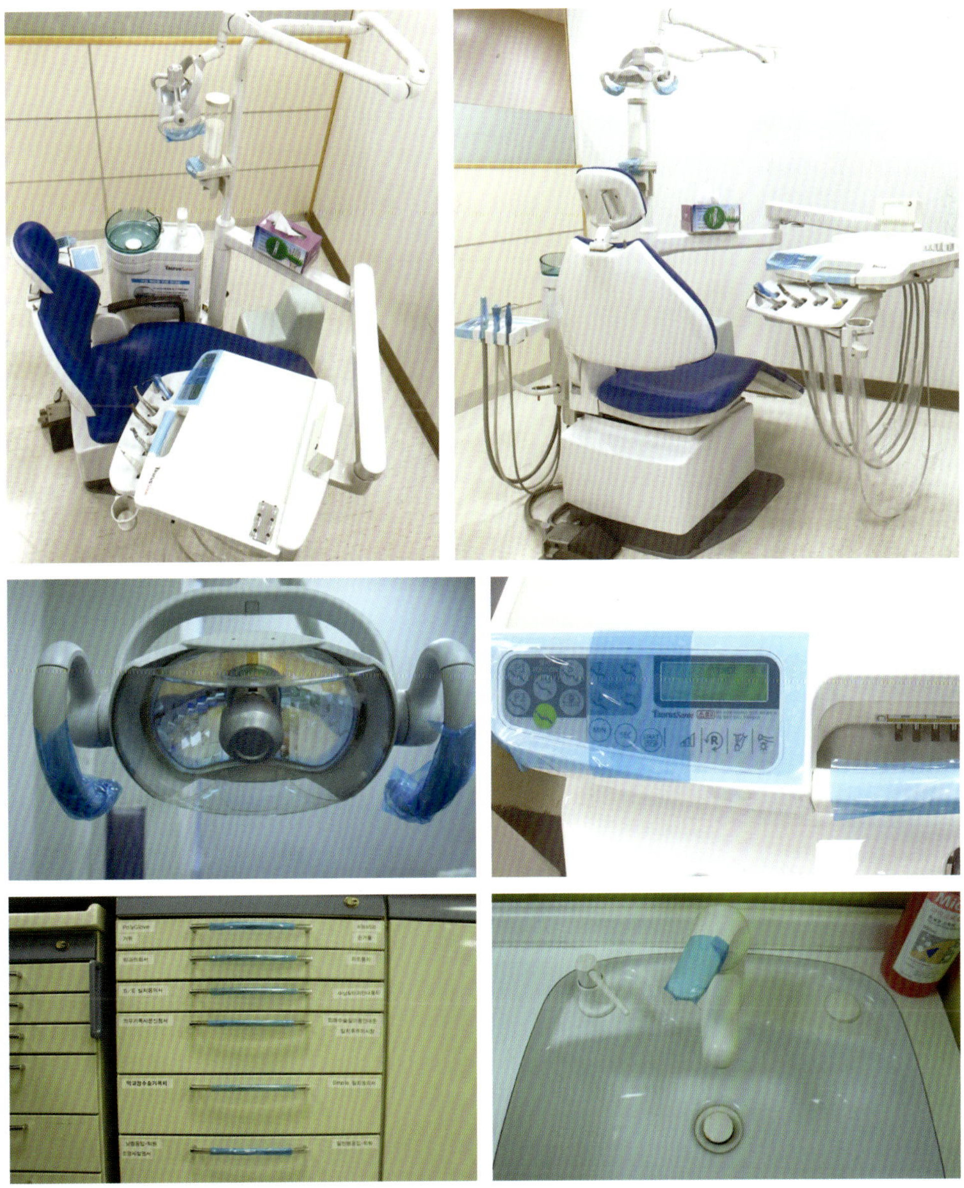

그림 6-2 | 표면장비 방호막

표 6-2 표면 일회용 덮개 사용 시 고려할 요인들

장점	단점
1. 교차오염 방지	1. 다양한 사이즈 및 유형의 덮개 필요
2. 세척이 어려운 표면 보호	2. 비 생분해성 플라스틱 사용
3. 세척 및 소독보다 시간 절약	3. 심미적이지 않은 외관
4. 잠재적 유해 화학물질 사용 감소	4. 일회용품 사용으로 인한 추가 비용

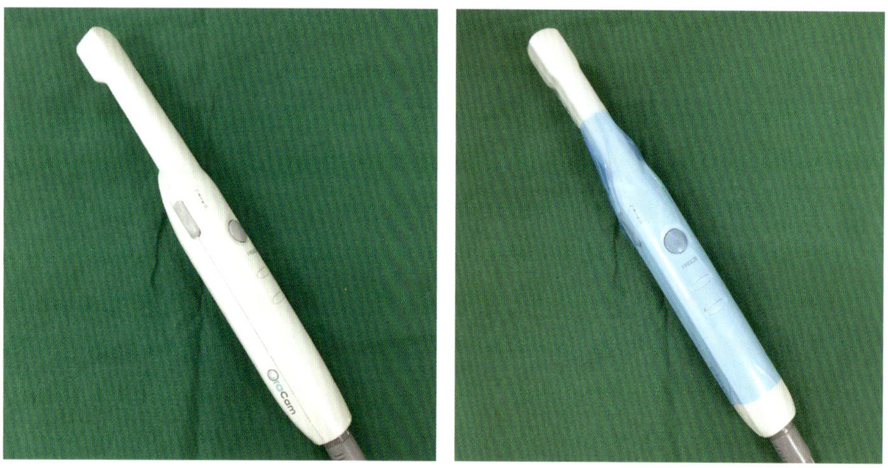

그림 6-3 | 구강카메라 표면 방호

02 화학 소독제

1) 세제

세제는 비이온, 음이온, 또는 양이온으로 분류되는데, 비이온 화학물질은 항균 특성을 가지지 않는다. 음이온 제제는 세제와 비누가 대표적이며 연쇄상알균 · *Genus Treponema* · 폐렴균 · 임균 · 인플루엔자 바이러스를 죽일 수 있다. 제4급 암모늄 제제는 양이온 제제로서 비이온 세제보다 훨씬 낮은 농도에서 살균력을 가지며 비교적 높은 정균작용을 유지한다.

제4급 암모늄 용액의 항균작용이 가장 가능한 곳은 세포막이다. 산과 알칼리 환경 모두에서 살균할 수 있고, 저농도에서 정균작용을 한다. 그러나 많은 그람음성 박테리아인 세균포자, 균류, 대부분의 바이러스에는 파괴적 효과가 거의 없다. 최근에 출시된 제4급 암모니아 화합물과 알코올을 결합한 제제는 결핵균 박멸작용이 입증되어 환경보호청(EPA)의 승인을 받아 소독세척제로 사용되고 있다. 4급 암모니아 화합물의 특성은 **표 6-3, 6-4**와 같다.

표 6-3 4급 암모니아 화합물의 특성(알코올)

장점	단점
1. EPA에 등록된 중도 표면을 소독하는 소독제 2. 광범위 항균 3. 1~5분 후 신속한 결핵균 박멸 4. 소독 전 처리용으로도 사용가능	1. 알코올 농도에 따라 제품마다 표면세척력이 다르게 나타남 2. 알코올 농도가 높을 경우 빠르게 증발

표 6-4 4급 암모니아 화합물의 특성(무알코올)

장점	단점
1. EPA에 등록된 비위험 표면을 소독하는 저농도의 소독제 2. 양이온세제 3. 그람양성균의 살균, 균류 살균, 친유성 바이러스 살균 4. 냄새가 좋음 5. 독성이 낮음	1. 결핵균 박멸성, 비포자 박멸성, 친수성 바이러스 박멸성이 없음 2. 음이온 세세에(비누, 경수)에 의해 활성화되지 않음 3. 유기물에 의해 활성화되지 않음

2) 알코올

에틸알코올과 이소프로필알코올은 피부 소독제 및 표면 소독제로 여러 해 동안 광범위하게 사용되어 왔다. 이 약품 모두 효과적인 단백질 변성체이고 지질 용매제이다. 후자의 특성은 Mycobacterium · 결핵 · 헤르페스 바이러스 같은 피막형 친유성 바이러스에 대한 파괴적 효과 때문에 항균 범위를 높인다. 일반적으로 알코올은 **표 6-5**와 같이 특정 조건에서 매우 광범위한 항균 작용을 가진다. 에틸알코올은 비교적 비유독성의 무색이며, 거의 냄새와 맛이 없고, 잔여물 없이 쉽게 증발한다. 이소프로필알코올은 에틸 알코올보다 부식이 덜한데 아세트산과 아세트알데히드에 빠르게 산화되지 않기 때문이다. 그러나 이들은 화학작용에 내재한 몇 가지 심각한 문제점 때문에 환경표면 소독제 사용을 위한 단일 약품으로는 권장되지 않는다. 예를 들어, 타액 및 혈액에서 발견되는 조직 단백질과 당단백질에서 효과적이지 않고 금속 표면 및 플라스틱과 비닐덮개 등의 부식과 특정 물질을 파괴한다. 따라서 미국질병관리본부(CDC), 미국치과의사협회(ADA), 안전 및 무균 절차기관은 환경표면 소독제로서 알코올을 권장하지 않는다.

표 6-5 표면 소독제로서 알코올의 특징

장점	단점
1. 신속한 살균 2. 결핵균 박멸 및 바이러스 살균 (즉, 체액 오염 표면 세척을 할 수 없음) 3. 자극이 적음 4. 역사적으로 긍정적인 인식 5. 경제성	1. 포자 박멸성 없음 2. 미생물 존재량과 함께 활성 감소 3. 고무, 플라스틱을 포함해 특정 물질에 피해 4. 가연성 5. 표면의 건조 혈액, 타액, 기타 분비물 내 바이러스에서 활성 감소, 급속한 증발

3) 아이오딘 및 아이오도포

아이오딘은 '피부 · 점막 · 찰과상', 기타 상처에 적용되는 가장 오랜 방부제 중 하나이며, 강력한 살균효과를 가진다. 아이오딘은 물에서 불용성이기 때문에 알코올에 용해되는 요오드화물 염과 함께 팅크제로서 일상적으로 조제되어 왔다. 아이오딘 팅크제는 다양한 농도에서 그람양성, 그람음성 박테리아, '결핵균 · 포자 · 균류', 대부분의 바이러스에 유독하다는 사실에서 알 수 있는 것처럼, 이 형태의 아이오딘은 효과적인 방부제이다. 그러나 심각한 단점으로는 자극적이고 알레르기를 일으키며, 금속을 부식시키고, 피부와 옷에 얼룩이 지게 한다. 아이오딘 팅크제에 대한 과민반응 또한 보편적이며, 알레르기 체질 사람들에 대한 조직 징후는 경미에서 중증까지이다. 부식성 및 얼룩 효과를 줄이면서 아이오딘의 강력한 살균작용을 이용하기 위한 시도로 해리 합성물 내 아이오딘을 보유한 약품인 아이오도포가 개발되었다. 이러한 화합물은 아이오딘 팅크제와 비교해서 유사하게 광범위한 살균스펙트럼을 유지하지만 조직의 자극이 덜하고 알레르기를 덜 일으키며, 피부와 옷에 얼룩이 지게 하지 않고, 적용 후 장기적인 작용을 가지는 추가적 특징이 있다. 아이오도포 소독제의 특성은 **표 6-6**에서 설명하고 있다. 매개체로는 polyvinylpyrrolidone 또는 ethoxylated 비이온 세제가 있다. 이러한 약품들은 아이오딘을 안정화하고, 유독성을 최소화하며, 조직에 천천히 할로겐을 방출한다. 매개체는 수용성으로 계면활성제이며, 조직 삼투성을 증가시키기 위해 상피 영역과 반응한다. 그러므로 방출된 활성 아이오딘이 더 잘 흡수된다. 몇몇 아이오도포 제품은 병원·의원, 기타 의료시설에서 소독제 역할을 한다. 이러한 계면활성제 특성은 소독 전에 탁월한 세척제 역할을 하며 5~10분 노출 시간 내에 결핵균 박멸작용과 환경보호청(EPA)의 승인을 얻었다. 또한 최대 결핵균 박멸작용은 24시간 이상 용액에서 가변적이기 때문에 신선한 용액을 매일 준비해야 한다.

표 6-6 아이오도포 소독제 특성

장점	단점
1. EPA 등록이 된 중간 수준 표면 소독제	1. 멸균제가 아님
2. 광범위 작용: 살균, 결핵균 박멸, 친수성 및 친유성 바이러스 살균	2. 고온에서 불안정
3. 5~10분 내 살균활동	3. 희석 및 적용 시간 결정적
4. 희석액에서 효과적	4. 일일 조제 필요
5. 피부 부작용 거의 없음	5. 일부 표면의 변색
6. 계면활성제의 습한 표면을 유지함	6. 부식 억제제 필요
7. 지속적인 살균효과	7. 경수에서 비활성화

4) 염소 함유 약품

할로겐 염소는 차아염소산처럼 주로 산화에 의해 미생물 형태에 작용하며 물에 의해 빨리 변환된다. Elemental염소는 강력한 살균제로서, 0.10~0.25ppm 농도에서 15~30초 만에 대부분의 박테리아를 죽인다. 보편적으로 사용되는 염소 함유 화합물은 차아염소산염 용액이다. 물 안에서 희석된 차아염소산나트륨은 1970년대에 특별히 간염 바이러스에 오염된 것으로 간주하는 병원 환자 치료 영역에서 유용한 것으로 입증되였다. 이러한 화학물질은 불안정하기 때문에, 매일 신선한 용액을 준비해야 한다. 1:100 희석 차아염소산나트륨 사용은 혈액이 묻은 표면에 오염 제거를 할 수 있는 효과적 방법으로 환경보호청(EPA)에 등록된 차아염소산나트륨 제품을 선호한다. 소독제로서의 효과가 있지만, 이러한 염소 방출 조제품들은 몇 가지 분명한 단점이 있다. 이것은 금속을 부식시키며 피부와 기타 조직을 자극하고 많은 섬유를 파괴한다. 치아염소산염 소독제의 특성은 **표 6-7**과 같다.

표 6-7 차아염소산염 소독제 특성

장점	단점
1. EPA 등록이 된 중도의 표면 소독제	1. 화학적으로 불안정 용액
2. 빠른 항균작용	2. 매일 희석액 조제 필요
3. 광범위 작용: 살균, 결핵균 박멸 바이러스 살균(특정 조건에서 포자 박멸)	3. 유기물이 있는 곳에서 활성 감소
4. 희석액에서 효과적	4. 고농도에서 불쾌하고 지속적인 냄새
5. 독성 잔여물 남기지 않음	5. 피부와 눈에 자극성
6. 심한 독성의 발생률 낮음	6. 금속 부식성
7. 물의 경도에 영향 받지 않음	7. 직물 손상
8. 경제성	8. 플라스틱 및 고무 분해

5) 페놀류 및 파생물

페놀 용액은 모든 목적의 외과도구의 침적 멸균제, 손 세척 소독제, 상처 클리너, 외과시술 장소의 조제 항균제로 사용되었다. 병원 감염 발생을 줄일 때 효과는 탁월하였고 페놀의 광범위한 사용으로 수술 후 감염이 차단될 것으로 생각되었으나, 석탄산에 노출된 사람들에서 보고된 조직 독성 때문에 사용이 감소하였다. 또한 이러한 특성 때문에 일부 제품은 손상되지 않은 피부에 침투해서 국부적인 조직 손상과 침투성의 합병증을 일으킨다. 그러므로 비스페놀을 제외하고, 대부분의 페놀 파생물은 주로 소독제로 사용된다.

6) 복합(합성) 페놀

1980년대 중반 페놀 화합물의 새로운 종류가 결핵균 박멸 표면 소독제로서 환경보호청(EPA)에 의해 승인되었다. 일부 제품들은 바로 사용할 수도 있지만, 대부분은 물과 함께 희석해야 한다. 제조업체 지시에 따라 사용 시, 복합 페놀류는 결핵균 박멸작용을 포함해서 광범위한 항균 스펙트럼을 제공한다. 또한 훌륭한 표면 클리너 역할을 하며 세제에서도 효과적이다. 그러나 페놀의 침투 특성은 노출 조직에 상피 독성을 일으키는 경향이 있다. 이러한 문제점을 예방하기 위해서는 사용 시 적절한 다용도 장갑을 착용해야 한다.

최근에는 알코올에 페놀 화합물을 포함하는 소독제들이 개발되었으며 사전 혼합 스프레이 조제품으로 상용화되고 있다. 또한 결핵균 박멸, 중증도 소독제로서 환경보호청(EPA)에 승인되었다. 높은 알코올 농도 때문에 환경표면 세척 시 제한적으로 사용된다. 합성페놀 소독제의 특성은 **표 6-8**과 같다.

표 6-8 합성페놀 소독제 특성

장점	단점
1. EPA 등록이 된 중도의 표면 소독제 2. 광범위 항균작용 3. 결핵균 박멸 4. 금속, 유리, 고무, 플라스틱에서 유용함 5. 살균력이 지속됨	1. 포자 박멸성이 없음 2. 장기 노출 시 특정 플라스틱 및 유리를 분해할 수 있음 3. 특정 물질은 헹굼이 어려움 4. 표면에 막이 축적됨 5. 피부와 눈에 자극성

7) 과산화수소

항균 약품으로서 과산화수소 사용의 역사는 거의 200년에 걸쳐 있으며, 소독제 · 방 부제, 또는 화학 멸균제 같은 다양한 제품으로 사용되었다. 과산화수소는 조직과 미생물 산화제로서 작용하며, 고농도의 항균 hydroxy radical을 산출한다. 이러한 음이온의 축적은 지질막 · DNA, 기타 세포 구성체을 포함해서 박테리아 세포 내 다수의 장소에 역효과를 일으킬 수 있다. 그 결과 과산화수소는 여러 해 동안 소독제로 사용하였으며, 감염치료에서 항균 산화제, 세정약품의 이중 목적으로 사용되었다. 최근에는 좀 더 안정화된 과산화수소 제제들이 개발되었으며, 효과적인 환경표면 클리너 및 소독제인 것으로 밝혀졌다. 과산화수소의 특징은 **표 6-9**와 같다.

표 6-9 과산화수소 특징

장점	단점
1. EPA에 등록이 된 고도/중등도의 표면 소독제 과산화수소 농도에 따라 사용 가능 2. 광범위 항균작용 3. 결핵균 박멸 4. 활성화가 필요 없음 5. 미생물 제거에 좋은 세척제임 6. 표면소독제로서 상피조직에 자극이 없고, 무색 표면에 중등도의 소독제로 효과적이며 안정적 생분해성이어서 환경에 무해함 7. 안정되고 효과적인 환경표면의 중증도 소독제임 8. 생명 파괴, 환경 처리 문제 없음	1. 특정 유형의 금속을 손상시킬 수 있음 2. 우연한 노출 시 눈 조직 손상 3. 장기 사용 연구가 거의 없음

REPORT

■ 학번:

■ 이름:

1. 환경 표면의 범주에 따른 소독의 전략을 설명하시오.

2. 화학 소독제의 종류를 설명하고 각각의 특징을 설명하시오.

07

치과장비의 무균관리

학습목표

1. 치과 내 무균상태 유지에 영향을 미치는 장비 선택의 주요 특징을 알 수 있다.
2. 감염관리 관점에서 치과장비의 특성과 대안들을 평가할 수 있다.
3. 현재 병원과 장비의 상태를 감염관리 관점에서 평가할 수 있다.

핵심용어

- 무균술식(Aseptic technique)
  교차감염의 순환 고리를 끊고 교차감염을 이상적으로 제거하는 절차

01 치과장비 선택에서 무균상태 유지를 위한 고려사항

치과장비를 선택할 때 환자 중심의 진료를 위한 기능성뿐만 아니라 깨끗함을 유지하기 위한 능률성이 함께 고려되어야 한다.

무균술식(aseptic technique)이 발달함에 따라 다양한 형태의 장비가 세척을 쉽게 할 수 있도록 디자인되고 있다. 규모가 큰 장비의 경우, 오염을 방지하고 화학약품으로 소독하는 횟수를 줄이기 위해 불침투성 덮개를 설치하기도 하며, 재사용을 위해 소독하는 부분을 분리하거나 일회용품의 사용은 무균처리 기준에 더 부합할 수 있게 해준다.

〈장비의 무균처리에서 평가해야 하는 사항〉

- 매끄러운 외형과 표면
- '손대지 않아도 되는' 스위치 장치
- 세척의 용이성
- 소독을 위해 분리가 가능한 장치

02 치과장비의 선택 기준

1) 장비의 외형

장비를 선택할 때 오염방지 성능이나 세척의 용이성 등을 고려해야 한다. 부드럽고 매끄러운 표면만으로 무균성이 보장되는 것은 아니지만, 이런 특징들이 감염관리 노력의 성공률을 높여준다.

치과진료실 장비 표면의 외피는 닳거나 수분, 화학약품등 다른 요인에 의해 손상되는 것을 막아준다. 장비의 이음새, 연결장치와 부착물의 경계선은 가능한 부드럽고 밀봉되어야 오염물질이나 소독제 같은 액체가 장비 안으로 스며드는 것을 막을 수 있다. 장비의 표면 재질은 세정제와 소독제에 최소한의 손상을 입는 것으로 선택해야 하고, 모양은 단순하고 매끄러워 세척하기 쉬워야 한다.

천 소재의 덮개를 사용하게 된 유니트 체어는 환자를 치료하는 과정에서 오염되므로 최소한 환자들이 바뀔 때마다 부분적이라도 세척하고 소독해야 한다. 혹은 불침투성 덮개를 사용하고 환자가 바뀔 때마다 교환하는 것이 유니트 체어에 소독제를 덜 사용할 수 있는 방법이다.

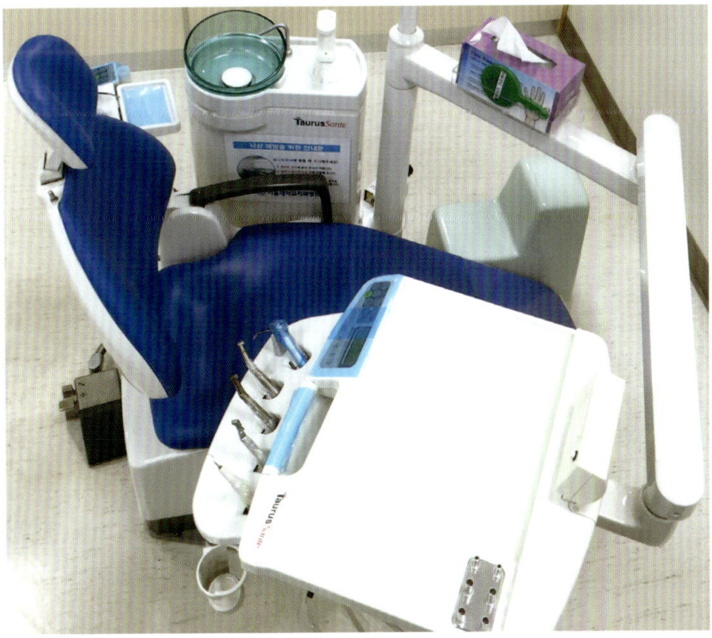

그림 7-1 | 치과용 유니트 체어

2) 치과장비의 스위치 장치

장비의 스위치와 통제장치는 전통적으로 치과진료실의 무균상태 유지에서 취약한 부분이다. 복잡한 모양의 전원스위치나 틈새는 세척과 소독이 어려워서 액체나 다른 종류의 오염물질들이 장비 안으로 들어갈 수 있다. 이음새 없이 표면이 매끄러운 손으로 조작하는 제어장치는 세척 · 소독이 쉽고, 덮개를 쉽게 씌울 수 있다. 발 페달이나 홍채 인식 스위치는 손으로 만지는 것을 피하거나 접촉 횟수를 줄여준다. 또한 바닥에 전선을 정리할 필요가 없는 무선 제어장치도 추천된다.

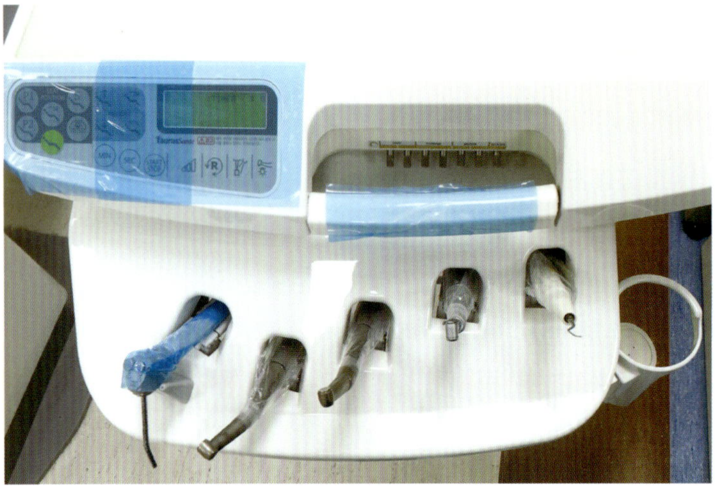

그림 7-2 | 유니트 체어의 스위치

3) 내부 오염과 장비세척의 용이성

치과장비 중 내부 관을 통해 이동하는 물과 압축공기는 장비 안에서 오염의 발생, 오염 감지, 접근, 제거가 어렵다. 그러므로 치과장비는 오염물질의 축적을 방지할 수 있거나 내부 통로를 세척하고 유지하기 쉬워야 한다. 궁극적으로는 물 공급관과 같이 잠재적으로 오염이 발생할 수 있는 부분은 시간이 많이 소모되고, 일손이 많이 필요한 작업보다는 자동으로 세척하고 유지할 수 있어야 한다(**그림 10-2**). 예를 들면 자동 정수시스템에 필터나 약품처리 장치가 설치된 치과 유니트가 있다. 정기점검은 장비의 감염통제가 잘되는지 확인할 수 있는 방법이며 유지보수를 위한 최고의 관리법이다.

4) 분리가능한 장치

최고 수준의 무균처리나 장비의 살균상태를 유지하기 위해서는 사용 후 분리가 가능한 장비를 고르거나 사용 후 폐기하는 일회용 부가장치가 달린 장비를 사용하는 것이 좋다. Air-water syringe tip, high and low-speed handpieces, 초음파 스케일러 등이 최고 수준의 무균상태를 유지하기 위해 사용 후 분리하여 소독해야 하는 부가장치들의 예이다(**그림** 7-3, 4, 5, 6).

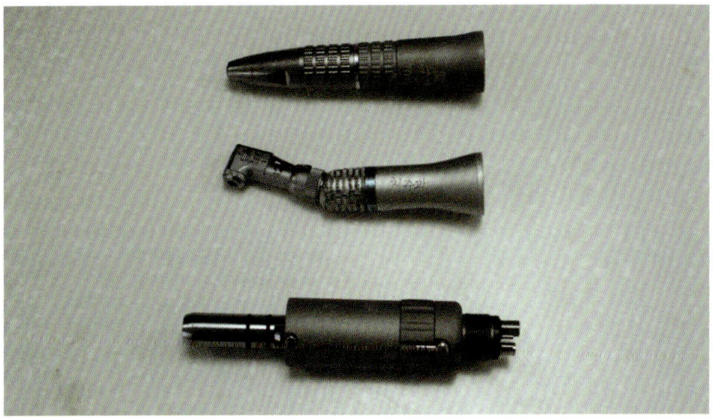

그림 7-3 | Contra and straight low speed handpiece

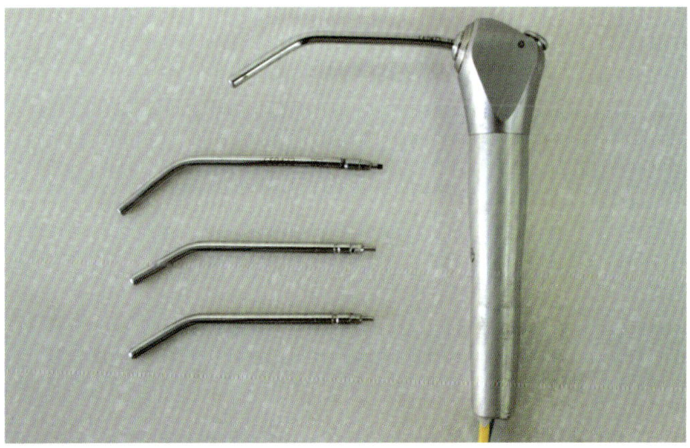

그림 7-4 | 3-way syringe

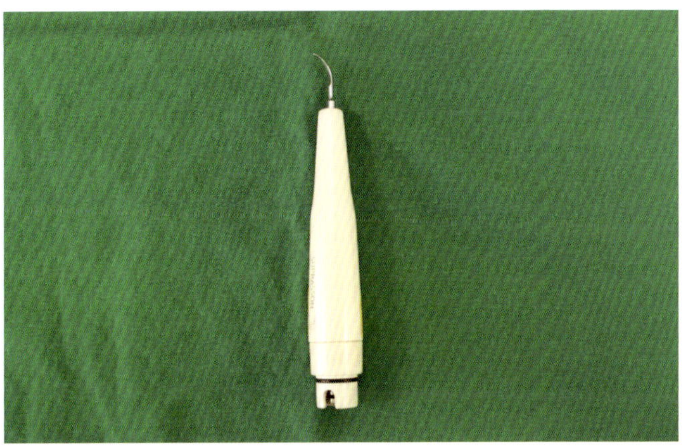

그림 7-5 | 초음파 스케일러

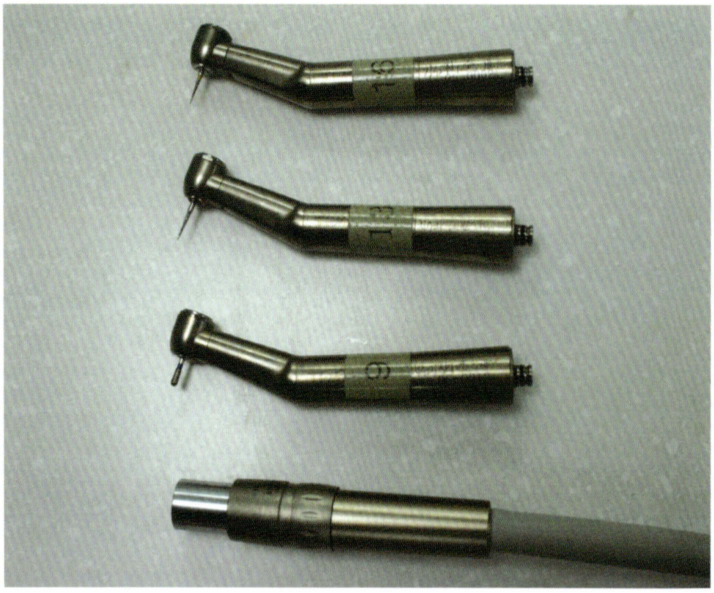

그림 7-6 | High speed handpiece

03 디지털 방사선 장치

전자정보관리는 기록보관, 정보수집과 관리, 진단, 치료와 같은 전반적인 치과진료에 영향을 미친다. 전자 장비는 에어로졸이나 물이 튀는 것, 손으로 만지는 것 등으로 오염이 될 수 있고, 오염을 방지하거나 세척과 소독이 어려울 수 있다.

사용자가 실제로 만져야 하는 키보드나 다른 장치들은 청소가 쉬워야 하고 오염을 방지하기 위해 덮개를 씌워 두어야 한다. 스크린은 오염에서 보호하는 동시에 사람들에게 가장 잘 보이는 위치에 두어야 한다.

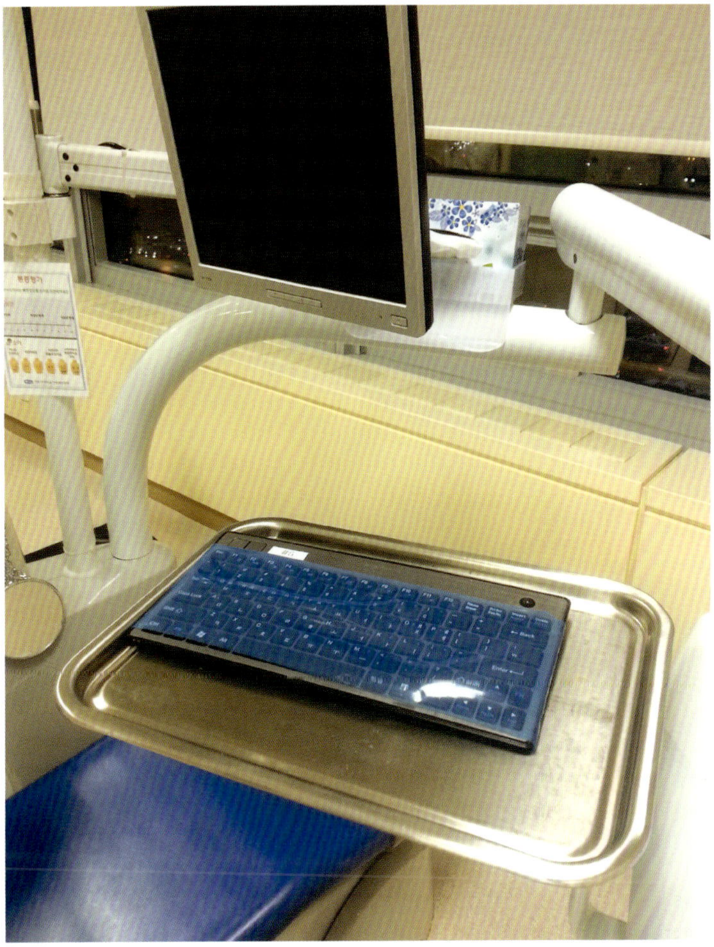

그림 7-7 | 치과진료실 내 모니터 스크린과 키보드

04 보조기구 선택 시 무균 측면에서 고려해야 할 사항

장비 제작 기술의 발전은 감염관리 측면에서 도전과 세대교체를 보여주고 있다. 예를 들어, 레이저는 메스의 사용을 줄이거나 대체하고 있다. 하지만 특수 흡입기나 공기정화 장치가 설치되지 않은 경우, 공기 중에 떠다니는 미립자의 양을 증가시킨다. 디지털 방사선 센서의 첫 세대 제품은 열소독을 할 수 없었기 때문에 열소독을 대체할 수 있는 감염관리 방법이 필요했으며, 그 후의 새로운 기술들은 무균상태를 유지할 수 있는 방법을 개선하였고, 무균상태의 유지 가능성은 새로운 장비를 선택할 때 꼭 고려해야 할 사항이다. 진료실의 감염관리에서 개선이 요구될 수 있는 장비들은 다음과 같다(**그림 7-8~14**).

- 레이저 장비
- 영상장비
- 전기외과술 장비
- 구강 내 카메라
- 현미경

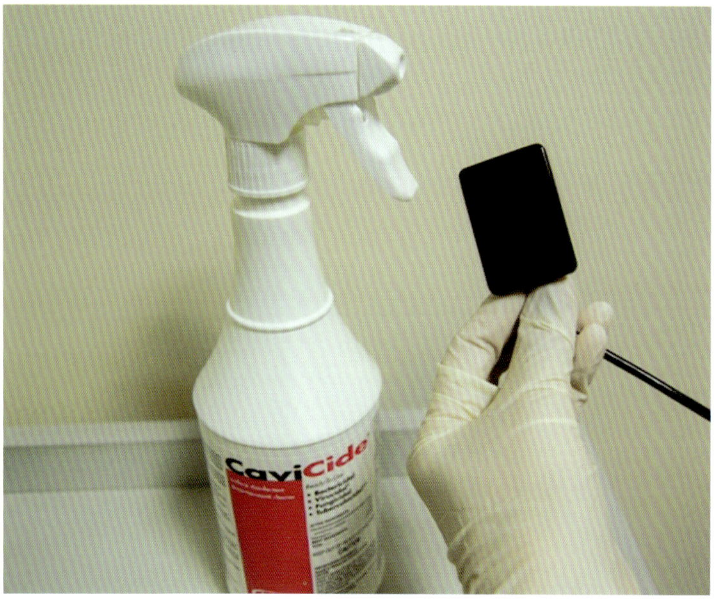

그림 7-8 | 센서를 표면 소독제로 닦는 모습

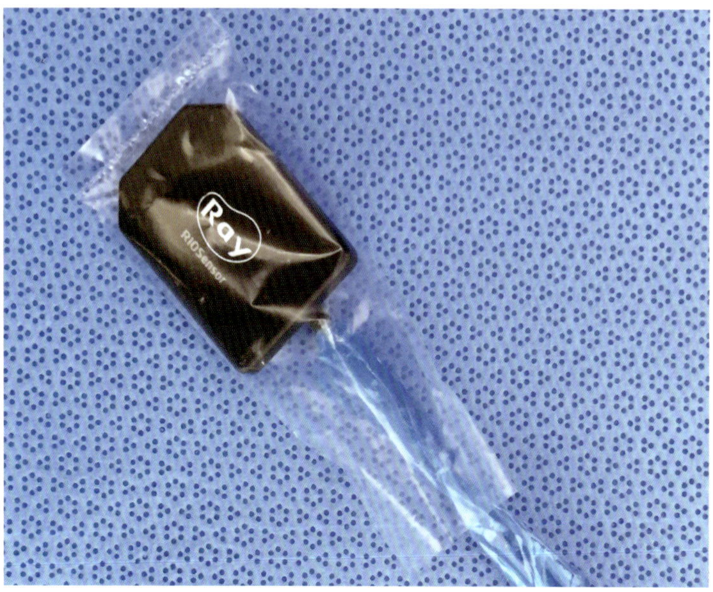

그림 7-9 | 센서에 일회용 덮개를 씌운 모습

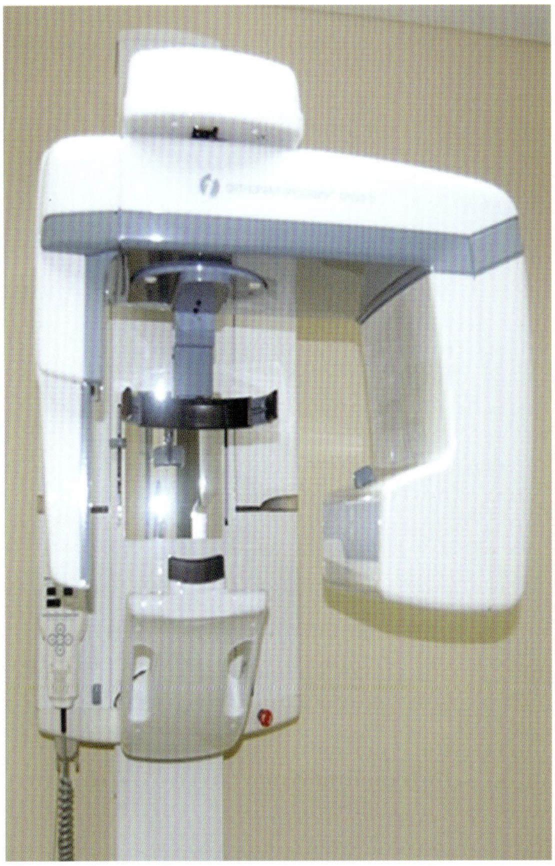

그림 7-10 | 영상 장비

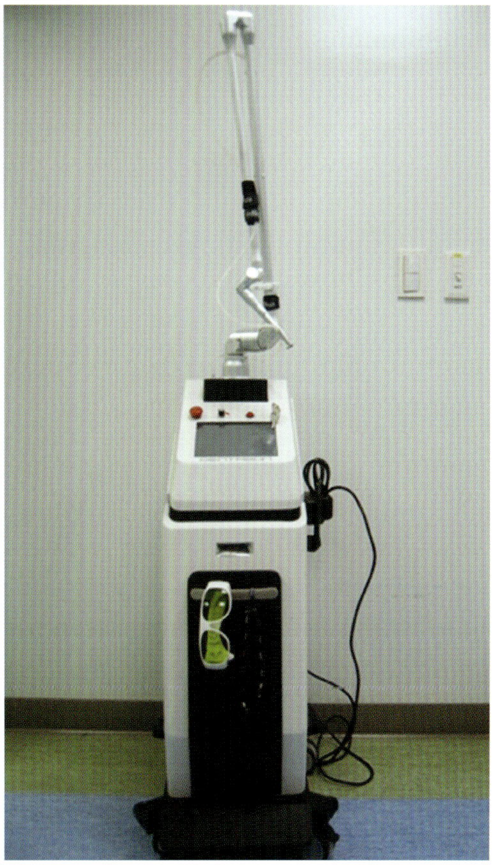

그림 7-11 | 레이저 장비

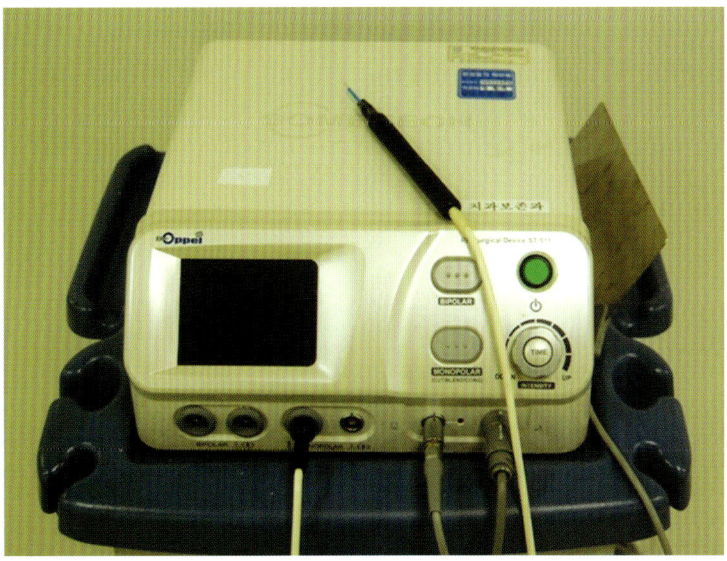

그림 7-12 | 전기외과술 장비

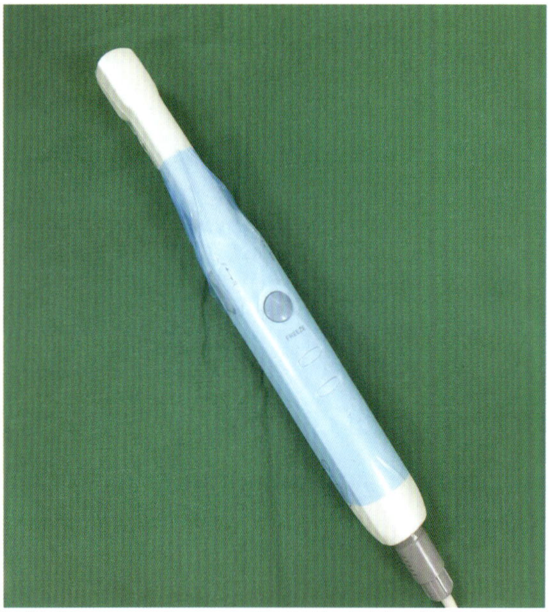

그림 7-13 | 구강 카메라

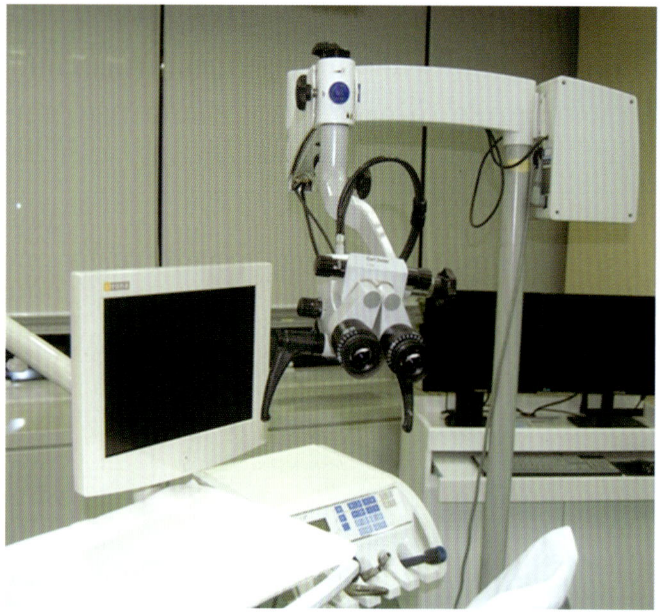

그림 7-14 | 전자 현미경

05 제조규격과 유지보수

장비의 제조규격은 장비를 병원 환경에 맞게 설치하기 위해 필요하다. 이러한 정보는 설계의 초기에 제공해야 하는데 가장 적절한 콘센트, 배선, 고정 가구의 수나 위치 같은 정보를 병원 설계 초기에 반영하기 위해서다. 이는 설계과정을 좀 더 효과적이게 함은 물론 설계의 후반단계나 최악의 경우 건축단계에서 추가 비용이 드는 수정작업을 방지할 수도 있다. 장비의 성능과 효과를 위해 장비 설치 시 제조자의 요구사항도 지켜야 하며, 장비는 반드시 유지보수를 위한 접근이 용이해야 하고 유지보수 과정은 책임감 있게 이루어져야 한다.

REPORT

■ 학번: ■ 이름:

1. 치과장비의 표면재는 오염물질이 잔류하거나 물기가 침투하는 것을 방지할 수 있는 것으로 선택해야 한다. 이러한 표면재의 선택과 더불어 가장 효과적인 결과를 가져올 수 있는 것은?

① 단단한 이음새

② 부드럽고 매끄러운 표면

③ 복잡한 모양의 스위치

④ 모든 장비를 플라스틱으로 완전히 덮기

2. 장비의 스위치와 제어장치는?

① 반드시 손대지 않고 조작이 가능해야 한다.

② 가장 좋은 것은 손대지 않고 조작이 가능한 것이지만,
홍채 인식 스위치처럼 손으로 작동되는 스위치의 대안을 사용할 수도 있다.

③ 반드시 손으로 조작해야 하고 매 환자의 진료 후 세척과 소독을 해야 한다.

④ 컴퓨터로 작동하는 장치로 대체할 수 있다.

08

치과 방사선실 감염관리

학습목표

1. 방사선촬영 전과 촬영 중, 촬영 후의 일반적인 감염관리 방법에 대해 설명할 수 있다.
2. 구내 방사선촬영 과정과 구외 방사선촬영 과정 중에 장비와 주변환경 표면이 오염되는것을 최소화하기 위한 방법에 대해 설명할 수 있다.
3. 방사선사진 처리 장비와 암실의 오염을 최소화하기 위한 방법을 설명할 수 있다.
4. 디지털 방사선촬영 센서 및 관련 컴퓨터 장비를 위한 특수한 감염관리 관련 사항들에 대해 논의할 수 있다.

핵심용어

- **무균술식(Aseptic technique)**
  교차감염의 순환 고리를 끊고 교차감염을 이상적으로 제거하는 절차
- **암상자**
  Scioptic 현상처리 공간으로 차광공간이 있어 빛을 차단하여 일반적인 조명 하에서도 필름을 꺼낼 수 있다.
- **디지털 방사선촬영(Digital radiography)**
  적절한 방사선 선원을 이용하고 방사선 필름을 대신하여 센서를 이용하여 방사선사진 영상을 촬영하기 위한 기법. 화상은 컴퓨터 모니터로 전송되어 볼 수 있다.
- **디지털 센서(Digital sensor)**
  방사선촬영 시에 엑스레이 필름 대신 구강 내에 사용하는 감지기. 화상은 컴퓨터 모니터로 전송되어 볼 수 있다.
- **중등도 소독제(Intermediate-level disinfectant)**
  미국환경보호국(Environmental Protection Agency, EPA)에 병원용 살균제로 등록되어 있고 제품 설명서에 결핵균 박멸성(tuberculocidal) 활동도를 가지는 것으로 표시된 액체 화학 살균제. 중급 살균은 대부분의 식물성 박테리아와 균류 및 일부 바이러스는 불활성화시키지만 항산균이나 박테리아 포자와 같은 내성이 있는 세균은 확실하게 불활성화시킬 수 없는 살균방법이다.

환자치료 과정 중 교차감염을 차단하거나 최소화하기 위해 이용하는 감염관리 과정은 치과 방사선촬영에도 적용된다. 하지만 치과의료 종사자는 치료공간 내의 장비나 주변 환경 표면을 교차 오염시킬 수 있는 가능성 말고도 몇 가지 특수한 감염관리 문제를 해결해야 한다. 오염된 필름을 진료실에서 암실로 이동하는 행위는 진료실 밖의 교차감염 가능성을 높인다. 또한 디지털 방사선촬영의 보급이 늘어감에 따라 치과의료 종사자들은 진료실 내의 디지털 센서와 컴퓨터 장비가 교차오염되는 것도 막아야 한다.

방사선촬영 필름 대신에 사용하는 디지털 센서는 현재로서는 가열멸균을 할 수 없기 때문에 문제가 되고 있다. 또한 방사선촬영과 관련이 있는 '진료실 내의 컴퓨터 장비'를 소독하거나 차단막으로 보호하는 문제도 반드시 고려해야 한다.

01 방사선촬영의 일반적인 감염관리

치과방사선 촬영과정 및 현상과정에는 교차감염의 가능성이 있다. 감염사례가 보고된 적은 없지만 교차감염을 줄이거나 제거하기 위해서는 기본적인 주의 조치와 필요한 조치를 취해야 한다. 수술이나 치주, 보철 또는 근관치료의 경우와 마찬가지로, 치과 방사선촬영 과정 중에 환자와 치과의료 종사자를 보호하기 위한 감염관리 조치가 반드시 필요하다.

1) 개인보호구와 손 위생

치과 방사선촬영 과정에서 치과의료 종사자는 혈액이나 혈액에 오염된 타액 또는 점막에 접촉할 가능성이 있다. 방사선촬영을 하거나 오염된 필름 덮개를 다룰 때는 반드시 장갑을 착용해야 하며, 장갑을 착용하기 전과 벗은 후에 반드시 손을 씻어야 한다. 장갑의 파우더는 필름에 얼룩을 형성할 수 있기 때문에 파우더가 없는 장갑을 권장한다. 또한 구토증상이 있거나 호흡기 질환이 있는 환자를 촬영할 때는 체액이 튈 수 있으므로 추가적인 개인 보호구를 착용하는 것을 권장한다.

2) 환경 감염 관리

무균술식을 적용하지 않으면 장비와 주변 환경의 표면이 교차오염될 가능성이 크다. 관두와 계기조절판 같은 방사선촬영 장비는 세척하기가 어려워 감염방지를 위해서는 표면 덮개가 효과적이다(**그림 8-1**). 덮개 때문에 계기조절판 조작이 방해되어서는 안 되며, 일단 장갑을 착용하고 촬영이 시작되면 치과의료 종사자는 덮개로 보호된 표면만 접촉해야 한다.

덮개를 사용하면 반드시 환자마다 교체해야 하며, 덮개를 사용하지 않을 때는 장비를 반드시 세척하고 중등도 소독제를 사용해야 한다. 납방어복과 갑상선보호대가 오염된 경우에도 다음 환자가 사용하기 전에 세척하고 소독을 해야 한다.

〈방사선촬영 과정 중에 오염될 가능성이 있는 접촉면의 예〉

- 튜브 헤드 전체
- 연장(Extension)장치 전체
- 팔걸이, 의자 제어장치, 머리 받침
- 계기조절판
- 작업영역/ 노출된 필름 패킷이나 필름 홀더를 놓는 작업대

3) 방사선촬영 관련 물품

물품 · 장비 · 기구는 환자가 앉기 전에 준비해 두고, 각 절차에 필요한 단일용량만 사용하여 교차감염을 최소화해야 한다. 또한, 단일용량만 사용하면 촬영 시 소비되는 시간과 치과의료 종사자가 장비나 기구의 표면에 접촉하는 것도 줄여준다.

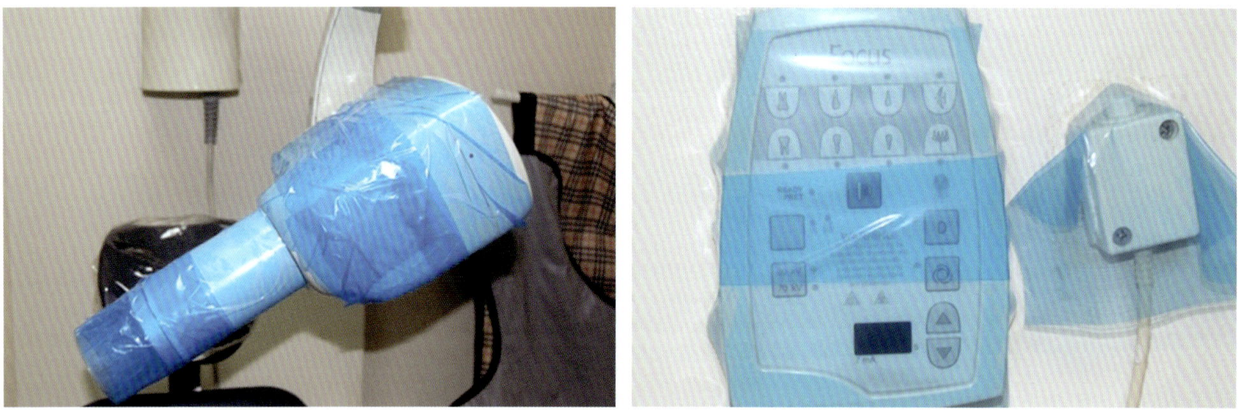

그림 8-1 | 덮개로 보호되어 있는 관두와 계기조절판

〈환자를 앉히기 전에 준비해야 할 물품의 예〉

- 일회용 덮개
- 분말이 묻지 않은 장갑
- 방사선 필름
- 무균 또는 일회용 필름 홀더
- 코튼 롤/거즈
- 종이 타월
- 표면을 소독한 납방어복과 갑상선보호대
- 마스크 · 보안경 · 보호복 등
- 필름유지장치

4) 방사선촬영 기구의 세척, 소독 및 멸균

필름유지기구 등 방사선촬영 관련 물품은 일회용이 시판되고 있으며, 일회용 물품을 사용하면 환자가 바뀔 때마다 멸균작업이 필요 없다. 그러나 대부분 재사용이 가능한 필름 유지기구는 내열성이 있기 때문에 환자에게 사용하기 전에 세척 및 멸균을 해야 한다.

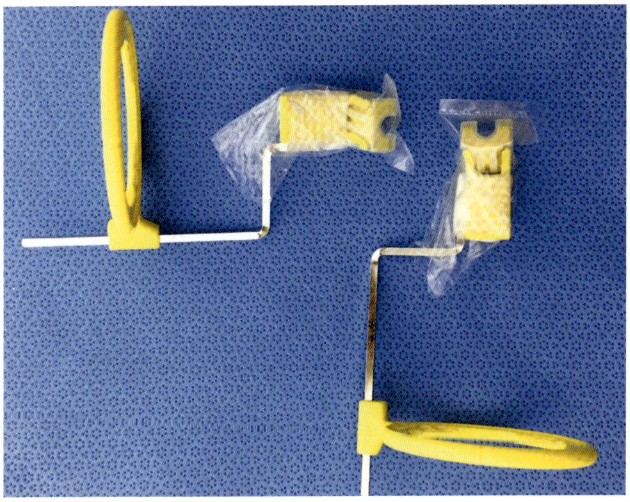

그림 8-2 | 일회용 또는 재사용 필름유지기구(XCP)

5) 구내 방사선촬영 및 구외 방사선촬영

구내 방사선촬영 시 일회용 덮개가 있는 필름을 사용하면 감염관리 절차를 간편화할 수 있다**(그림 8-3)**. 치과의료 종사자는 필름이 오염되는 것을 막아주고 현상시간을 단축해 주는 일회용 덮개가 있는 필름을 구매할 수도 있다. 방사선촬영 후에 덮개를 조심스럽게 열면 안에 있는 오염되지 않은 필름을 깨끗한 플라스틱 컵 안에 넣어서 현상 공간으로 옮겨 장갑을 끼지 않은 손으로 현상할 수 있다. 만일 필름의 덮개를 사용하지 않았다면 현상과정에서 필름을 개봉할 때 추가적인 주의가 필요하다.

파노라마 방사선사진 촬영과 같은 구외 방사선촬영 과정에서는 혈액이나 타액으로 인한 감염 가능성이 크기 때문에 감염관리를 더 철저히 해야 한다. 파노라마 장비에서는 감염 관리상 가장 문제가 되는 부분이 bite guide이다. Bite guide는 내열성이 있어 재사용이 가능한 경우 일회용 덮개를 사용해야 한다**(그림 8-4)**. 위생상 환자의 턱받침이나 머리 방향 조정 가이드(head-positioning guide), 손잡이는 덮개로 보호하거나 노출 후에 세척해야 한다. 일회용 덮개를 이용하는 경우에는 환자가 자세를 잡기 전에 장착해야 한다.

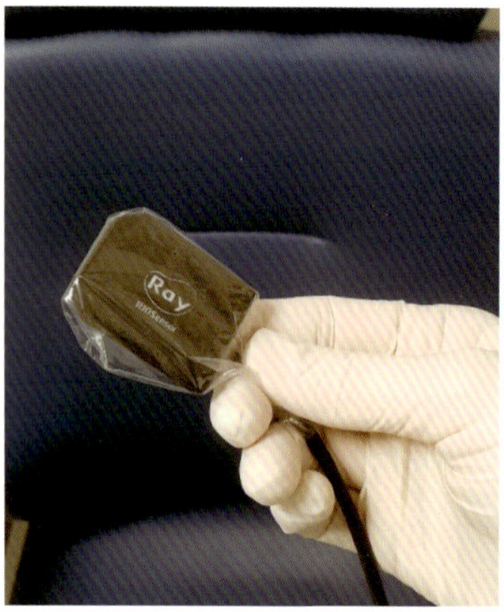

그림 8-3 | 일회용 덮개로 보호되어 있는 방사선 필름

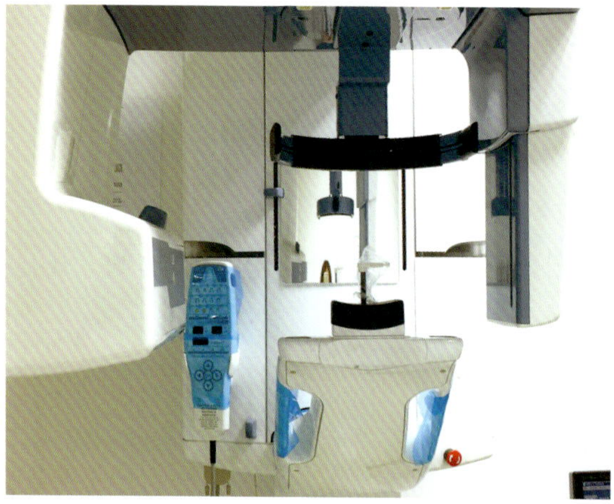

그림 8-4 | Bite guide를 일회용 덮개로 덮은 모습

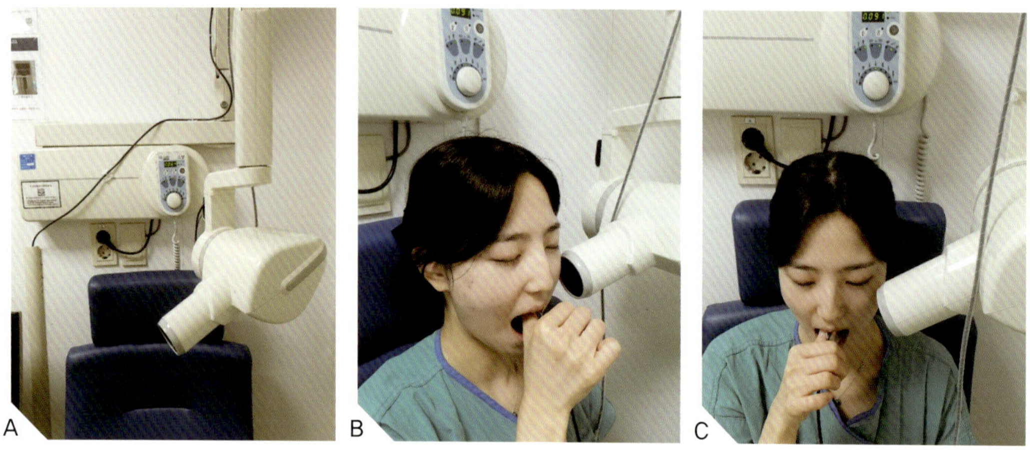

그림 8-5 | 구내 촬영 사진

표 8-1 구내 방사선사진 촬영을 위한 감염관리

1. 가능하면 일회용 덮개로 보호되어 있는 필름을 사용할 것
2. 주변의 표면이 오염되는 것을 최소화하기 위해서는: • 가능하면 접촉을 최대한 줄이고; • 의자 조정이나 필름 노출 시에는 조절발판을 이용하고; • 납 방어복을 탈의할 때는 오염을 방지하기 위해 장갑을 착용하지 않은 깨끗한 손으로 할 것
3. 사용하지 않은 필름과 노출된 필름을 따로 보관할 것: • 사용하지 않은 필름은 트레이나 종이 타월 위에 놓을 것; • 타액을 닦아내고 노출된 필름을 환자의 이름이 적힌 플라스틱 컵에 넣는다. 이 컵은 필름을 암실로 옮기는 데 이용하므로 이 컵의 외부가 오염되지 않도록 주의한다.
4. 오염된 필름 홀더는 덮개로 보호되지 않은 표면에 놓지 않도록 한다.

6) 치료 공간에서 암실로 이동

재사용이 가능한 기구는 진료실에 남겨두고 표준 절차에 따라 세척한다. 일회용 덮개가 있는 필름을 사용하는 경우에는 덮개를 조심스럽게 제거하며(**그림 8-6**), 필름에 일회용 덮개를 사용하지 않은 경우에는 오염된 필름을 트레이 위에 놓거나 플라스틱 컵 안에 넣어서 현상공간까지 이동한다.

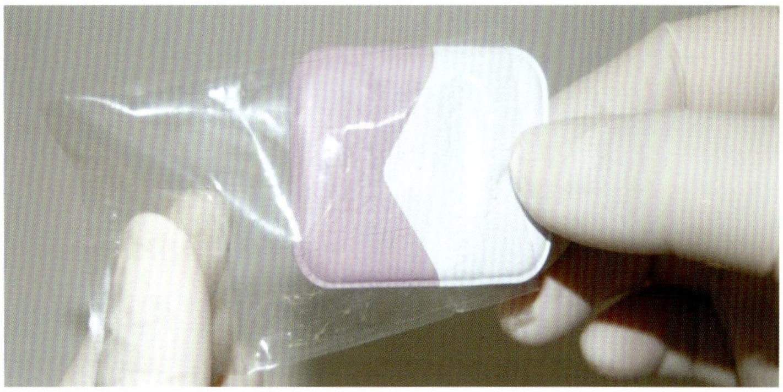

그림 8-6 | 장갑을 착용하고 필름의 일회용 덮개를 제거하는 모습

7) 현상 작업

필름을 포장에서 꺼낼 때는 현상 장비와 주변 환경의 표면이 오염되지 않도록 주의한다. 일회용 덮개가 있는 필름을 사용하면 암실에서의 오염을 최소화할 수 있다. 덮개를 사용하지 않거나 필름이 오염된 경우에는 암상자나 이동식 암실을 사용할 때 상자소매가 오염되는 것을 주의해야 한다(**그림 8-7**). 상자소매는 일반적으로 헝겊이나 고무로 만들었으며 오염되면 적절히 세척하거나 소독할 수가 없다. **표 8-2**는 암실에서 필름을 현상할 때 필요한 감염관리 절차와 암상자를 사용할 때 필요할 감염관리 절차를 비교한 것이다.

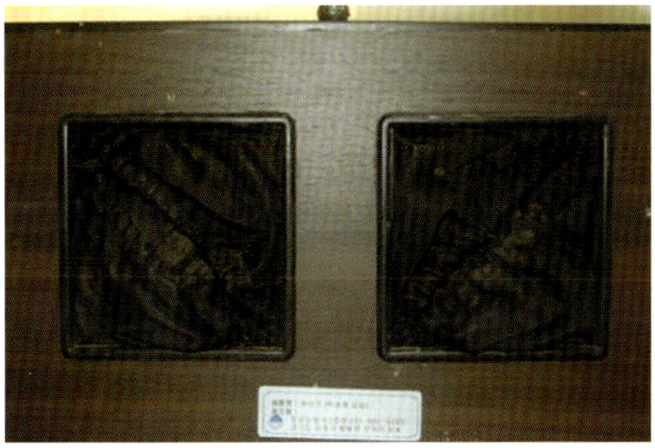

그림 8-7 | 오염되기 쉬운 암상자의 소매

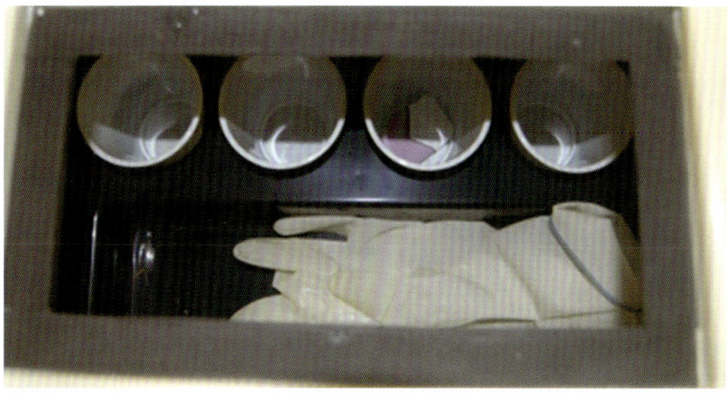

그림 8-8 | 암상자를 사용할 때 오염된 필름이 담긴 컵, 추가 컵과 장갑 한 벌

표 8-2 암실과 암상자 사용 시 감염관리 절차

	암실	암상자 사용
일회용 덮개가 있는 필름	1. 필름에 손을 대지 않도록 조심스럽게 필름 포장재를 연다. 필름을 현상액에 넣는다. 주) 방사선사진을 촬영한 곳에서 일회용 덮개를 제거하고, 오염되지 않은 필름을 컵에 담아 현상 공간으로 옮기는 것이 좋다.	
일회용 덮개가 없는 필름	1. 현상액 부근에 작업 공간을 준비하고 오염된 필름이 담겨 있는 플라스틱 컵과 깨끗한 종이 타월, 추가 플라스틱 컵 하나를 준비한다. 2. 새 장갑을 낀다(파우더가 없는 것이 좋다). 3. 장갑을 낀 상태로 필름을 건드리지 않도록 주의하며 필름 포장재를 연다. 노출된 필름을 깨끗한 종이 타월 위에 놓는다. 4. 오염된 필름 포장재를 다른 플라스틱 컵에 넣는다. 5. 플라스틱 컵을 버리고 장갑을 벗어 폐기한다. 손씻기(hand hygiene) 절차에 따라 손을 깨끗이 한다. 6. 장갑을 착용하지 않은 깨끗한 손으로 필름을 현상액에 넣는다.	1. 깨끗한 손을 이용하여 현상 상자의 바닥에 덮개를 놓아서 암상자의 내부를 준비한다. 2. 깨끗한 장갑 한 벌과 오염된 필름이 담긴 컵, 추가컵, 종이 타월, 필름홀더를 내부덮개 위에 놓는다. 3. 암상자의 뚜껑을 닫는다. 4. Sleeve를 통해 깨끗한 손을 넣고 깨끗한 장갑을 낀다. 5. 필름을 건드리지 않도록 장갑을 낀 손으로 필름 포장재를 조심스럽게 개봉한다. 노출된 필름을 깨끗한 종이 타월 위에 놓는다. 6. 오염된 필름 포장재를 다른 플라스틱 컵에 놓는다. 7. 장갑을 벗고 필름을 현상한 다음 장갑을 끼지 않은 손을 sleeve를 통해 뺀다. 8. 암상자의 맨 윗부분을 열고 모든 쓰레기를 덮개로 싸서 치운 다음 폐기한다. 오염된 물품을 상자소매를 통해 치우면 안 된다. 9. 손 세척 절차에 따라 손을 깨끗이 한다.

02 디지털 방사선촬영과 감염관리

1) 디지털 센서

디지털 방사선촬영은 임상적 편의성 때문에 치과 분야에서 사용이 증가하고 있다. 디지털 방사선촬영에서는 암실 사용이 필요치 않아 암실작업 시의 교차감염 우려는 없으나, 디지털 센서가 구강 점막과 접촉하므로 환자가 바뀔 때마다 세척하고 가열살균을 하거나 높은 수준의 소독을 해야 한다. 하지만 현재로서는 가열살균이나 소독제에 완전히 담가도 견딜 수 있는 센서가 없으므로, 덮개를 이용하여 센서를 보호한다. 덮개를 제거한 다음에는 환자가 바뀔 때마다 미국환경보호국(EPA)에 등록된 중등도 소독제를 이용하여 기구를 세척하고 소독해야 한다(**그림 8-9, 10**).

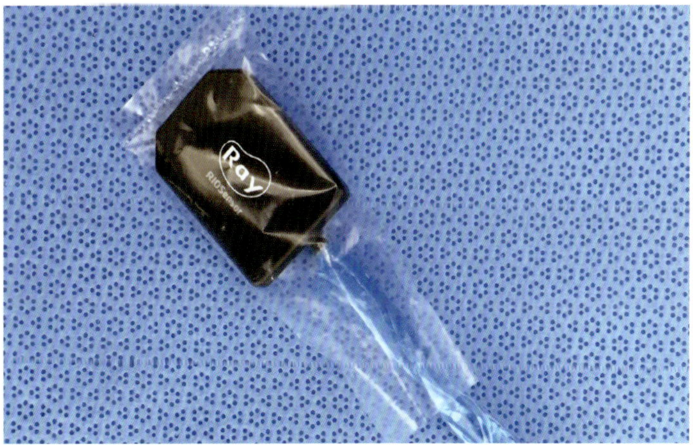

그림 8-9 | 촬영 전 일회용 덮개로 보호된 디지털 센서

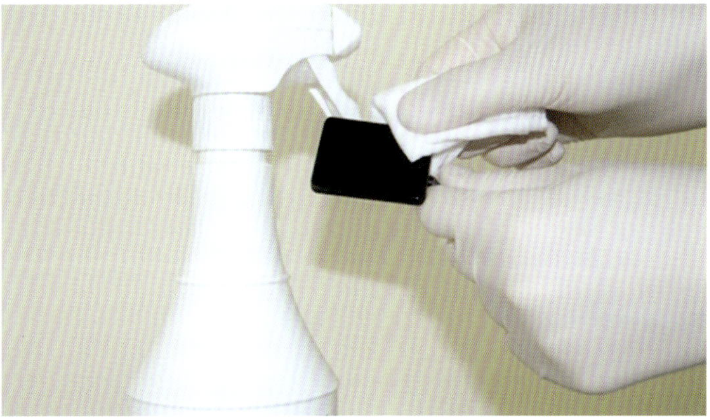

그림 8-10 | 일회용 덮개 제거 후 디지털 센서의 소독

2) 컴퓨터 장비

디지털 방사선촬영이나 기타 다른 절차에 이용되는 컴퓨터 장비는 세척을 하거나 소독 또는 살균을 할 수 없어 오염을 방지하는 것이 중요하다. 컴퓨터 키보드나 마우스의 경우 일회용 덮개를 사용하거나 방수 키보드와 방수 마우스를 사용하여 액체 소독제를 사용할 수 있도록 한다(그림 8-11).

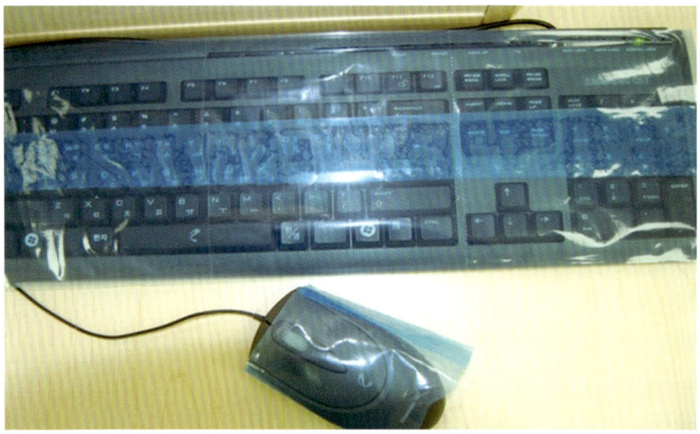

그림 8-11 | 덮개로 보호되어 있는 키보드와 마우스

REPORT

■ 학번:　　　　　　■ 이름:

1. 일회용 덮개를 이용한 방사선 필름을 환자에게 노출한 후에 필름을 어떻게 다루는지 실제로 연습해 봅니다.

2. 여러분이 일하는 치과병원에서 디지털 방사선촬영법을 사용하기 시작한 후, 디지털 센서는 가열 살균을 하거나 높은 수준의 소독제에 담글 수 없다는 것을 알게 되었습니다. 그렇다면 환자가 바뀔 때마다 교차오염을 줄이기 위해 어떤 감염관리법을 실시해야 할까요? 또한 방사선촬영 관련 컴퓨터 장비를 보호하기 위한 방법에는 어떤 것이 있을까요?

09

치과기공실 감염관리

학습목표

1. 치과기공실 감염관리의 필요성을 설명할 수 있다.
2. 기공물 접수 및 작업과정에서의 감염관리를 설명할 수 있다.
3. 치과용 인상재로 제작되는 인상체 소독법을 설명할 수 있다.
4. 보철물과 기타 기공물의 적절한 소독법을 선택할 수 있다.

핵심용어

- **중등도 소독제(Intermediate-level disinfectant):**
  결핵균 박멸에 효능이 있는 병원소독제로서 미국환경보호국(EPA)에 등록된 액체의 화학소독제를 의미한다. 중등도 소독제는 대부분 식물성 박테리아, 곰팡이, 일부 바이러스를 불활성화시키지만, 항산균과 같이 포자를 갖는 미생물은 불활성화시키지 못한다.

- **세척-분무-세척-분무(Rinse-spray-rinse-spray)**
  오염되었거나 오염될 가능성이 있는 구강 분비물을 흐르는 물에서 헹구고 소독제로 분무하는 소독방법이다. 이 방법은 쉽게 닦을 수 없는 부분에 적합하다.

- **환경보호국(Environmental Protection Agency, EPA)**
  미국환경보호국의 임무는 인류의 건강과 환경을 보호하는 것이며, 환경보호국에서는 국회에서 제정된 환경법을 충족하는 법규를 강화하고 개발한다.

치과 진료실의 표준예방조치에 대한 필요성과 치과기공실 감염관리에 관한 인식부족이 오랫동안 기공실의 감염관리를 간과하는 요인으로 작용하였다. 1978년 미국치과의사협회(ADA)에서는 치과기공실 감염관리 방안에 대한 권장사항을 처음 정립했고, 뒤이어 미국 질병관리본부(CDC)에서도 치과기공실의 감염관리 권장사항을 포함시켰다. 치과기공실에서는 일부 장비와 기구를 제외하고는 특별한 감염관리가 필요하지 않지만, 감염관리가 필요한 대부분의 기재는 진료실에서 기공실로 들어오고 기공실에서 다시 진료실로 되돌아가는 과정에서 환자와 치과기공사의 감염관리를 위해 적절한 관리가 이루어져야 한다.

이전에는 기공물 안정성이나 기공과정에서의 불편함 때문에 대부분의 기공실에서 기공물을 처리하는 동안 장갑을 사용하지 않았다. 그러나 최근에는 기공실 교차감염 관리 또한 진료실만큼 중요하게 여기기 때문에 구강 내에서 사용한 기구나 재료에서 혈액과 타액은 완전히 제거해야 하며, 특히 구강 내에 장착하기 전에 오염된 기공물은 소독해야 한다. 또한 치과기공작업은 분진 · 소음, 유해성 화학물질이 일상적으로 발생하는 곳이므로, 기공실 환경은 잠재적 위험에서 보호할 수 있는 장비나 설비를 갖추어야 하고 일상적으로 기공실 환경을 모니터링할 필요가 있다.

01 치과기공실 관리

기공실 감염관리 사항 중 우선적으로 고려해야 할 것은 개인보호, 기공장비에 대한 멸균 및 소독처리, 장비사용 시 주의사항 등의 안전관리와 기공실 환경관리 등이다.

1) 개인 보호구

기공실에서 오염된 물건들을 다룰 때는 개인 보호구를 착용해야 하며, 오염된 정도나 작업에 따라 적절한 개인 보호구(예: 장갑 · 마스크 · 보안경 · 보호복)가 필요하다.

- 모델트리머 · 레이서 등 회전식 장비를 작동할 때는 마스크와 보안경을 착용한다.
- 공기 중에 떠다니는 미세분진과 특정한 물질에서 눈을 보호하기 위해서 보안경을 착용한다.
- 방수용 보호복을 착용한다.
- 뜨거운 장비를 다루거나 왁스를 제거하기 위해 뜨거운 물을 받거나 아크릴 틀니(의치)를 제작하는 과정에서는 튼튼한 내열성 장갑을 착용한다.

2) 집수대와 작업대 관리

(1) 접수대

기공실에 접수된 모든 물품은 소독해야 되고, 눈에 보이는 오염이 있으면 소독 전에 세척해야 한다. 교차감염을 줄이기 위해서 기공물 제작 장소로 보내기 전에 플라스틱 봉지에 넣어서 보관한다.

(2) 작업대

모든 작업장 표면은 EPA에 등록된 병원 소독제로 매일은 아니어도 정기적으로 세척과 소독을 해야 한다. 퍼미스는 요오드 물질 또는 염소화합물과 같은 소독제와 비누를 함께 혼합해서 사용하고 오염되었을 때는 교체해야 한다. 헝겊 휠과 솔은 적어도 매일 교체하고, 케이스가 오염되었을 때는 즉시 교체해야 한다.

(3) 기공물 발송

보철물이나 장치를 치과진료실에 보내기 전에 소독하고, 봉인된 플라스틱 백에 넣어 라벨을 붙여서 표시한다. 소독된 아크릴 장치는 묽게 희석한 마우스 워시를 소량 넣어서 보관하거나 이동해야 한다. 교차감염을 줄이기 위해서 한번 사용한 포장지는 재사용하지 않는다.

02 치과기공물 감염관리

기공물을 다룰 때, 소독하기 전까지는 보호복 · 장갑 · 마스크 · 에이프런 등의 개인보호구를 착용해야 한다. 모든 치과 보철물과 보철 재료들은 기공실에서 취급하기 전에 중등도 병원 소독제로 소독하고 헹군다.

치과진료실과 기공실 사이에 적절한 의사소통을 통해서 기공물 감염관리를 위한 지침을 구비해야 한다. 예를 들어, 인상체는 진료실 체어 사이드에서 소독한 다음 소독 여부를 표시하여 교차감염의 위험을 줄이고, 기공실에서 다시 소독하는 불필요한 과정을 줄일 수 있도록 적절한 지침을 만들어야 한다.

1) 인상체 소독법

인상체는 구강에서 제거한 후 눈에 보이는 타액이나 혈액을 제거하기 위해 흐르는 물에 세척한다. 물에 헹구는 것만으로도 대부분 미생물 수를 줄일 수 있지만, 인상체의 오염을 제거할 수는 없으므로 우선적으로 체어 사이드에서 세척하는 것이 중요하다(**그림 9-1**).

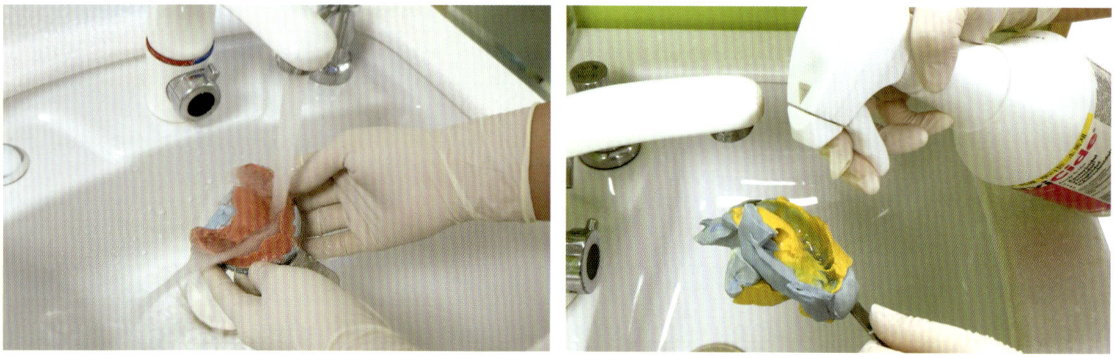

그림 9-1 | 인상체 세척 및 소독

2) 보철물 및 구강장치의 소독법

기공실에서 제작된 보철물이나 장치들은 환자의 입에 들어가기 전에 세척하고 소독해야 한다. 오염된 물건에 사용하는 기공실 물품(예: 버 · 레그휠)은 일회용을 사용하거나 멸균한다. 구내에 사용되는 내열성 기구(예: 페이스 보우 · 교정 플라이어 · 인상용 트레이)는 다른 환자에게 사용하기 전에 반드시 멸균한다. 일반적으로 환자나 보철기구에 접촉되지는 않지만, 자주 오염되고 고온멸균에 견디지 못하는 물품은 세척하거나 소독한다. 가철성 보철물 소독에는 일반적으로 아이오도포와 염소화합물들을 추천하고, 소독제의 특성별로 제조사의 권장사항에 따라 침수(immersion), 도포, 짧게 담금(submersion)의 과정을 거쳐야 한다. 침수는 기공물 소독 시 선호하는 방법이다(**그림 9-2**). 도포는 대안적인 방법이며, 인상체의 언더컷처럼 전체적으로 표면접촉이 어려운 기공실 환경 표면 소독에 더 적합하다. 소독제의 적용 시간은 제조사의 권장사항을 따라야 하지만, 가능한 짧게 적용하는 것이 좋다.

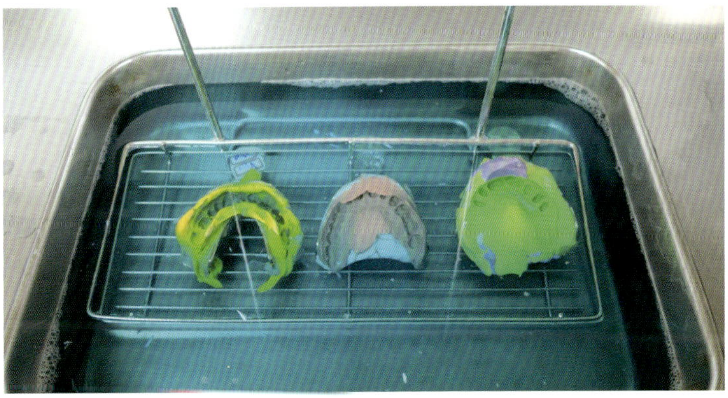

그림 9-2 | 인상체를 소독제에 침수

3) 왁스 바이트, 왁스림, 모형, 기성트레이, 바이트 인상체의 소독

왁스림과 왁스 바이트는 일반적으로 중등도 분사용 소독제로 분무 – 닦기 – 분무방법으로 소독하고, 왁스 바이트에는 세척- 분무 – 세척 – 분무방법이 더 적합하다. 적절한 소독을 위해 제조사에서 권장하는 시간 동안 소독제에 젖은 상태로 유지해야 한다(**그림 9-3**). 두 번째 분무 후에 이 제품들은 권장하는 소독 시간에 밀봉된 플라스틱 백에 보관하거나 랩을 씌워둔다. 여분의 소독제를 제거하기 위해 소독 후에 다시 세척한다. ZOE 또는 콤파운드로 만들어진 교합인기는 동일한 재료의 인상재와 똑같은 방법으로 취급해야 한다. 교합인기는 대부분 EPA에 등록되어 있는 병원 수준의 소독제(스프레이 타입)로 세척 – 분무 – 세척 – 분무 방식으로 소독하고, 소독 후에는 여분의 소독제를 제거하기 위해서 다시 헹군다.

석고 모형은 소독하기가 어려우므로 인상체를 소독한다. 필요한 경우 나트륨 차아염소산염이나 아이오도포를 1:10으로 희석한 희석액에 담그거나 모형이 젖을 때까지 분무해서 소독한다. 소독제로 분무한 후에 물이 빠지도록 하여 소독과정이 시행되기 전에 모형을 적어도 24시간 충분히 건조시키고, 포장해서 발송한다.

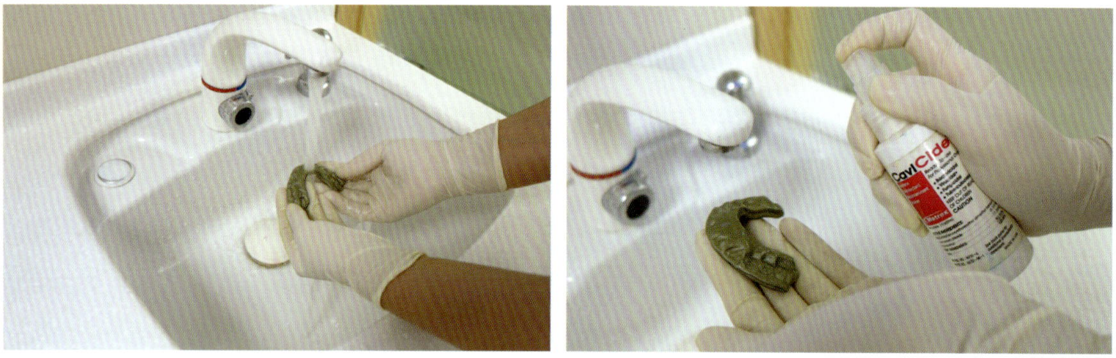

그림 9-3 | 왁스바이트 세척 및 분무

4) 교정장치 및 기타 보철물

열에 안전한 페이스 보우, 교정용 플라이어, 인상용 메탈트레이는 구강조직에 접촉하므로 반드시 가열멸균한다. 메탈 스파출라 · 스테인리스 볼도 가열멸균하고, 폴리싱스트립 · 휠 · 디스크 · 솔 · 버와 같은 제품이 일회용이면 사용 후에 버리고, 아닌 경우 가열멸균한다. 교합기와 페이스 보우는 체어 사이드에서 취급방법에 따라 세척하고 소독한다. 손잡이가 나무로 된 스파출라도 세척하고 소독한 상태로 유지해야 한다(**그림** 9-4). 토치와 같은 기타 도구도 오염을 막기 위해서 사용 후에 소독하거나 접촉하는 부분을 플라스틱 랩 등의 포장재료로 감싸야 한다. 러버볼은 멸균할 수 있지만, 과열하거나 열에 지속적으로 노출되면 변형될 수 있으므로 체어 사이드에서 사용한 후에 세척하고 소독해야 한다. 쉐이드 가이드도 교차감염되지 않도록 세척하고 소독한다. 만약 쉐이드 가이드에 아이오도포를 사용할 경우에는 여분의 소독제를 제거하기 위해 물이나 알코올로 닦아야 한다. 피부나 점막에 접촉할 수 있는 도구에 페놀류를 사용한다면, 바로 헹궈야 하고 각별한 주의가 필요하다.

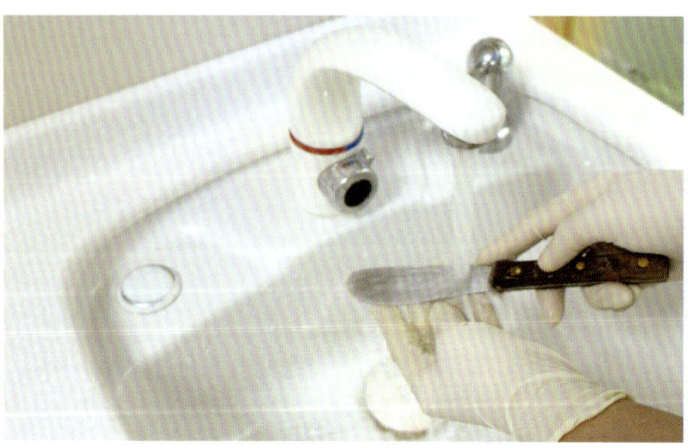

그림 9-4 |
스파출라 세척하는 과정

표 9-1 멸균 및 소독방법

종류	방법	추천 소독제	비고
장치	침수법 선호; 대안으로 모든 표면이 충분히 젖도록 도포	염소화합물 아이오도포, 글루탈알데히드	소독 후 충분히 헹굼
교합기 페이스 보우	도포-닦기-도포	아이오도포	페이스 보우는 재사용 전에 가열멸균
모형	충분히 젖을 때까지 도포 또는 담금	염소화합물, 아이오도포	소독제 사용을 위해 황산 칼슘 포화된 희석용액 준비
환자용 인상 트레이 (아크릴)	담금 또는 충분히 젖을 때까지 도포	염소화합물, 아이오도포 페놀	재사용할 수 없음
인상체	침수 소독법 선호		재사용 인상 트레이는 가열멸균, 플라스틱 트레이는 사용 후 폐기
가역성 하이드로콜로이드	소독제에 짧게 노출 (10분 이하)	염소화합물, 아이오도포	글루탈알데히드에 가능한 짧은 시간 침수
비가역성 하이드로콜로이드	소독제에 담글 때 주의		알칼리성 글루탈알데히드에 담글 수 없음
폴리설파이드 러버실리콘 러버	소독제에 담금	글루탈알데히드, 염소화합물 페놀, 아이오도포	30분 이상 담그지 않도록 함
폴리이써	소독제에 담글 때 주의, 짧은 시간 적용 (10분 이상 안 됨)	염소화합물, 아이오도포	ADA는 글루탈알데히드 권장; 변형을 피할 수 있는 최소 시간 적용
ZOE 인상재	침수법 선호	글루탈알데히드, 아이오도포	염소화합물은 사용 안 함
보철물; 가철성 (금속, 아크릴) 고정성(금속,도재)	소독제에 담금 금속의 부식을 주의해서 사용 초벌구운 도재에는 소독제를 사용하면 안 됨	염소화합물, 아이오도포 글루탈알데히드	오래된 보철물은 손 소독제로 문지르거나 초음파 세척기로 소독 전에 세척함 소독 후 철저하게 헹구고 희석한 구강양치 용액에 보관
쉐이드 가이드	담금, 도포-닦기-도포	아이오도포	변색을 피하기 위해 물이나 알코올을 이용해 마지막으로 닦아냄
왁스림 왁스바이트	세척-도포-세척-도포	아이오도포	소독 후에 헹굼

▶ 소독 적용 시간은 소독제 제조사의 권장사항에 따름
▶ 모든 기재는 소독 후에 흐르는 물에 철저히 헹굼(15초 이상)
▶ 글루탈알데히드 제품은 단독으로 사용, 사용시 공기 중의 노출을 피하기 위해 뚜껑이 달린 용기를 이용하며, 장갑과 에이프런, 안면보호대, 적절한 환기 등의 적절한 예방지침은 필수

출처: Practical infection control in dentistry, third edition, chapter 19

REPORT

■ 학번: ■ 이름:

1. 인상체의 적절한 소독법에 대해 설명하시오.

2. 가철성 보철물 소독에 사용하는 소독제와 소독방법을 설명하시오.

3. 치과기공소에서 개인 보호장비를 착용하는 이유는 무엇인가요?

10 치과진료실의 수질 및 공기질 관리

학습목표

1. 치과에서 사용하는 용수와 관련된 포괄적인 지침에 대해 설명할 수 있다.
2. 치과 수질을 향상시키기 위해서 사용하는 제품에 대해 설명할 수 있다.
3. 치과 공기의 질에 영향을 미치는 요인에 대해 설명할 수 있다.
4. 치과 공기의 질에 영향을 미치는 요인을 제거할 수 있는 방법에 대해 설명할 수 있다.

핵심용어

- **수관(Waterline)**

  치과 유니트 핸드피스에 압축 공기를 제공하고 수술 부위를 세척하며 냉각시키기 위해서 물을 공급하는 매우 좁은 구멍을 가진 플라스틱 배관을 지칭한다.

- **생물막(Biofilm)**

  유니트 체어의 수관 같은 축축한 환경의 내부 표면에 축적하여 증식하는 박테리아 · 곰팡이 · 바이러스 등의 미생물 막을 뜻한다.

- **수질(Water quality)**

  물의 오염도나 성분·빛깔·맛 등의 성질을 뜻한다.

공기 터빈으로 동력을 공급받는 핸드피스와 초음파 스케일러 등이 장착된 최신 치과유니트는 치과의료 종사자에게 뛰어난 편리성을 주고 높은 수준의 회복과 수술적 치료를 수행할 수 있게 하는 복잡한 공학적 장치이다. 1960년대에 디자인된 치과 유니트에서의 주요 변화는 고속 공기로 구동되고 초음파 치과장치에 냉각수를 제공할 필요가 있다는 것이었다. 결과적으로 치과 유니트는 핸드피스에 전원을 공급하기 위해서 압축 공기를 제공하고 수술 부위를 세척하고 냉각시키기 위해서 물을 공급하는 매우 좁은 구멍을 가진 플라스틱 배관이 있다. 의사와 환자의 눈에는 띄지 않지만, 이런 미로 같은 작은 플라스틱 배관은 생물막으로 알려진 복합 미생물 군집체가 번식하는 데 최적의 환경을 제공한다(**그림 10-1**).

치료 시에 사용하는 물이 매우 높은 수준의 박테리아를 포함할 수 있다는 것이 확인되었다. 대부분의 치과 유니트의 물은 1,000~10,000 범위의 밀리리터 당 집락 형성 단위(CFU/mL)의 균락수를 가지지만, 1,000,000 CFU/mL 이상의 균락수가 보고되기도 했다.

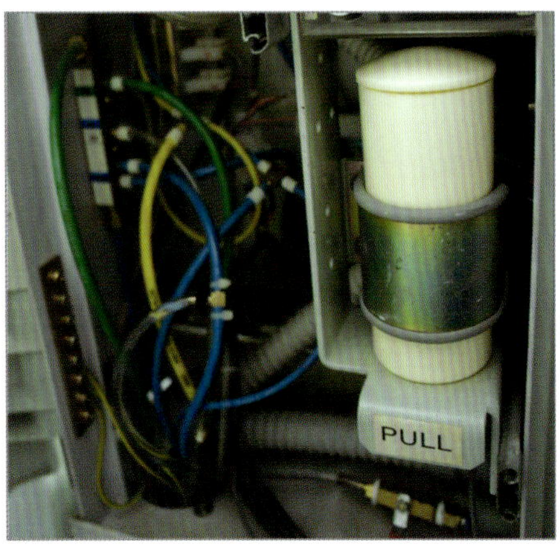

그림 10-1 | 핸드피스와 공기, 물 세척기에서 물과 압축 공기를 제공하는 매우 좁은 다중 플라스틱 배관의 모습

치과 유니트의 구조를 위해 일반적으로 사용하는 플라스틱은 생물막 형성을 유리한 조건으로 제공한다. 또한 매우 작은 배선 지름은 이 선을 통해서 흐르는 물의 부피에 비해서 생물막 형성이 가능한 표면을 증가시키는 높은 표면 대 부피 비율을 가지게 한다. 층류현상 때문에, 수류의 속도는 배관의 중심에서 가장 크고 배관 표면에서 거의 0으로 감소한다. 물이 흐를 때도 배관 벽의 계면에서 물이 정체될 경우가 존재할 수 있다. 이러한 이유로 생물막을 물로 씻어 낼 정도로 큰 전단 응력을 가진 유량을 만들어내는 것은 거의 불가능하다. 치과용수 시스템에서 생성되는 대부분의 유기체는 대장균이 아닌 수생 박테리아이다. 이런 대부분의 그람-음성균은 주로 공공 용수에서 치과 유니트로 들어온다. 구강 세균총은 치과용수 시스템과는 별도로 존재하고, 수관 속의 저온, 낮은 영양소 환경에서는 잘 번식할 수 없다. 그러나 핸드피스 또는 공기-물 세척기 속에 구강액이 들어가면 구강 세균총은 치료 동안에 수관 속으로 들어올 수 있다. 따라서 환자들은 이런 미생물에 노출될 수 있다.

01 치과 수관 오염

1) 건강에 대한 잠재적인 효과

수많은 미생물은 병원과 관련된 수인성 전염병과 연관되어 있고, 이 중에서 *Peudomonas*, *NTM(nontuberculous Mycobacterium)*, *Legionella species*가 가장 일반적으로 언급되는 병원체이다. 치과용수 시스템에 격리된 대부분의 유기체는 공공 용수 공급에 의해서 생성되고 건강한 사람에게 고위험 질병을 유발시키지는 않는다. 그러나 치과치료가 필요한 약한 면역 시스템을 가진 환자의 수가 증가하면서 치과용수 품질에 대한 관심이 점점 더 증가하고 있다. *Pseudomonas*, *Klebsiella*, *Legionella*, NTM 종 등의 잠재적인 병원균들은 치과용수 공급 시에 생성된다. 약한 면역 체계를 가진 사람들의 경우에, 이런 유기체는 잠재적으로 질병과 감염을 불러올 수 있다.

식수와 수욕수의 기준을 매우 초과하는 병원균이 존재하는데도 환자 또는 치과치료전문가 간의 질병 발병에 대해서 거의 보고되지 않았다. 대부분의 치과 병원이 외래환자를 다루기 때문에 오염된 치과용수에 대한 감염과 최근 노출 간의 역학관계를 수립하는 것이 어려우나 오염된 치과 유니트 용수에서의 부정적인 건강 효과 또는 노출이 기록된 보고서들이 발간되고 있다.

두 개의 독립적 조사로 유사한 인구학적 제어 집단과 비교할 때 치과 직원의 혈액에서 Legionnaires 질병을 발생시키는 박테리아인 Legionella의 항체가 더 높은 농도로 검출되었다는 것이 밝혀졌다. 치과 유니트에서 생성된 레지오넬라로 오염된 에어로졸에 대한 만성적인 노출은 가장 가능성 높은 원인으로 언급되었다. 그럼에도 불구하고, 이런 오염된 에어로졸에 노출된 직원에서 어떤 레지오넬라 폐렴의 발생도 보고되지 않았다.

가끔 발생하는 감염의 원인으로는 대부분의 치과 시술에 사용되는 고속으로 방출되는 냉각수의 낮은 품질을 들 수 있다. 그 오염된 용수는 오염된 에어로졸의 흡입 또는 섭취로 환자에게 들어갈 수 있다. 오염된 물은 노출된 상처 부위와 접촉될 수 있고 혈류 속으로 들어가서 미소유기체에 제공될 수 있다.

박테리아 내독소(그람음성 박테리아의 세포벽에서 발생하는 lipopolysaccharide)는 치과 유니트의 용수 속에 존재할 수 있다. 내독소는 열 · 빈맥 · 천식 · 패혈성 쇼크 등의 강한 생리적 효과를 발생할 수 있다. 오염된 투석액으로 혈액 투석을 한 사람들은 내독소에 의해서 심각한 반응을 가질 수 있다.

이런 흔히 '발열 반응'을 예방하기 위해서 수술 또는 혈액 투석에 사용되는 멸균수는 매우 낮은 수준의 내독소를 허용해야 한다. USP(United States Pharmacopeia)는 밀리리터 당 0.25 EU(endotoxin unit)까지만 허용한다. 대조적으로 연구진들은 치과 유니트의 용수에서 2,560 EU/mL 정도의 높은 수준의 내독소를 검출했다. 내독소 노출과 관련된 치과 유니트의 박테리아 오염과 천식의 발생 간에 잠정적인 관련성이 보고되었다.

치과치료에서 사용되는 물 속에서 많은 숫자의 병원성 유기체가 발견되었고 의료적 치료와 관련된 수인성 전염병과 다른 질병의 존재가 밝혀졌지만, 치과치료 후 또는 직업과 관련된 감염에 대한 데이터는 거의 없다. 그런데도 치과 시술에서 낮은 미생물 수준을 가진 물을 사용하도록 하는 것은 일반적으로 알려진 감염 방지 원리와 부합하지 않는다. 이것은 더 낮은 수질을 보장하기 위한 방법을 쉽게 사용 가능할 때 적용된다.

2003년 12월에, 미국의 질병관리본부(CDC)는 치과 의료 장치의 감염 예방을 위한 가이드라인(2003년)을 편찬했다.

새로운 가이드라인은 진료 개시 전과 후에 치과 수관의 세척, 뼈가 노출되는 수술 부위의 관류에는 멸균수 또는 염분이 함유된 물을 사용하도록 권고한 1993년 미국의 질병관리본부(CDC) 권고사항을 업데이트했다. 2003년 미국의 질병관리본부(CDC) 가이드라인은 다음과 같은 세 가지 부분으로 나뉘어서 치과에서 사용하는 용수와 관련된 더 포괄적인 지침을 제공한다: (1) 일반적인 권고사항, (2) 물을 끓여 사용하기 주의보, (3) 구강 시술. 몇몇 국가 치과 위원회는 진료 표준으로서 다음과 같은 권고사항을 채택했거나 국가 치과 시술 규정 속에 다음과 같은 권고사항을 포함시켰다. 권고사항은 다음과 같다.

2) 치과 유니트 수관과 수질

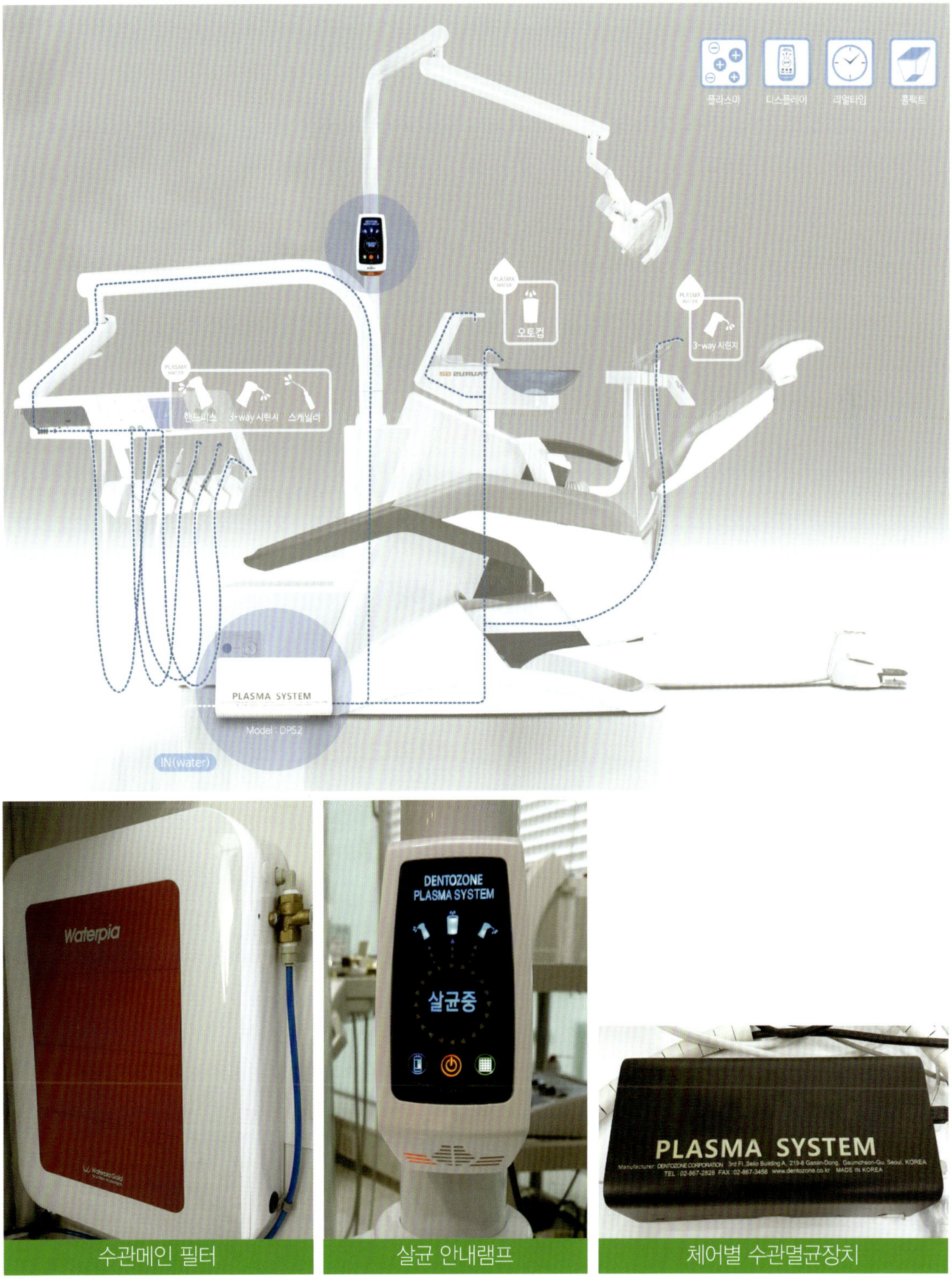

그림 10-2 | 자동정수시스템(삼성탑치과 제공)

(1) 일반적인 권고사항

① 일상적인 치과치료 시 배출수의 경우에 식수(즉, 종속 영양성 박테리아의 경우에 500 CFU/mL)의 EPA 규제 표준을 만족하는 물을 사용한다.
② 치과용수의 권고 품질을 유지하기 위해서 적절한 방법과 장치를 치과 유니트 제조자와 상담한다.
③ 유니트 또는 수관 치료 제품의 제조자에 의해서 제공된 모니터링 수질의 권고사항을 따른다.
④ 환자의 입으로 들어가는 치과용수 시스템과 연결된 모든 장치(즉, 핸드피스 · 초음파 스케일러, 공기/물 세척기)를 사용할 경우에 환자마다 최소 20~30초 물과 공기를 방출한다.
⑤ 수관 유지관리를 위해서 주기적으로 치과 유니트 제조자와 상담한다.

(2) 치과 수관관리

치과 내에서 수관세척은 멸균만큼 중요하며 정기적인 수관세척으로 수관 내 생물막을 제거해야 한다. 진료실 내의 수관에서 다음과 같은 사항을 실천할 수 있도록 한다.

- 상수도 정수시스템 사용 시 수관 세척 및 소독을 위해 세척 및 소독이 가능하도록 수관을 설치한다.
- 제조사의 방침에 따라 일정 주기별로 적절한 소독제를 사용하여 수관을 세척한다.
- 표백제의 성분을 포함한 일부 세척제는 치과 유니트를 부식시킬 수 있으므로 소독제의 성분을 확인하여 사용한다.
- 치과용수의 수질을 보장하기 위하여 주기적인 모니터링을 실시한다.

(3) 세척용 멸균 용액의 사용에 대한 지시사항

식용 기준을 만족하는 치과 유니트 용수는 대부분의 치과 시술에 안전하다. 그러나 수술에 세척용 멸균 용액을 사용하는 것은 의료 관행에서 잘 알려진 원칙이다. 박테리아가 구강에 대량으로 서식한다는 사실 때문에 치과의사는 외과적 시술을 수행할 때 이 원칙을 포함시키는 것으로 안도할 수 없다.

1993년의 CDC 감염 관리 권고사항은 뼈의 절단이 포함된 시술에서만 세척용 멸균용액을 사용하도록 했다. 그러나 2003년 가이드라인은 "구강 수술 시에 노출되는 조직절개, 절제"를 포함하는 구강 시술을 제시해서 더 포괄적인 정의를 제공한다. 이 가이드라인은 점막성 골막판의 수술 또는 뼈의 수술이 포함되지 않는 딥 스케일링(deep scaling)과 치아 발치의 경우에 500

CFU/mL 이하의 물을 사용하도록 한다. 세척용 멸균 용액은 생체검사, 치주 수술, 치아 첨단부 수술, 임플란트 수술, 점막성 거상에 필요한 맹출된 또는 맹출되지 않는 치아의 제거, 치아의 절단 또는 뼈의 제거, 봉합 등에 필요하다.

(4) 수질향상

치과 수관을 통과하는 세척수는 유체에 부유하는 플랑크톤 유기체를 제거할 수 있지만, 이런 효과는 일시적이라는 것이 연구를 통해서 증명되었다. 생물막을 제거하도록 수관을 통해 물을 흘려 보낼 때 생물막을 제거하기는커녕 이전에 생성된 생물막의 수준을 초과하거나 동일한 수준으로 세균수를 빠르게 증가시킨다. 생물막을 제거하는 데 필요한 전단응력을 생성하기에 충분히 높은 유속을 임상장치에서 발생시킬 수 없다.

일련의 공학적 방법과 작업 시술 제어가 치과 수질을 향상시키기 위해서 평가되었고 다양한 상업적 제품이 치과 수관에서 생물막을 예방하거나 제거하기 위해서 현재 전문적으로 사용되고 있다. 현재 사용 가능한 제품은 다음과 같다.

- 생물막을 제거하거나 비활성화시키는 화학적 살균제 또는 세제(종종 간헐적 또는 '쇼크'처치를 의미함)
- 새로운 또는 청정 시스템에서 생물막의 부착을 예방하는 화학적 살균제 또는 세제 (종종 지속적 처치를 의미함). 이런 제품들은 임상치료를 위한 세척용 용액이 추가되거나 사용될 수 있다.
- 항균 저장소와 배관 등에 생물막의 부착을 방지하도록 낮은 농도의 작용제를 느리게 방출하는 수지 카트리지 또는 유량 조정기
- 배관과 저장소를 만드는 데 사용된 플라스틱 속에 생물막 형성을 억제하는 항균물질
- 치과 유니트를 우회하는 일회용 멸균 배관 또는 멸균 가능한 배관이 필요한 수술에서 사용되는 멸균 용수 전달 시스템

이상적인 항균제는 비독성, 비발열성, 인간에게 비감작, 금속에 비부식성을 가져야 하고, 고무 또는 합성에 유해한 효과를 가지지 않으며, 모든 치과 회복제 또는 치료제의 성능을 방해하지 않아야 한다. 또한 박테리아, 균류, 원생동물에 대해서 빠르고 폭넓은 범위로 항균활동을 해야 하며 저렴해야 한다. 어떤 화학적 작용제를 치과용수 시스템에 도입하기 전에, 제품이 비독성인지와 치과 유니트를 손상시키지 않는지를 제조자로부터 보장받아야 한다. 또한 치료에 지속적으로 물을 사용할 경우에 환자 또는 치과 전문의에게 해를 끼치지 않는지 또는 복원용 결합제의 사

용을 방해하지 않는지를 확인해야 한다.

수질의 임상적 모니터링은 시술에 적합한 수질을 유지하고 있는지 장치가 제조자에 의해서 입증된 프로토콜에 부합하게 작동하는지 확인하기 위해 필요하다. 치과 유니트 수질을 모니터링하는 것은 성능 문제를 인식하는 데 도움을 줄 수 있고 기록 문서를 제공한다.

(5) 수원에 대한 우려

치과 유니트에 의해서 제공되는 물의 수질은 장치로 들어오는 물의 수질에 달려 있다. 치과 장치로 들어오는 물보다 더 청결한 물을 생성할 수 없기 때문에 가능한 청결한 수원을 가져야 한다. 수원이 현지에 있다면, 증류기와 저장소는 세균오염을 피할 수 있도록 적절하게 유지되어야 한다. 큰 저장소와 배수지는 주기적으로 청소하고 소독할 필요가 있다. 여과 · 침강, 혹은 초음파 살균 방사 등을 이용하는 물 공조 시스템은 수질을 향상시키지만 치과 유니트 내의 플랑크톤 박테리아 또는 생물막에는 효과가 없다.

02 치과 공기 질

치과 회전식 및 초음파 기기들은 병원성 미생물을 포함하는 공기로 운반되는 액체 입자를 생성할 수 있다. 더 큰 입자들은 탄도학적으로 행동하는 50마이크론 이상의 지름을 가진 작은 비말로 구성된다. 보호복 · 보안경 · 마스크가 피부 · 눈 · 점막을 직접적으로 보호할 수 있지만, 바닥으로 떨어지는 입자들은 공기로 운반되어서 피부 · 옷의 표면 위에 놓일 수 있는 입자들로 생성되어 먼지와 혼합된다. 지름이 5~50 마이크론의 엷은 안개가 점차적으로 생성되고 더 오랜 기간 공기 중에 부유한 채 남을 수 있다.

에어로졸은 주로 지름이 10μm보다 더 작은 입자로 구성된다. 비말핵과 에어로졸은 장시간 공기 중에 부유할 수 있고 말단 폐포에 흡입되고 도달할 수 있다. Alpha streptococci는 치과 에어로졸에 존재하는 많은 유기체를 형성하지만, 포도상알균 · 디프테로이드 · 폐렴 알균 · 결핵균 · 인플루엔자 바이러스 · 간염 바이러스 · 헤르피스 바이러스 · 나이세리아 종을 회복시킨다. 에어로졸 또는 비말에 의해서 퍼진 질병의 예로, 결핵 · 인플루엔자 · 페페스트 · 홍역 · SARS(Severe Acute Respiratory Syndrome), 레지오넬라 병을 들 수 있다. 그러나 B형 간염 · C형 감염 · HIV 등과 같은 혈행성 병원균이 이런 방법으로 퍼질 수 있다는 증거는 없다.

병원 수술실에서 공기 중에 허용 가능한 세균성 입자의 수는 공기의 1입방피트 당 독자 생존 가능한 1개의 입자가 있다. 반면 치과시술 동안 고속핸드피스를 사용한 경우 공기 중에 109~300 VP/cuft의 세균이 측정되었다. 부유 박테리아 개수는 1.5~50분의 수술 이후에 250%까지 증가했다. 초음파 스케일러의 사용 후 30분에 측정한 수술실 공기는 5,000 VP/cuft의 세균성 입자의 수를 포함하는데, 이것은 시술 전 수준보다 대략 3,000% 증가한 수치이다.

수술실 공기 중에 존재하는 감염성 비말, 에어로졸의 양을 감소시킬 수 있는 방법으로 대량 증발법의 사용, 러버 댐의 사용 또는 효과적인 분리 수단의 사용을 들 수 있다. 항균 양치액으로 양치하면 시술 후 세척은 90%까지 세균수를 감소시킨다는 것이 증명되었고 치과 시술 동안 발생하는 에어로졸의 미생물 함유량을 제어하는 데 도움을 준다.

1) 치과용 압축 공기의 미생물 품질

공기 압축 프로세스가 미생물에 치명적이지만, 공기 라인에 응결된 습기는 박테리아와 균류 성장에 쾌적한 조건을 만들 수 있다. 공기 라인을 건조한 상태로 유지하는 것은 미생물의 성장을 예방하기 위한 최고의 수단이다. 치과는 특별하게 설계된 건조제 또는 냉매 건조기를 가진 오일이 없는 압축기를 설치해야 한다. 주기적 유지관리가 최적의 성능을 보장하기 위해서 제조업체의 지시에 따라 수행해야 한다.

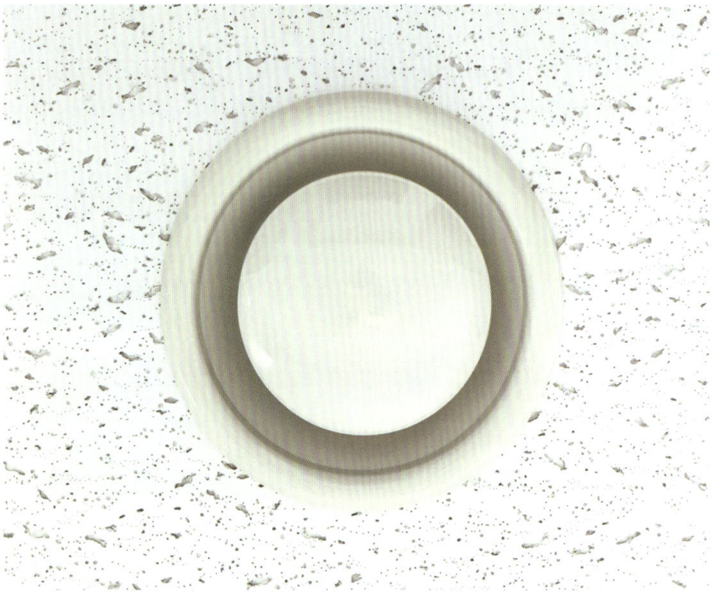

그림 10-3 | 공기정화시스템

2) 아질산 산화물 노출의 제어

아질산 산화물은 치과 환자에게 고통과 걱정을 제어하기 위한 안전하고 효과적인 수단으로 150년 이상 사용된 깨끗하고 냄새가 없는 비폭발성 가스이다. 그러나 아질산 산화물에 만성적으로 노출되는 직업군은 역학적 데이터와 동물 연구를 통해서 생식력 감소 · 자연 유산 · 신경계 질환 · 신장 질환 · 간 질환 등의 심각한 의료상의 문제와 연관되었다는 것을 알게 되었다. 아질산 산화물에 대한 노출은 마취제 관리 시스템에서의 누출과 폐 마취제 가스의 부적절한 관리의 결과로 발생한다. 아질산 산화물에 만성적인 노출을 할 경우에 관련된 신경학적 및 생식적 위험에 대한 경고는 NIOSH(CDC의 담당부서)의 1997년 보고서에서 처음 이슈가 되었다. 이 보고서는 치과가 1,000ppm 이상의 아질산 산화물에 노출된다는 것을 발견했고, 폐가스 농도를 50ppm까지 낮출 수 있는 방법을 제안했다. 적절한 청소 시스템으로 수술실 공기의 아질산 산화물 농도를 70% 이상까지 감소시킬 수 있다는 것을 증명했다.

1994년에, NIOSH은 보건 위험에 대한 업데이트된 정보와 의료 전문가의 이런 노출을 감소하기 위한 일련의 방법을 제공했다. 권장 노출 한도치(REL)는 정신적 업무와 육체노동을 감소시키기 위해서 마취 기간의 시간 가중치 평균(TWA)으로서 25ppm을 설정했다. 부정적인 생식 효과를 예방하기 위한 REL은 역학조사에서 비효율적인 용량에 대한 우려 때문에 수립될 수 없었다. 미국직업안전보건국(OSHA)은 아질산 산화물의 노출 한계를 설정하지 않았지만, OSHA의 '유해성 소통 표준'은 노출된 직원에게 아질산 산화물의 사용과 관련된 잠재적인 유해성을 통지해야 한다고 권고하고 있다.

NIOSH 연구는 치과 수술실에서 아질산 산화물의 농도가 시스템 유지관리, 환기 등을 실행함으로써 대략 25ppm까지 감소시킬 수 있다는 것을 나타냈다. 1997년에, ADA는 NIOSH 권고사항과 치과에서 아질산 산화물의 안전한 사용과 관련된 기존의 과학적 데이터를 검토하기 위해서 전문가 패널을 소집했다. 점검, 유지관리, 청소 시스템, 환기에 대한 NIOSH 권고사항에 동의하는 '협회 보고서(Association Report)'를 발간했지만 과학적 의견일치가 부족해 25ppm의 NIOSH REL를 지지하지 못했다.

3) 기타 호흡기 위험

생물학적 오염물질과 폐 마취 가스, 치과에서 발견되는 기타 화학물질과 재료들은 치과의료 종사자의 호흡기를 위험하게 할 수 있다. 여기에는 methyl metaacrylate와 glutaraldehyde와 같은 휘발성 화학물질, 니켈과 베릴륨 같은 독성, 감광성 금속, 실리카 먼지와 같은 미립자가 포함된다. 치과의료 종사자는 이와 같은 물질의 유해성에 대해서 인식해야 하고 노출을 예방하기 위한 적절한 조치를 취해야 한다.

REPORT

■ 학번:　　　　　　　　　　■ 이름:

1. 치과 유니트 수관, 생물막, 수질 등의 일반적인 권고사항을 설명하시오.

2. 물을 끓여 사용하기 주의보가 시행 중일 경우 치과에서 수행해야 할 내용을 설명하시오.

3. 수술실 공기 중에 존재하는 감염성 비말, 엷은 안개, 에어로졸의 양을 감소시킬 수 있는 방법에 대해 설명하시오.

4. 치과수질 향상을 위한 치과위생사의 역할에 대해 설명하시오.

11 의료폐기물 관리

학습목표

1. 의료폐기물의 규정을 설명할 수 있다.
2. 일반 의료폐기물과 규제된 의료폐기물의 예를 제시하고 정의할 수 있다.
3. 의료폐기물 처리에 대한 적절한 절차를 열거할 수 있다.

핵심용어

- **환경보호국(Environmental Protection Agency, EPA)**

  미국환경보호국의 임무는 인류의건강과 환경을 보호하는 것이며, 환경보호국에서는 국회에서 제정된 환경법을 충족하는 법규를 강화하고 개발한다.

- **감염성 폐기물(Infectious waste)**

  사람에게 감염의 원인이 될 수 있는 위험한 폐기물을 의미한다. 오염된 동물 폐기물, 사람의 혈액과 생체조직, 병리적 폐기물, 날카로운 것(주삿바늘, 외과용 칼날, 부러진 의료기구)들이 포함된다.

- **의료폐기물(Medical waste)**

  질병을 진단하거나 치료 또는 사람의 면역관리 과정(예: 예방주사)에서 발생된 고형의 폐기물을 의미한다.

- **미국직업안전보건국(Occupational Safety and Health Administration, OSHA)**

  1971년에 설립되었고, 직업안전보건국의 목표는 근로환경을 개선(기준 결정하고 강화, 트레이닝, 빈곤자 조합을 대상으로 한 구제활동, 교육 제공, 조합 설립)하기 위하여 고용자와 피고용자가 함께 일하며, 근로자의 안전과 건강을 확고히 하고 작업환경의 안전과 건강증진을 위해 노력한다.

- **기타 감염 가능성 물질(Other Potentially Infectious Materials, OPIM)**

  직업안전보건국의 용어로서 내용은 다음과 같다. (1) 인체의 체액(정액, 질 분비물 · 뇌척수액 · 윤활액 · 흉막액 · 심낭수 · 복막액 · 양수 · 구강 내 타액), 피가 오염되어 있는 체액, 구별하기 힘든 모든 체액, (2) 인체에서 떼어낸 조직이나 기관, (3) HIV 함유 세포, 조직, 기관과 HIV 또는 HBV에 감염된 실험동물의 혈액·기관·조직 등이다.

- **규제 폐기물(Regulated waste)**

  액체 또는 반 유동체의 혈액, 기타 감염가능 물질(OPIM);혈액 같은 오염물질이나 압축하면 액체나 반 액체상태로 되는 OPIM; 이 물질은 건조된 피나 OPIM과 뭉쳐질 수 있고 취급하는 동안 오염된 날카로운 것과 섞일 수도 있다. 혈액이나 OPIM에 속하는 병리학적이고 미생물적인 폐기물이다.

의료폐기물이란, 의료기관에서 발생하는 고형 폐기물 또는 질병을 진단하고 치료하는 동안에 발생하는 폐기물이다. 치과에서 발생하는 폐기물은 규제된 의료폐기물과 규제되지 않은 폐기물로 구분할 수 있다. 규제된 의료폐기물이 발생하는 시설에서는 지역에서 규정한 처리법을 준수해야 하고, 치과의료 종사자는 적절한 처리방법에 대해 숙지해야 한다. 이 장에서는 치과의료기관에서 의료폐기물을 관리하는 방법에 대한 정보를 제공하고 있다.

01 의료폐기물 개요

1) 의료폐기물 정의

보건 · 의료기관, 동물병원, 시험 · 검사기관 등에서 배출되는 폐기물 중 인체에 감염 등 위해를 줄 우려가 있는 폐기물과 인체 조직 등 적출물, 실험 동물의 사체 등 보건 및 환경보호를 위해 특별한 관리가 필요하다고 인정되는 폐기물로서 「폐기물관리법」 시행령 별표 2에서 정하는 폐기물(폐기물관리법 제2조제5호)이다.

* 폐기물관리법 시행규칙 별표 3에 따른 의료폐기물 발생기관에서 발생하는 것에 한함.

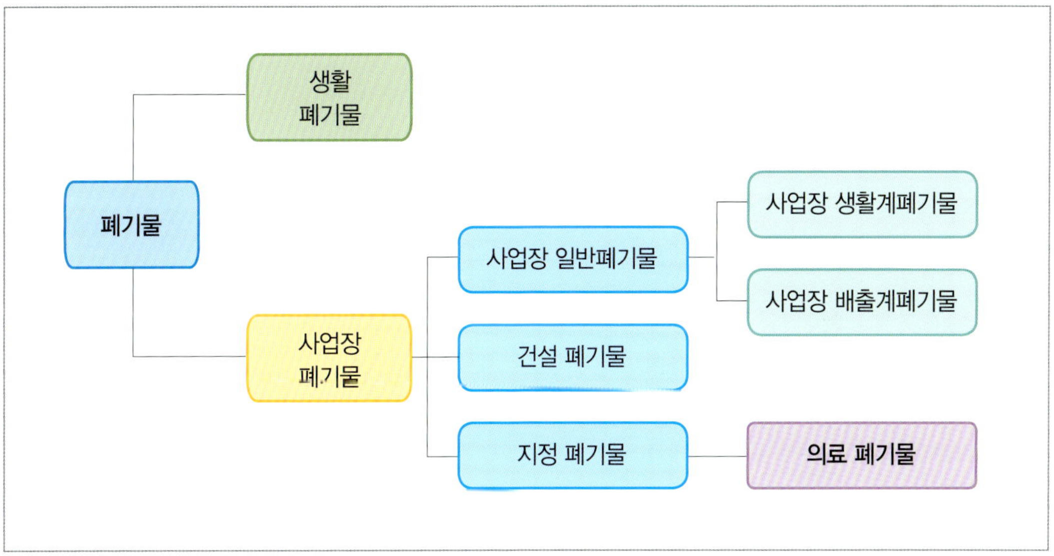

그림 11-1 | 폐기물 분류 체계

2) 의료폐기물 종류 (시행령 별표 2)

1. 격리 의료폐기뷸 :

「감염병의 예방 및 관리에 관한 법률」 제2조 제1호의 감염병으로부터 타인을 보호하기 위하여 격리된 사람에 대한 의료행위에서 발생한 일체의 폐기물이다.

2. 위해 의료폐기물

가. 조직물류폐기물 :

인체 또는 동물의 조직 · 장기 · 기관 · 신체의 일부, 동물의 사체, 혈액 · 고름 및 혈액생성물(혈청, 혈장, 혈액제제) 등이 포함된다.

나. 병리계폐기물 :

시험 · 검사 등에 사용된 배양액, 배양용기, 보관균주, 폐시험관, 슬라이드, 커버글라스, 폐배지, 폐장갑 등이 포함된다.

다. 손상성폐기물 :

주삿바늘, 봉합바늘, 수술용 칼날, 한방침, 치과용침, 파손된 유리 재질의 시험기구 등이 포함된다.

라. 생물 · 화학폐기물 :

폐백신, 폐항암제, 폐화학치료제 등이 포함된다.

마. 혈액오염폐기물 :

폐혈액백, 혈액투석 시 사용된 폐기물, 그 밖에 혈액이 유출될 정도로 포함되어 있어 특별한 관리가 필요한 폐기물 등이 포함된다.

3. 일반 의료폐기물 :

혈액 · 체액 · 분비물 · 배설물이 함유되어 있는 탈지면, 붕대, 거즈, 일회용 기저귀, 생리대, 일회용 주사기, 수액세트 등이 포함된다.

비 고

1. 의료폐기물이 아닌 폐기물로서 의료폐기물과 혼합되거나 접촉된 폐기물은 혼합되거나 접촉된 의료폐기물과 같은 폐기물로 본다.
2. 채혈진단에 사용된 혈액이 담긴 검사튜브, 용기 등은 제2호 가목의 조직물류폐기물로 본다.

3) 의료폐기물 배출 현황

1. 매년 증가추세이며 '17년은 207천톤으로 '13년 대비 43.7% 급증

- 인구 고령화, 실버산업 발달 등으로 의료시설 및 의료폐기물 발생량 지속 증가 예상

표 11-1 의료폐기물 배출 현황

2013년	2014년	2015년	2016년	2017년
144천톤	157천톤	173천톤	191천톤	207천톤

비고1 : 올바로시스템 인계량을 기준으로 작성
비고2 : 수질오염방지시설에 유입하여 처리하는 액체 상태 폐기물은 제외

2. (종류별) 일반 의료폐기물이 163천톤으로 약 79% 차지('17년 기준)

표 11-2 종류별 일반 의료폐기물

합계	일반의료	위해우려	격리의료
207(천톤)	163	42	2

4) 의료폐기물 처리 개요

1. 의료폐기물

전용용기로 배출, 밀폐 상태로 보관, 전용 차량으로 수집 · 운반되어 전용 소각시설(또는 멸균시설)에서 처분한다.

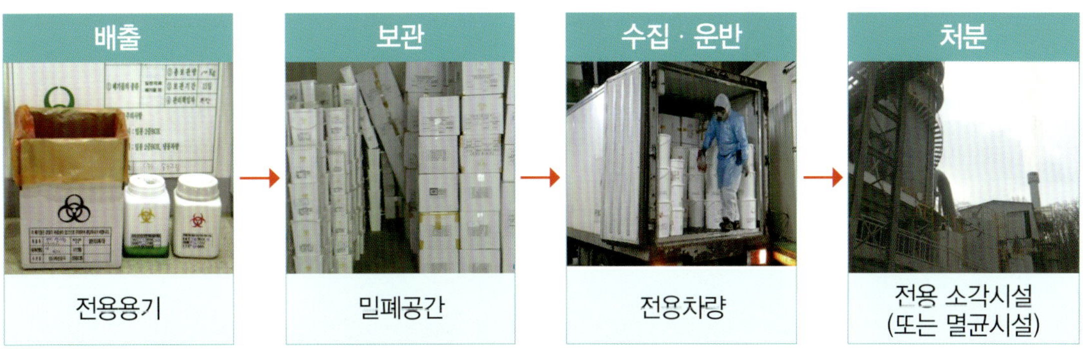

※ 의료폐기물 전용용기에 RFID(무선주파수 인식방법) 전자태그를 부착하여 의료 폐기물 발생~처리 전 과정을 실시간으로 관리한다.

2. 현재 전국 13개 소각 처분업체가 폐기물처리업 허가를 받고 운영 중

표 11-3 소각 처분업체

구분	소계	수도권	충청권	호남권	영남권	강원 · 제주
개소 수	13(개)	3	3	2	5	-

02 의료폐기물 배출 및 보관

1) 전용용기 사용

1. 의료폐기물은 발생했을 때, 즉 해당 진찰 · 치료 및 시험 · 검사행위가 끝났을 때부터 종류별로 적합한 전용용기에 넣어 보관하는 것이 좋다.

표 11-4 봉투형 용기 / 상자형 용기(골판지류, 합성수지류)

구분	용기 사진	해당 의료폐기물
합성수지류 상자 용기	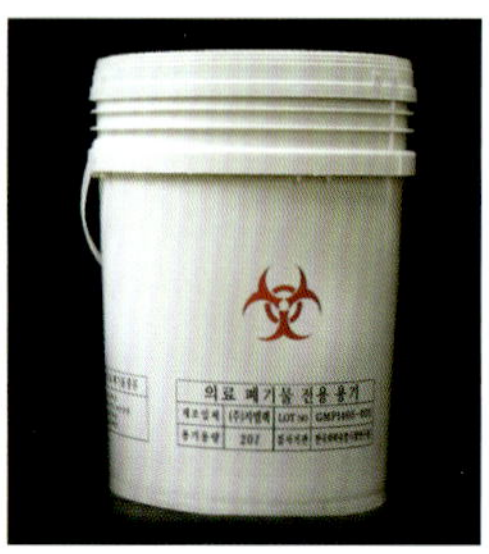 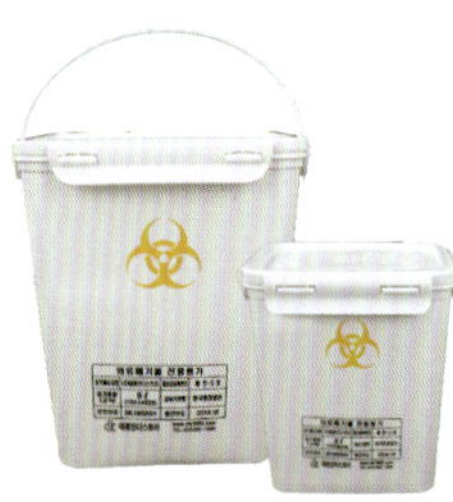	격리 의료폐기물, 조직물류폐기물(치아 제외), 손상성폐기물, 액체상태 폐기물
봉투형용기 또는 골판지류 상자 용기	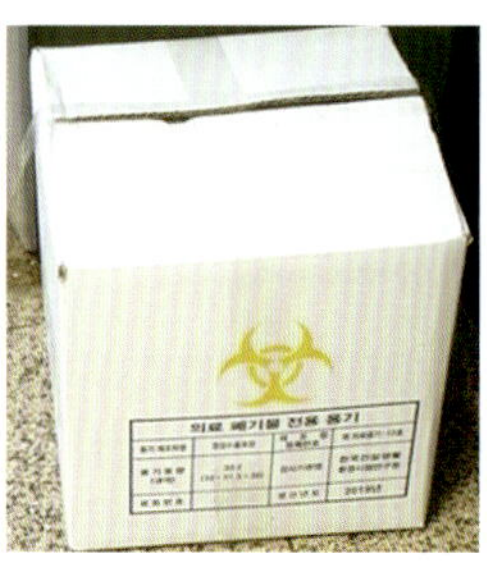 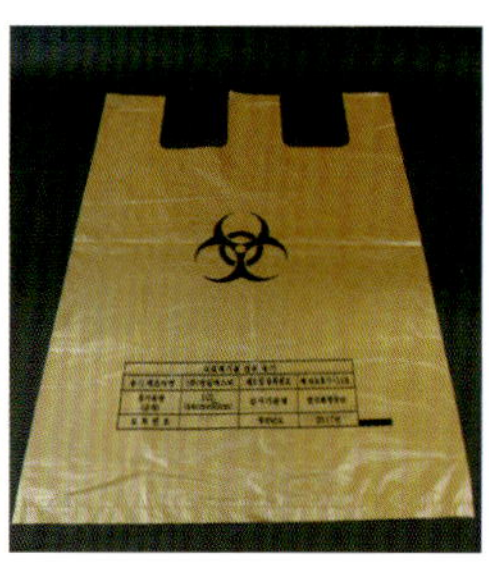	그 밖의 의료폐기물

2. 전용용기의 바깥쪽에 도형과 취급 시 주의사항 표시하고, 도형색상은 의료폐기물 종류별로 상이하다.

표 11-5 봉투형 용기 / 상자형 용기(골판지류, 합성수지류)

도형	의료폐기물 종류	도형색상	
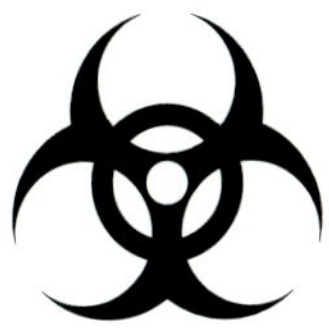	격리 의료폐기물	붉은색	
	위해 의료폐기물(재활용하는 태반은 제외) 및 일반 의료폐기물	봉투형 용기	검정색
		상자형 용기	노란색
	재활용하는 태반	녹색	

※ (도형색상) 붉은색으로 표시하여야 하는 의료폐기물과 노란색 또는 검정색으로 표시하여야 하는 의료폐기물을 혼합 보관할 때에는 붉은색으로 표시한다.

취급 시 주의사항

이 폐기물은 감염의 위험성이 있으므로 주의하여 취급하시기 바랍니다.			
배출자		종류 및 성질과 상태	
사용개시 연월일		수거자	

※ (사용개시 연월일) 의료폐기물을 전용용기에 최초로 넣은 날을 기재. 다만, 봉투형 용기에 담은 의료폐기물을 상자형 용기에 다시 담아 위탁하는 경우에는 봉투형 용기를 상자형 용기에 최초로 담은 날을 적을 수 있다.
(다만, 보관기한 적용 시 봉투형 용기에 기재된 날짜가 기준)

- 사용 중인 전용용기는 내부의 폐기물이 새지 않노록 관리한다.
- 투입이 끝난 전용용기는 밀폐 포장하고, 한번 사용한 전용용기는 재사용을 금지한다.
- 봉투형 용기는 의료폐기물을 그 용량의 75% 이상이 넘지 않도록 하며 위탁처리 시 상자형 용기에 담아 배출한다.
  ※ 상자형 용기는 75% 이상으로 넣을 수 있다.
- 골판지류 상자형 용기의 내부에는 봉투형 용기 또는 내부 주머니를 붙이거나 넣어서 사용해야 한다.
  ※ 봉투형 용기만을 사용하여 담고 이를 골판지류 상자형 용기에 옮겨 담아 배출하는 것은 가능하다.

- 봉투형 용기에 별도 거치대를 사용하는 것도 가능. 거치대는 봉투형 용기의 파손을 방지할 수 있는 견고한 재질로 하고, 내부를 확인할 수 있는 것(투명 플라스틱통 등)이 바람직하며 사용 후 소독이 필요하다.

- 의료폐기물을 담은 봉투형 용기를 이동할 때는 뚜껑이 있고 견고한 전용 운반구를 사용해야 하며, 사용한 전용 운반구는 감염병의 예방 및 관리에 관한 법률 시행규칙 별표 6 제2호 라목에 따른 약물소독의 방법으로 소독하여야 한다.

- 대형 조직물류폐기물과 같이 전용용기에 넣기 어려운 의료폐기물은 내용물이 보이지 않도록 개별 포장하여 내용물이 새어 나오지 않게 밀폐 포장해야 한다.
  ※ 「폐기물관리법」 시행규칙 별표5에 따른 의료폐기물 도형, 취급 시 주의사항를 표기한다.

- 전용용기에 서로 다른 의료폐기물을 혼합 보관하는 것은 가능하다. 다만, 봉투형 용기 또는 골판지류 상자형 용기에는 합성수지류 상자형 용기를 사용해야 하는 의료폐기물을 혼합하여 보관하는 것은 금지해야 한다.
  - 격리 의료폐기물과 혼합된 경우 격리 의료폐기물로 표기해야 한다.
  - 보관기간, 보관방법 등에 있어 엄격한 기준을 적용한다.
    ※ 사용개시일은 혼합된 것 중 가장 빠른 것으로 표기한다.
  - 전용용기 취급 시 주의사항의 '종류 및 성질과 상태' 란에는 혼합 보관하는 의료폐기물의 종류별로 기재하고, 가장 많은 비중을 차지하는 의료폐기물 종류로 전자태그를 발행하여 배출한다.
  - 치아는 조직물류이지만 합성수지류 또는 골판지류 용기에 다른 의료폐기물과 혼합 보관 가능하다.

- 전용용기는 환경부장관이 지정한 검사기관이 별도의 검사기준에 따라 검사하여 합격한 제품만 사용(적정하게 등록된 업체만 제조 가능) 가능하다.

- 격리 의료폐기물을 넣은 전용용기는 용기를 밀폐하기 전에 용기의 내부를 약물소독 하여야 하며, 폐기물을 처리하기 위해 보관시설 외부로 반출하기 전에는 용기의 외부를 약물소독 해야 한다.

2) 보관 기준 및 방법

1. 의료폐기물 종류별로 정해진 보관기간을 초과하여 보관할 수 없다.
   다만, 천재지변, 휴업, 시설 보수 및 그 밖의 부득이한 사유로서 시도지사 및 지방환경관서장의 인정을 받은 경우 예외 가능하다.
2. 의료폐기물 종류별로 적정한 보관시설에 보관하여야 하며, 보관 시설은 전용의 냉장시설, 밀폐된 전용의 보관창고*로 구분한다.
   * 의원, 보건지소, 보건진료소, 혈액원, 검역소, 동물검역기관, 동물병원, 국가나 지자체 시험 · 연구기관, 학술연구나 제품의 제조 · 발명에 관한 시험 · 연구소, 장례식장, 교도소 · 소년교도소 · 구치소 등에 설치된 의무시설, 기업체 부속 의무시설(100㎡ 이상), 사단급 이상 군부대에 설치된 의무시설, 노인요양시설은 밀폐된 전용 보관창고가 아닌 별도의 보관장소에 보관해야 한다.

표 11-6 의료폐기물 종류별 보관시설, 전용용기 및 보관기간

종 류		보관시설	전용 용기*	도형 색상	배출자 보관기간
격리 의료폐기물		• 조직물류 폐기물과 성상이 같은 폐기물 – 전용 냉장시설(4℃ 이하) • 그 밖의 폐기물 – 밀폐된 전용 보관창고	상자형 (합성수지)	붉은색	7일
위해의료 폐기물	조직물류	• 전용 냉장시설(4℃ 이하) ※ 치아 및 방부제에 담긴 폐기물은 밀폐된 전용 보관창고	상자형 (합성수지) ※치아 제외	노란색	15일 ※치아 : 60일
	조직물류 (재활용하는 태반)	전용 냉장시설(4℃ 이하)	상자형 (합성수지)	녹 색	15일
	병리계	밀폐된 전용 보관창고	봉투형	검정색	15일
			상자형(골판지)	노란색	
	손상성	밀폐된 전용 보관창고	상자형 (합성수지)	노란색	30일
	생물 · 화학	밀폐된 전용 보관창고	봉투형	검정색	15일
			상자형(골판지)	노란색	
	혈액오염	밀폐된 전용 보관창고	봉투형		15일
			상자형(골판지)	노란색	
일반 의료폐기물		밀폐된 전용 보관창고	봉투형	검정색	15일**
			상자형(골판지)	노란색	

* 액체 상태 의료폐기물은 상자형(합성수지) 사용
** 일반 의료폐기물 중 입원실이 없는 의원, 치과의원 및 한의원에서 발생되는 것으로 섭씨 4도 이하로 냉장보관하는 경우 30일까지 가능

3. 보관창고 기준

- 바닥과 안벽은 타일 · 콘크리트 등 물에 잘 견디고, 세척이 쉬운 자재로 설치하여야 하며, 항상 청결을 유지한다.
- 소독약품 및 장비를 비치한다.
- 밖에서 볼 수 없는 구조를 외부인의 출입을 제한하며 주 1회 이상 약물소독한다.
- 보관중인 의료폐기물의 종류 · 양 · 보관기간 등을 기재한 표지판을 설치하다.

표 11-7 의료폐기물 보관표지판

<table>
<tr><td rowspan="6">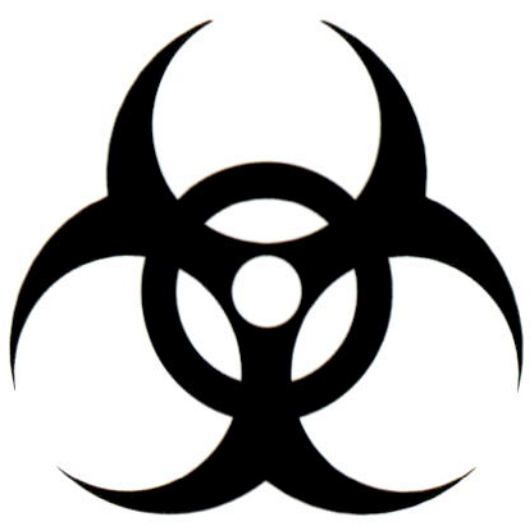</td><td colspan="2">의료폐기물 보관표지</td></tr>
<tr><td>① 폐기물종류:</td><td>② 총보관량 : 킬로그램</td></tr>
<tr><td>③ 보관기간:</td><td>④ 관리책임자:</td></tr>
<tr><td colspan="2">⑤ 취급 시 주의사항
· 보관 시 :
· 운반 시 :</td></tr>
<tr><td colspan="2">⑥ 운반장소:</td></tr>
</table>

※ ① (설치위치) 보관창고와 냉장시설의 출입구 또는 출입문에 각각 부착
② (규격) 가로 60cm이상×세로 40cm이상(냉장시설은 가로 30cm이상×세로 20cm이상)
③ (색깔) 흰색 바탕에 녹색 선과 녹색 글자

4. 냉장시설

- 4℃ 이하의 설비를 갖추고, 보관중에는 냉장설비를 항상 가동하여야 하며 정상 작동되는 온도계를 부착한다.

03 의료폐기물 분리배출

1) 분리배출 필요성

의료기관에서 불필요하게 과다한 양이 배출됨에 따라
현행 처리 시설 용량 부족 상황이 발생되어 처리단가 상승 등의 원인이 됨.

※ 의료기관 발생 모든 폐기물 ≠ 의료폐기물
의료기관 발생 감염 우려 폐기물 = 의료폐기물

(1) 일반폐기물 혼합 배출로 불필요한 의료폐기물 증가

- 의료폐기물 전용용기별로 상당량의 일반폐기물(포장재, 플라스틱 등)이 혼합 배출되는 것으로 확인되고 있다.

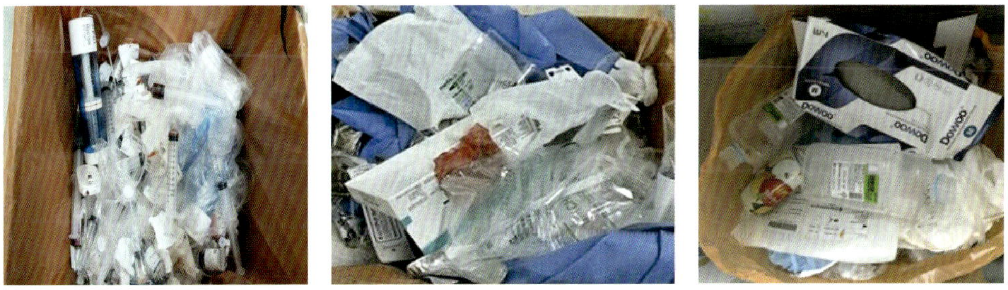

그림 11-2 | 일반폐기물로 배출될 수 있는 포장재, 종이류, 플라스틱류 등이 의료폐기물로 혼합배출

(2) 발생량에 대비하여 이를 처리할 수 있는 처리시설은 부족

- 의료폐기물은 감염성 우려에 따라 전용 처리시설에서만 처리 가능하나 의료폐기물 발생량은 급증하고 처리업체 처리용량은 한계에 임박하였다.
- 주민 및 지자체의 입지 반대가 강해 의료폐기물 처리시설의 신규 설치나 시설 증설이 곤란하다.
- 발생량 증가는 처리단가 상승의 원인이 되며, 향후 의료폐기물을 적정하게 위탁하지 못해 병원 내 장기 보관해야 되는 상황까지 발생할 수 있다.

2) 분리배출 방법

(1) 의료폐기물 분리배출 의미

병원 내 발생되는 폐기물 중 의료기기 또는 의약품 포장용기 및 의료행위와 무관한 입원환자 · 내원객이 배출하는 일반폐기물이 의료폐기물로 혼입되는 것을 방지한다.

< 의료폐기물 전용용기 합리적 사용 >

- (관리실태) 병원 내 많은 장소(병동, 병실, 로비 등)에 다수의 전용용기를 비치하여 1~2회/일 수거해 배출하고 있어 전용용기에 의료폐기물이 다 채워지지 않은 상태로 배출되고 있다.
  - 전용용기의 자체 무게도 상당(특히 합성수지 용기)하나 다수의 병원에서는 소량의 의료폐기물만 담긴 채 배출되고 있다.
  - 봉투형 용기만 사용하고 이를 수거해 하나의 골판지류 상자에 여러 개의 봉투형 용기를 담아 배출할 수도 있으나 다수 병원에서는 개시 단계에서부터 골판지류 상자에 봉투형 용기를 끼워 사용하고 있다.
- (개선방안) 다수의 봉투형 용기를 하나의 골판지 용기에 담아 배출한다.
  - 봉투형 용기 거치대를 활용하여 의료폐기물을 담고, 봉투형 용기가 75% 미만 수준으로 담겼을 때 전용 운반구로 옮겨 골판지 용기로 배출한다.
  - 거치대는 봉투형 용기의 파손을 방지할 수 있는 견고한 재질로 하고, 내부를 확인(불투명 재질의 경우 의료폐기물임을 나타내는 도형 등을 표시) 할 수 있으며 사용 후 소독이 필요하다.

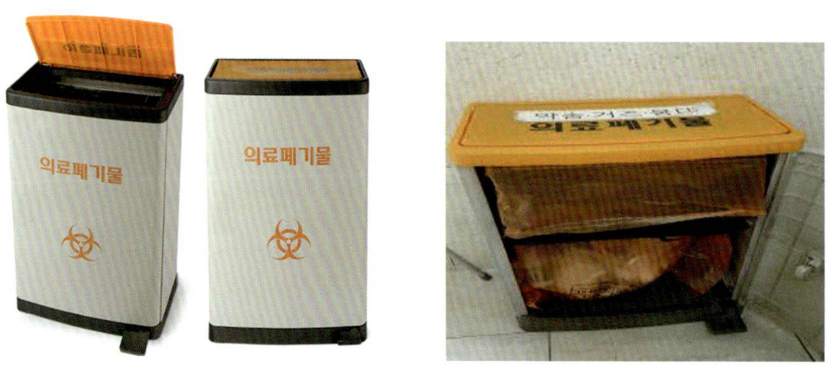

그림 11-3 | 봉투형 용기 거치대 활용 사례

– 또한, 합성수지 용기의 경우 불필요한 대형 용기 사용은 자재하고 발생되는 양을 고려한 적정 크기의 용기를 사용해 대형 용기에 소량의 의료 폐기물이 담겨진 상태에서 배출되는 것을 자재한다.

※ 합성수지 용기 1ℓ - 0.16kg, 10ℓ - 0.7kg, 20ℓ - 1.15kg 수준

- 전용용기 개시 후 내용물이 거의 채워지지 않았음에도 1~2일 사용 후 밀봉하여 배출하는 것은 자재하고, 의료폐기물 보관기간을 고려하여 전용용기의 효과적를 사용해야 한다.

04 오염된 날카로운 기구 관리

오염된 날카로운 기구는 감염성이 있으므로 규제된 폐기물로 간주된다. 예를 들어, 치과에서 사용하는 주삿바늘 · 칼날 · 봉합바늘 · 치과용 버 · 근관치료 파일 · 리머 · 브로치 · 기구 · 깨진 유리가 포함된다. 이러한 기구를 다루고 처리하는 사람들에게는 직업상의 위험이 제기된다. OSHA에서는 날카로운 것들은 반드시 구멍이 잘 뚫리지 않는 용기에 보관하고, 가능한 가까운 위치에 두도록 권고하고 있다. 각 치과 작업대마다 날카로운 도구를 담는 용기를 비치하는 것이 최상이다. 사용된 주삿바늘은 절대 재사용하거나 양손을 사용하여 조작하거나 혹은 바늘의 끝이 신체의 어떤 부위를 향해서도 안 되며, 주삿바늘을 폐기하기 전에 절대로 구부리거나 부러뜨려도 안 된다. 날카로운 기구를 다룰 때 적절한 개인 보호구를 착용하는 것도 중요하다(**그림 11-4, 5, 6**).

<날카로운 기구 관리 권장사항>

- 날카로운 기구를 담는 용기는 가열 멸균한다.
- 멸균과정을 모니터한다.
- 날카로운 기구는 용기에 완전히 채우지 않도록 한다.
- 환기구가 있다면 열어둔다.
- 가압증기멸균기의 상단에 용기를 위치시킨다.
- 기구 용기를 40~60분 처리한다.

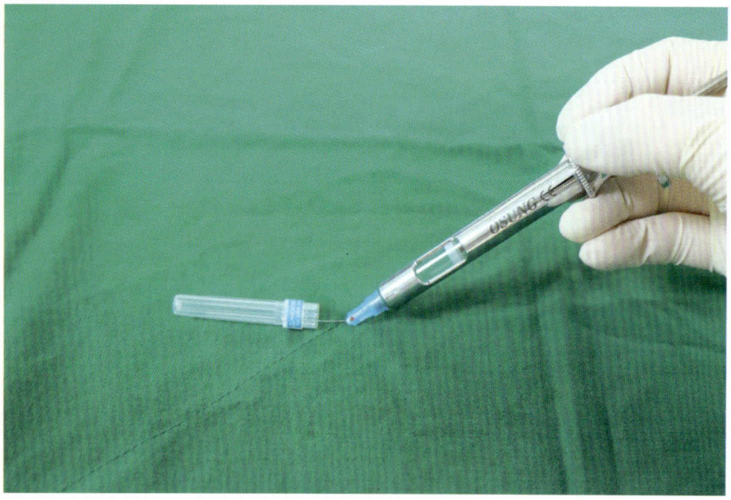

그림 11-4 | 주사침 덮개를 닫을 때 한 손으로 사용하는 기법

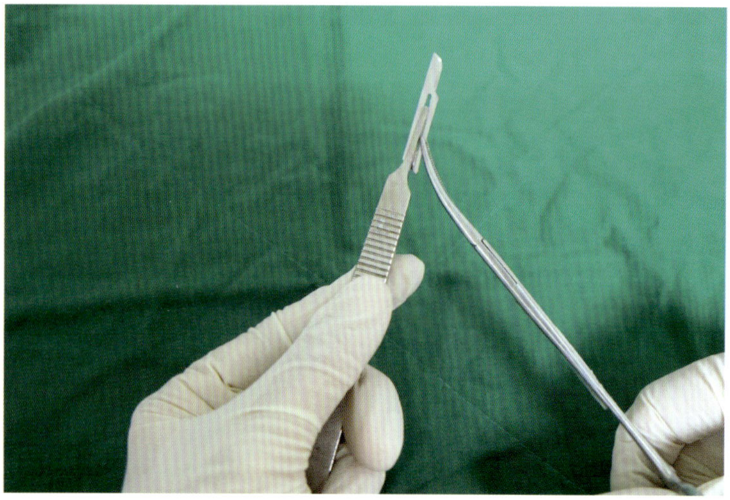

그림 11-5 | 지혈겸자를 이용하여 외과용 칼날 제거

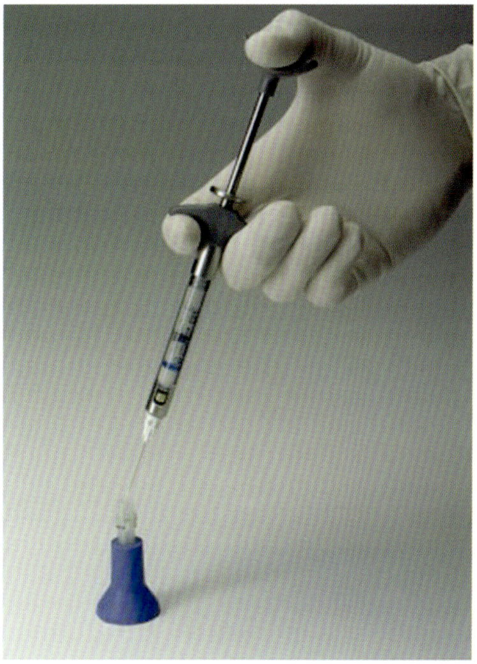
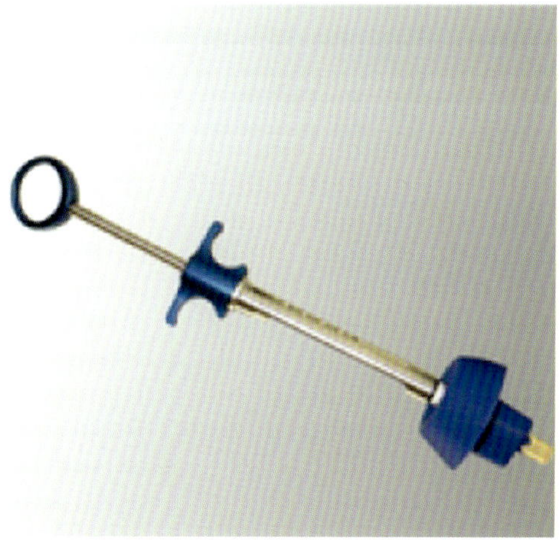

그림 11-6 | Needle protector 사용

05 혈액 및 체액폐기물 관리

OSHA에 따르면, 압축했을 때 액체나 반유동체 상태로 흘러나오는 혈액이나 기타 감염 가능 물질, 또는 처리하는 동안 혈액이 흘러나올 가능성이 있는 재료들은 규제된 폐기물로 간주한다. 치과에서는 일반적으로 치주 수술과 구강 외과 수술 때 사용된 거즈와 코튼 제품을 규제된 폐기물로 적용한다. 만약 거즈가 혈액이나 타액에 흠뻑 젖었거나 눌렀을 때 혈액이나 타액이 흘러나오면 규제된 폐기물 용기에 폐기해야 한다. 이러한 폐기물을 처리할 때는 에어로졸의 가능성 때문에 장갑 · 보안경 · 마스크 · 보호복과 같은 적절한 개인 보호구를 착용해야 한다.

06 일회용 물품

일회용 물품은 한 명의 환자에게만 사용하고 폐기하도록 제작된 것이다. 일회용품은 일반적으로 내열성이 없고, 세척력이 떨어지기 때문에 다른 환자에게 재사용할 목적으로 재처리(세척 · 소독 · 멸균)를 하는 물품이 아니다. 일회용 물품 사용설명서에는 물품 사용 후 폐기하도록 표기된 것도 있고, 표기되지 않은 것도 있지만 재처리과정에 대한 설명은 없다.

1) 일회용품

치과에서 사용하는 일회용품에 마취제 앰플 · 주삿바늘 · 연마용 컵 · 브러시 · 러버댐 시트 · 타액흡입기 · 플라스틱 교정 브라켓 · matrix bands · 나무 또는 플라스틱 wedge 등이 있다. 가끔 일회용 용품 중에 재사용이 가능하고 내열성 제품이 있는데, 고성능 흡입기 팁과 메탈 인상용 트레이 · 연마용 앵글 · Bur · air-water syringe tip 등이 대표적이다. 이 중 재사용이 가능한 물품 상당수는 안쪽까지 세척하기가 어려우므로 일회용으로 사용하는 것이 더 안전하고 쉬우며 비용면에서도 더 효율적일 수 있다. 구강 내 수술 시 사용되는 일회용 기구나 용품(예: 코튼롤, 거즈, 세척용 시린지)은 사용 시점에 멸균상태여야 하기 때문에 제조업체에서는 이런 물품들은 단일용량으로 공급하고 있다. 일회용 안전 기구도 점차적으로 사용이 증가하고 있다. 칼날이나 주삿바늘을 제거할 필요가 없는 외과 안전칼날과 마취주사 안전바늘이 제품화되어 있고, 이런 기구는 사용자가 사고로 찔리는 것을 방지하는 데 도움이 된다.

치과진료 영역에서 장비나 기타 주변 환경 표면을 보호하는 데 사용되는 표면 방호막에는 투명한 플라스틱 랩 · 봉투 · 덮개 · 튜브 및 부직포, 플라스틱 포 등이 있다. 표면 방호막은 개봉되기 전까지 멸균상태를 유지해야 하며, 환자마다 새것을 사용해야 하고 사용 후에는 폐기해야 한다.

치과에서 주로 사용되는 개인 보호구에는 장갑 · 마스크 · 보안경 · 보호복이 있다. 장갑과 마스크는 환자마다 새 것을 사용해야 하고 재사용하지 않도록 한다. 보호복이나 안면 보호대 및 보안경은 일회용이지만 재사용이 가능하다.

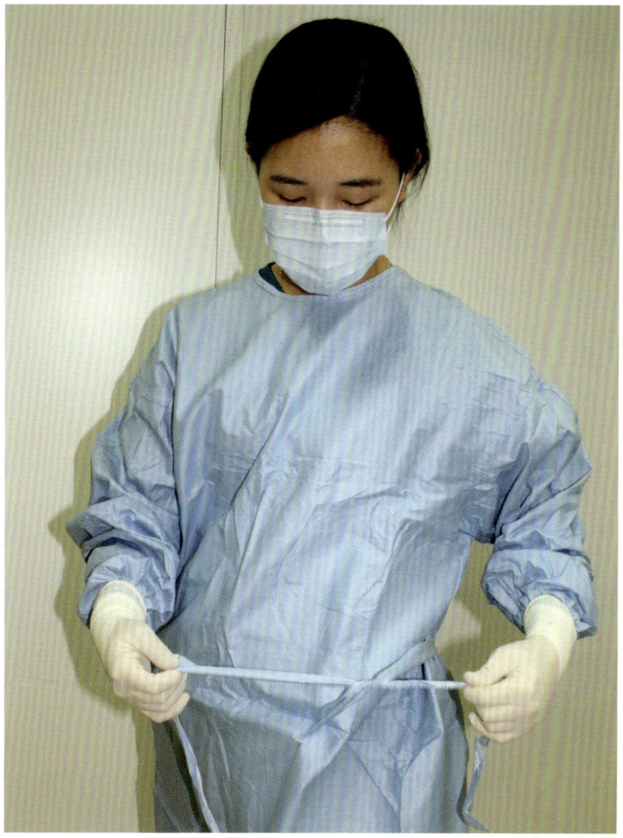

그림 11-7 | 일회용 수술복 · 마스크 · 글러브

2) 일회용품 사용 시 장단점

일회용품을 사용하면 교차감염의 위험성을 차단하여 감염 통제의 효율성이 높아진다. 그러나 일회용품의 단점은 해로운 비생분해성 플라스틱 물질을 환경에 폐기한다는 점이다. 또한 일부 일회용품은 재사용이 가능한 동종 물품에 비해 기능성이 떨어질 수 있고 가격이 비싸다는 단점이 있다. 따라서 일회용 물품과 재사용이 가능한 물품의 비용 효율성을 비교할 때는 일회용품의 가격뿐만 아니라, 재사용이 가능한 물품을 정화하고, 재처리하는 데 소요되는 비용과 시간도 고려해야 한다.

3) 일회용품의 폐기

일회용품 중 대다수는 일반 쓰레기로 폐기할 수 있다. 그러나 일부 물품은 규제 폐기물에 해당되기 때문에 특수한 용기에 담아서 폐기해야 한다. 예를 들면 주삿바늘, 외과용 칼날, 기타 날카로운 물품은 반드시 구멍이 잘 뚫리지 않는 적절한 용기에 담아서 보관하고 폐기해야 한다(그림 11-8).

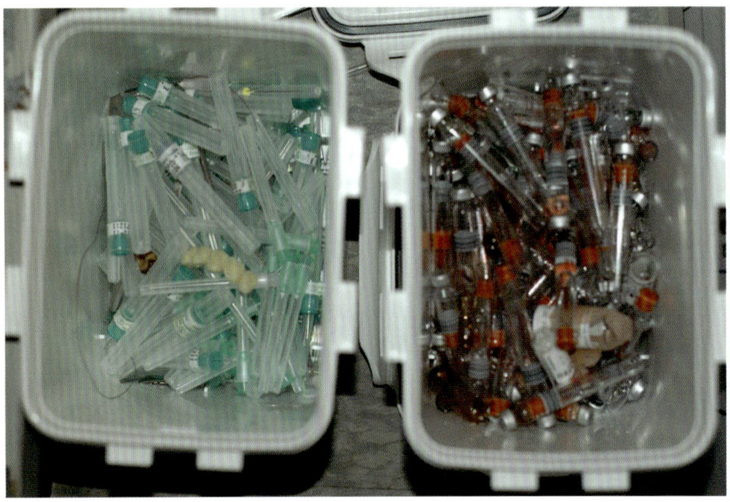

그림 11-8 | 일회용 규제 폐기물 처리

REPORT

■ 학번:

■ 이름:

1. 의료폐기물의 유형에 따라 분류하시오.

2. 날카로운 기구의 관리방법에 대해서 설명하시오.

3. 일회용 물품 처리과정에 대해 설명하시오.

12 감염관리 활동

1. 감염관리 프로그램의 운영
2. 감염관리 교육
3. 감염감시

학습목표

1. 감염관리의 업무를 설명할 수 있다.

핵심용어

- **감염감시(surveillance)**
  병원 내 감염의 발생과 분포, 발생위험의 증감 요인이 되는 조건이나 상황을 체계적으로 계속 관찰하는 것이다.

감염관리실은 의료법에 명시된 의료기관 내 감염관리의 핵심을 이루는 감염관리 담당 상설기구이다. 보통 감염관리 의사와 감염관리 전문간호사가 중심이 되고, 이들의 활동을 뒷받침할 인원 등으로 이루어진다. 감염관리의 가장 기본이 되는 감염감시, 유행 발생 조사, 감염관리 교육 및 상담 등의 주요업무를 시행한다.

감염관리 활동은 환자와 관련된 부분, 병원의료진과 관련된 감염관리 활동, 병원환경 및 시설과 관련된 감염관리 등 크게 3부분으로 나누어 진행한다.

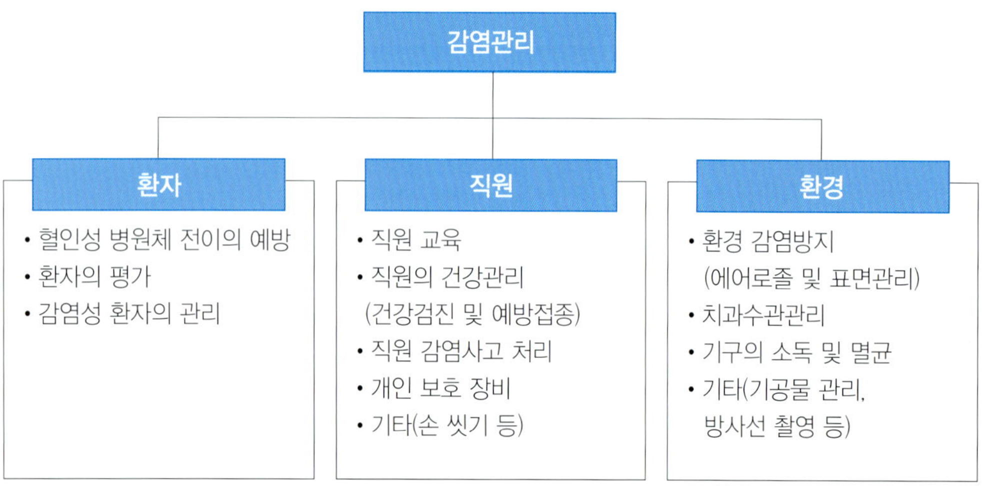

그림 12-1 | 감염관리 활동

01 감염관리 프로그램의 운영

(1) 병원의 원장, 부원장, 각 진료과장, 감염관리실장, 간호부장 등 병원 내 영향력이 있는 부서 책임자의 적극적 참여를 이끌어내야 한다.

(2) 병원 감염관리에 대한 의견을 토론하고 수렴하고 결정한 후 이를 회의록에 남긴다.

(3) 감염대책위원회 안건을 준비, 결정에 조언하며 그 결정사항을 집행하는 역할을 한다.

(4) 감염관리실의 활동에 대한 당위성 제공 및 행정지원을 할 수 있도록 한다.

(5) 감염관리에 대한 전문지식을 바탕으로 기획능력과 경영능력 등 행정력을 개발 한다.

(6) 병원의 운영전반에 대한 병원기획 및 운영의 흐름을 파악한다.

(7) 감염관리 실무팀의 운영을 통해 위원회에서 결정된 사항이 합리적으로 실행될 수 있도록 돕는다.

(8) 전반적인 운영사항에 대한 평가를 실시한다.

(9) 평가 시 원활한 의사소통이 되지 않는 각 부서는 부서장과 상의하여 실행, 조정한다.

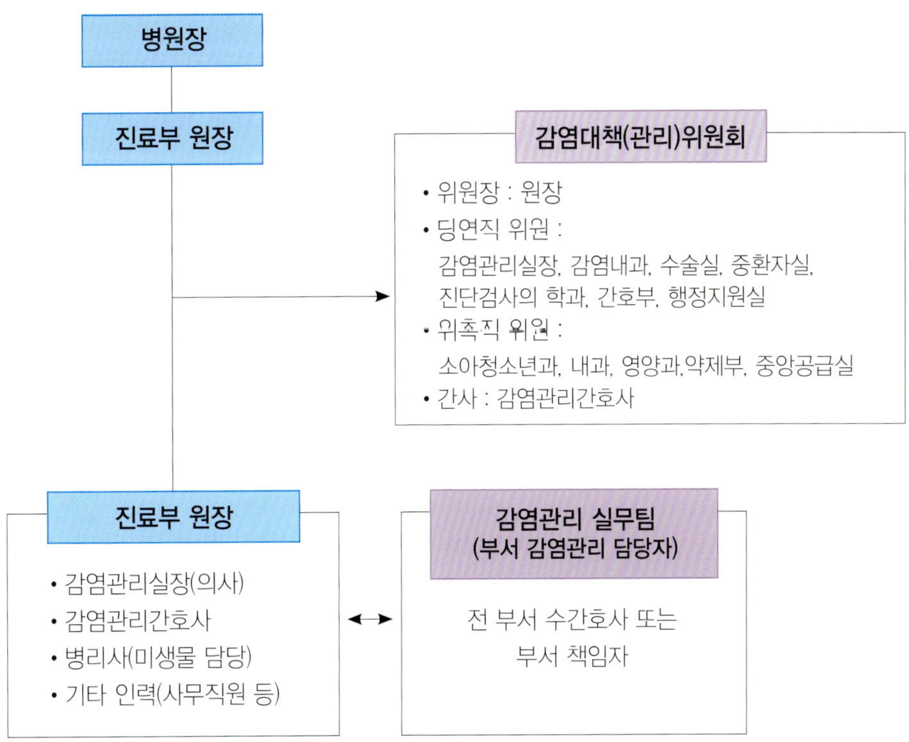

그림 12-2 | 병원 내 감염관리 위원회 조직도

2) 감염관리 규정 및 지침 작성

(1) 감염관리 규정 및 지침을 작성하고 변경해야 할 내용이 있는지 수시로 확인한다.
(2) 변경되는 사항은 필요성 여부를 판단한 뒤 병원 실정에 적합한 내용으로 보완하고, 해당 부서가 있으면 협의를 거친 후 지침을 작성 또는 수정한다.
(3) 최종적으로 수정 또는 신규 작성된 안에 대해서는 감염대책위원회의 재가를 받아 시행한다.
(4) 작성된 지침은 전 부서 또는 해당 부서에 배부한다.
(5) 매년 또는 주기적으로 변경된 지침내용을 정리하여 지침서를 수정한다.
(6) 각 부서 또는 진료과별로 필요한 감염관리 규정 및 지침 작성 시 자료를 제공하고협조하며 작성된 내용을 검토한다.

3) 각종 시술 및 간호의 감염관리 수행평가

(1) 감염관리를 환자에게 실제로 수행하는지 확인하고 수정사항이나 문제점이 있는지 파악하여 교정한다(간호 관리자나 각 부서장 등에 의한 간접적인 평가도 가능하다).
(2) 새로 시행되는 지침, 규정에 대한 수행도 및 실제 수행여부를 확인한다.
(3) 수행 상 문제 되는 사항의 문제점을 파악하고 적절한 감염관리를 시행하도록 중재한다.

4) 감염관리 관련 물품과 기구 및 소독제의 평가

(1) 환자 진료에 관련된 물품과 기구 및 소독제가 감염관리와 관련하여 효과적인지 평가한다.
(2) 적은 비용으로 동일한 효과가 있는 물품이나 기구 및 소독제가 있으면 이를 대체하여 비용 절감에 기여한다.
(3) 병원 직원을 감염에서 보호하기 위하여 필요한 장비나 기구 및 소독제가 있으면 이를 사용하도록 권장하고 조치한다.

02 감염관리 교육

병원감염 예방을 위해 직원들에게 적절하고 새로운 감염 예방 지식과 활용 가능한 기술을 알려 줌으로써 질적으로 향상된 환자서비스를 제공할 수 있다. 병원 직원들을 적절한 시기에 정규적으로 감염관리에 관한 내용을 교육하고 특히, 시기를 정하여 직원들의 감염관리에 대한 경각심을 일으키는 행사를 주관하는 것도 효과적이다. 직종과 교육적 요구를 고려하여 진행하도록 한다. 특히 직원을 신입직원과 재직직원으로 나누어 교육내용을 달리하여 교육해야 한다. 또한 정규직 외에 파트타임 직원이나 보조원 · 미화원 등도 감염관리에 미치는 영향이 크므로 이들도 정기적으로 교육해야 한다. 또한 감염과 연관된 환자, 보호자도 감염예방 교육을 해야 한다.

1) 직원 교육

(1) 매년 직원에게 필요한 교육계획을 수립하고 프로그램을 작성하여 수행한다. 모든 교육 프로그램에 대하여 교육내용과 시행 일자, 대상자 등을 기록하여 보관한다. 감염관리실에서 주관하는 교육 프로그램에 대해서는 교육 후 평가를 실시하고 추후 보완자료로 이용한다.
(2) 진료부서 또는 교육담당 부서에서 시행하는 감염관리 교육에 협조한다.
(3) 변경되는 규정과 지침, 정책 등에 대하여 병원직원에게 알리고 홍보한다.

2) 교육자료 개발

(1) 감염관리 교육자료(팜플릿 · 포스터 · 비디오 · CD · ROM, 기타 안내문 등)을 제작, 활용한다.
(2) 교육자료의 활용계획을 수립하여 시행하고, 유지 보관하여 자료의 유효성 여부를 주기적으로 평가하여 수정, 보완한다.

3) 전체 감염관리 교육 및 홍보

감염관리에 대한 주의를 환기시키고 새로운 습관 형성을 위해 감염관리 주간 행사와같은 홍보성 행사를 실시하는 것도 효과적이다.

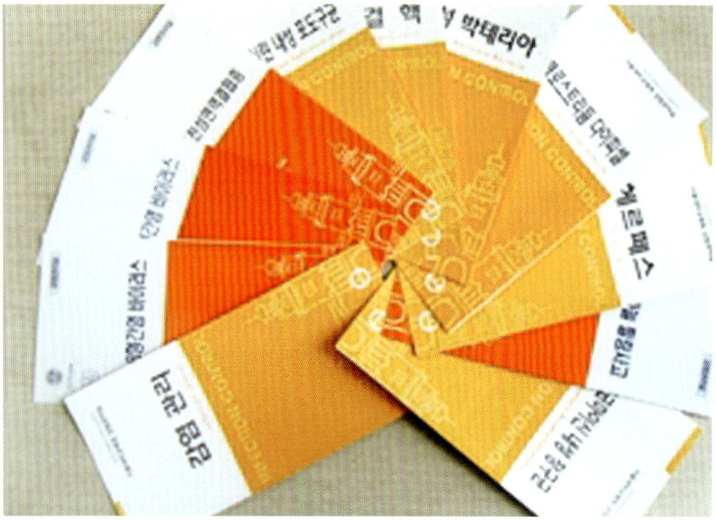

그림 12-3 | 감염관리 교육자료(서울대병원)

03 감염감시

1) 정의

병원 감염감시(surveillance)는 병원 내 감염의 발생과 분포, 발생위험이 증감 요인이 되는 조건이나 상황을 체계적으로 계속 관찰하는 것을 말하며, 이렇게 수집된 자료를 정기적으로 분석하여 감염발생 문제 해결에 적절한 행동을 취할 수 있는 사람에게 보고하는 과정까지가 모두 포함된다.

(1) 조사하려는 상황을 상세하고, 구체적으로 정의한다.
(2) 관련 자료를 체계적인 방법으로 수집한다.
(3) 자료는 평가하기에 적절한 방식으로 정리하고 표로 만든다.
(4) 자료를 분석하고 설명한다.
(5) 감염감시의 자료를 보고한다.

2) 목적

(1) 병원감염 발생률을 감소시킨다.
(2) 그 병원에서 통상적으로 발생하는 감염의 수준을 규명한다.
(3) 유행 발생을 찾아낸다.
(4) 의료인에게 감염관리 방법을 적용하도록 확신을 준다.
(5) 감염관리 방법을 평가한다.
(6) 병원평가 기관의 기준에 부합된다.
(7) 법적인 문제발생에 대비한다.
(8) 병원 간 감염 발생률을 비교할 수 있다.

3) 순서

(1) 감염발생의 규모와 범위를 파악하여 감염감시의 종류와 범위를 결정한다.
(2) 감염감시의 대상을 선정하고 감염의 정의, 위험요인, 기타 조사 항목결정, 조사양식을 개발한다.
(3) 감염감시의 계획서를 작성하고 조사자료의 배부 범위와 활용계획을 수립한다.
(4) 감염발생 조사에 소요되는 시간과 인력을 계산하여 적절한 인력이 배치되도록 조정한다.
(5) 감염감시를 시행한다.
(6) 조사된 감염발생 자료를 정리하여 보고서로 작성하며 비교 가능한 자료와 통계 검증을 실시하고, 가능하면 위험 요인도 분석한다.
(7) 분기별 또는 월별로 해당 부서장과 감염관리위원회에 보고한다.
(8) 보고서와 통계 검증된 자료를 근거로 하여 위험요인을 구분하여 중재 가능한 방법이 있으면 중재계획을 수립하여 시행한다.

REPORT

■ 학번:

■ 이름:

1. 치과진료실에서 적용하고 있는 감염관리 사항을 나열하시오.

2. 효과적인 감염감시를 위한 개선사항을 설명하시오.

참고문헌

1. 김광수 외. 치과위생사를 위한 감염방지 및 안전기준. 2007. 고문사.
2. 신호성 외. 임상적용을 위한 치과감염관리 제안. 2011. 한국보건사회연구원.
3. 치과진료실에서의 감염방지. 대한치과의사협회, 2003.
4. 통계청(http://kostat.go.kr/wnsearch/search.jsp) 사망원인통계.
5. 2017 치과병원 인증기준집(보건복지부, 의료기관평가인증원)
6. 2020 의료폐기물 분리배출 지침(환경부)
7. ADA Councils on Dental Materials, Instruments, and Equipment; Dental Practice; and Dental Therapeutics. Infection control recommendations of the dental office and the dental laboratory. J Am Dent Assoc 1992;suppl:1-8.
8. American Dental Association Council on Dental Materials and Equipment. Disinfection of impressions. J Am Dent Assoc 1991;122:110.
9. American Dental Association Council on Scientific Affairs and ADA Council on Dental Practice. Infection control recommendations for the dental office and the dental laboratory. J Am Dent Assoc 1996;127:672-680.
10. American Dental Association Council on Scientific Affairs. An update on radiographic practices: information and recommendations. J Am Dent Assoc 2001;132:234-238.
11. Bartoloni JA, Charlton DG, Flint DJ. Infection control practices in dental radiology. Gen Dent 2003;51:264-271.
12. CDC. Guidelines for infection control in dental healthcare settings. MMWR 2003;51(RR-17):1-66.
13. CDC. Guidelines for infection control in dental health care settings-2003. MMWR 2003;52(RR-17):1-66.
14. CDC. Perspectives in disease prevention and health promotion. Summary of the Agency for Toxic Substances and Disease Registry report to Congress: the public health implications of medical waste. MMWR 1990;39:822-824.
15. CDC. Transmission of hepatitis B and C viruses in outpatient settings-New York, Oklahoma, and Nebraska, 2000-2002. MMWR 2003;52:901-906.

16. Fed Regist 2001;66:5317-5325. [As amended from and includes 29 CFR Part 1910.1030.] Occupational exposure to bloodborne pathogens; final rule. Fed Regist 1991;56:64174-64182.
17. Food and Drug Administration. Labelling recommendations for single-use devices reprocessed by third parties and hospitals; final guidance for industry and FDA. Rockville, MD: U.S. Department of Health and human Services. Food and Drug Administration ;2001.
18. Gerhardt DE, Sydiskis RJ. Impression materials and virus. J AM Dent Assoc 1991;122:51-54.
19. Greene R. State and territorial association on alternate treatment technologies. Technical Assistance Manual: State Regulatory Oversight of Medical Waste Treatment Technologies. 2nd ed. Washington, DC: U.S. Environmental Protection Agency; 1994.
20. http://blog.naver.com/hachi666
21. Hussain SMA, Tredwin CJ, Nesbit M, et al. The effect of disinfection on irreversible hydrocolloid and type gypsum cats. Eur J Prosthodont Restor Dent 2006;14:50-54.
22. Modified from Treating Opportunistic Infections Among HIV-infected Adults and Adolscents. MMWR Morb Mortal Weekly RR 2004;53(RR-15):1-113.
23. National Center for Policy Analysis. Health issues; hospitals "recycling" single-use medical items. http://www.ncpa.org/pi/health/pd091599c.html. Accessed July 10,2008.
24. Neely AN, Weber JM, Daviau P, et al. Computer equipment used in patient care within a multihospital system: recommendations for cleaning and disinfection. Am J Infect Control 2005;33:233-237.
25. Palenik CJ. Managing regulated waste in dental environments. J Contemp Dent Pract 2003;4:76.
26. Pantera Jr EA, Schuster GS. Sterilization of extracted human teeth. J Dent Educ 1990;54:283-285.
27. Parsell DE, Stewart BM, Barker JR, et al. The effect of steam sterilization on the physical properties and perceived cutting characteristics of extracted teeth. J Dent Educ 1998;62:260-263.
28. Practical infection control in dentistry. 3th edition. John A. Molinari and Jenniffer A. Harte. Lippincott Williams & Wilkins. 2010.
29. Rutala WA, White MS, Gergen MF, et al. Bacterial contamination of keyboards: efficacy and functional impact 2006;27:372-377.
30. Sehulster LM, Chinn RYW, Arduino MJ, et al. Guidelines for environmental infection control in healthcare facilities. Recommendations from CDC and the Healthcare Infection Control Practices Advisory Committee(HICPAC). Chicago, IL: American Society for Healthcare Engineering/American Hospital Association;2004.
31. U.S. Department of Labor, Occupational Safety, and Health Administration. 29 CFR Part 1910.1030. Occupational exposure to bloodborne pathogens: needlesticks and other sharps injuries; final rule.

13

부록

01 감염관리위원회 구성

1) 위원회의 역할

병원감염의 효율적 관리를 위한 최고의사결정기구이며, 감염관리 프로그램을 총괄한다. 감염관리실의 실무 담당자에게서 감염발생, 관리대책에 대한 보고를 받고 정책과 규정을 심의하며 결정된 정책이 원내 각 부서에 잘 전달되고, 시행되도록 지원하는 것이 주임무이다. 의료법 제43조(2009. 4. 23 개정)에 제시된 감염대책위원회의 역할은 다음과 같다.

가) 병원감염에 대한 대책, 연간 감염예방계획의 수립 및 시행에 관한 사항
나) 감염관리요원의 선정 및 배치에 관한 사항
다) 전염병예방법 제2조의 규정에 의한 전염병 감염환자의 처리에 관한 사항
라) 병원의 전반적인 위생관리에 관한 사항
마) 병원감염관리에 관한 자체 규정의 제정 및 개정에 관한 사항
바) 병원감염관리 실적의 분석 및 평가에 관한 사항
사) 직원의 감염관리 교육에 관한 사항
아) 감염과 관련된 직원의 건강관리에 관한 사항
자) 그 밖에 병원감염관리에 관한 중요한 사항

2) 위원회의 구성

감염관리의 실무를 맡는 감염관리 팀과 병원 내 주요 부서의 대표 및 위원장으로 구성된다. 내부 위원으로는 내과, 외과, 소아과, 수술부, 중환실 등 진료부서와 행정부, 간호부, 약제부, 시설부, 중앙공급실 등의 대표가 포함될 수 있다. 의료법 제32조 제2항에서 명시된 위원회의 구성은 다음과 같다.

가) 위원회는 위원장 1인을 포함한 7인 이상 15인 이하의 위원으로 구성한다.
나) 위원장은 당해 종합병원의 장이 되고, 부위원장은 위원에서 위원장이 지명한다.
다) 위원은 다음 각 호의 1호에 해당하는 자와 당해 종합병원의 장이 위촉하는 외부 전문가로 한다.
(1) 부원장 또는 진료부장
(2) 수술부장 또는 수술과장
(3) 간호부장 또는 간호과장
(4) 진단검사의학과장
(5) 감염관련의사 및 당해 종합병원의 장이 필요하다고 인정하는 자

라) 제3항 각 호에 해당하는 자는 당연직 위원으로 하되 그 임기는 해당 부서의 재직기간으로 하고, 위촉하는 위원의 임기는 2년으로 한다.

3) 위원회의 운영

정기적으로 위원회를 개최하고, 임시회의를 위원장이 결정하여 개최할 수 있으며 감염발생 감시와 유행이 있었으면 이에 대한 자료를 보고한다. 의료법에서 명시된 위원회의 운영에 관한 사항은 다음과 같다.

가) 위원회는 정기회의와 임시회의로 운영한다.

나) 정기회의는 연 2회 개최하고, 임시회의는 위원장이 필요하다고 인정하는 때 또는 위원 과반수의 소집요구가 있는 때에 개최할 수 있다.

다) 회의는 제적위원 과반수의 출석과 출석위원 과반수의 찬성으로 의결한다.

라) 위원장은 위원회를 대표하며 업무를 총괄한다.

마) 위원회는 회의록을 작성하여 참석자의 확인을 받은 후 이를 비치해야 한다.

바) 그 밖에 위원회의 운영에 관하여 필요한 사항은 위원장이 정한다.

예시

1) 감염관리위원회 운영 내규

제1장 명칭 및 설치장소

제1조 본 위원회는 00병원 감염관리위원회라 한다.

제2조 본 위원회는 00병원 내에 둔다.

제2장 구성인원

제3조 실행위원

1. 위원장과 부위원장을 포함하여 15명 내외로 하며, 병원장이 위원장을 임명한다. 위원 중 수술실장, 감염관리실장, 임상병리과 세균부담당교수, 간호부장, 수술실 및 중앙공급실 간호과장, 중환자실장은 당연직 위원이 된다.
2. 위원장은 본위원회를 대표하고 회의를 주재한다. 부위원장은 위원장을 보좌하고 위원장 유고시 업무를 대리한다.
3. 위원회의 업무수행을 원활히 하기 위하여 간사 1인을 두며 간사는 위원장이 임명한다.

제4조 참관위원

위원회 위원장은 효율적인 회의를 위하여 병원 각 부서의 장 또는 담당자의 참관을 요청할 수 있으며, 요청받은 참위원은 특별한 사유가 없는 한 참석하여야 한다.

제3장 목적 및 업무

제5조 위원회 설립 목적
병원 내에 존재하는 감염질환의 관리 및 예방을 효율적으로 관리하기 위하여 병원장이 적절한 정책 및 대책을 수립하는 데 자문 역할을 함을 목적으로 한다.

제6조 업무
위원회는 다음과 같은 사항을 심의 의결한다.

1. 병원감염의 예방과 치료에 관련된 정책에 관한 사항
2. 병원 내의 전반적인 위생관리에 관한 사항
3. 병원 전염병 및 이에 준하는 질병에 관한 사항
4. 감염균의 색출 및 연구에 관한 사항
5. 무균술 및 소독법의 기술과 감염환자의 격리치료에 관한 사항
6. 직원 및 환자 또는 방문객에 대한 감염예방과 감염관리 및 교육에 관한 사항
7. 기타 병원장이 위임하는 감염질환관리에 관한 사항

제7조 업무지침
00병원의 감염관리에 관한 일반적인 사항은 00병원 감염관리지침에 준한다.

제4장 운영 및 위원의 임기

제8조 운영

1. 위원회는 2개월마다 회의를 개최함을 원칙으로 하며(휴가 및 방학기간 제외) 위원장이 필요하다고 인정할 때에는 임시회의를 소집할 수 있다.
2. 위원회는 필요에 따라 소위원회를 구성할 수 있으며 소위원회에서의 의결사항은 본 위원회에서 인준받아야 한다.

제9조 위원의 임기
위원의 임기는 1년으로 하고 연임할 수 있다.

제10조 의결
위원회는 과반수의 출석으로 성회하고 출석위원의 과반수 찬성으로 의결한다. 단 위임의원은 출석위원으로 간주한다.

부 칙

1. 이 규정에 명시되지 않은 사항은 관례에 따른다.
2. 이 규정의 변경 사항 및 의결 사항은 병원장의 확인을 거쳐 의결되어야 한다.

02 2017 치과병원 인증기준집 (보건복지부, 의료기관평가인증원)

1. 감염관리 체계

▶ 기준

- 치과병원 차원의 감염예방 및 관리를 위한 운영체계가 있다.

▶ 조사목적

- 치과병원의 감염발생 위험을 감소시키기 위하여 감염예방 및 관리를 위해 기획, 통합, 조정, 지원하기 위한 체계를 운영함으로써 지속적인 조직문화의 변화를 지향하여야 한다.

▶ 조사항목

	조사항목	조사방법	구분	조사결과
1	감염예방 및 관리를 위한 위원회를 운영한다.	ST	P	☐ 상 ☐ 중 ☐ 하
2	감염예방 및 관리활동 수행을 위해 적격한 자를 배치한다.	ST	P	☐ 상 ☐ 중 ☐ 하
3	감염예방 및 관리활동 계획을 수립한다.	DR	S	☐ 상 ☐ 중 ☐ 하
4	계획에 따라 감염예방 관리활동을 수행한다.	ST	P	☐ 상 ☐ 중 ☐ 하

▶ 기준의 이해

등급분류	정규
평가대상	공통

1) 치과병원 차원의 감염예방 및 관리를 위한 위원회를 운영한다.

※ 위원회는 기능이 다르더라도 통합하여 운영 가능.
예를 들면 질향상과 환자안전 활동을 위한 위원회와 통합 운영

- 위원회 구성
- 위원회 역할
  - 의료관련 감염관리에 관한 자체 규정의 제정 및 개정에 관한 사항
  - 의료관련 감염에 대한 대책, 연간 감염예방 계획의 수립 및 시행에 관한 사항
  - 감염병 환자, 감염병의사환자 또는 병원체보유자의 처리에 관한 사항
  - 의료관련 감염의 전반적인 위생관리에 관한 사항
  - 직원 감염관리 교육에 대한 사항
  - 그 밖에 의료 관련 감염관리에 관한 중요한 사항 등
- 정기적 위원회 운영 : 연 2회 이상
- 위원회 운영결과 경영진 보고

2) 감염예방 및 관리활동 수행을 위해 적격한자(겸임가능)를 배치한다.

- 실무 수행에 적합한 경력 및 자격
  - 자격 : 감염관리를 위한 교육 및 훈련
    - · 교육 : 외부기관에서 주관하는 교육, 감염 관련 전문 학회에서 주관하는 학술대회, 워크숍, 연수교육 등

3) 치과병원 차원의 연간 감염예방 및 관리활동 계획에는 시행시기와 필요 시 예산, 다음의 내용을 포함하여 수립한다.

- 활동 내용
  - 교육계획 : 연간 감염관리 교육에 관한 사항
  - 감염예방 및 관리활동(예시 : 손위생 모니터링 등)
  - 감염예방 및 관리활동을 위한 치과병원 차원의 지원 (예시 : 손위생 포스터 제작, 캠페인 등)
- 위원회의 검토, 승인 및 경영진 보고

4) 계획에 따라 치과병원 내 감염예방 및 관리활동을 수행한다.

2. 수관 및 표면관리

▶ 기준

- 치과진료 관련 감염발생의 위험을 예방하기 위해 수관 및 표면관리 활동을 수행한다.

▶ 조사목적

- 치과 진료용 의자(unit chair)에 연결되어 있는 수관의 감염을 예방하기 위하여 수관관리 규정을 마련하고, 수관 및 수질을 적절하게 관리하여야 한다. 또한, 진료과정에서 타액이나 혈액 등에 의해 감염위험이 있는 표면의 감염을 예방하기 위하여 표면관리 규정을 마련하고, 표면관리를 수행하여야 한다.

▶ 조사항목

	조사항목	조사방법	구분	조사결과
1	수관관리 및 표면관리를 위한 규정이 있다.	DR	S	☐ 상 ☐ 중 ☐ 하
2	수관관리를 한다.	ST	P	☐ 상 ☐ 중 ☐ 하
3	표면관리를 한다.	ST	P	☐ 상 ☐ 중 ☐ 하

▶ 기준의 이해

등급분류	정규
평가대상	공통

1) 수관관리 및 표면관리 규정에는 다음의 내용을 포함한다.
   - 치과 진료용 의자(unit chair)에 연결된 수관 관리
     - 수관 물 빼기
     - 수관소독 : 시기, 소독제 종류, 방법 등
     - 수관미생물 검사 : 주기, 방법, 이상 시 조치(예시 : 수관소독 등) 등
   - 표면관리
     - 표면 덮기 : 적용대상, 덮개의 종류, 방법
     - 표면 세척 및 소독 : 적용대상, 소독제의 종류, 표면세척 및 소독 방법 등
2) 규정에 따라 수관의 감염을 예방하기 위하여 수관관리를 수행한다.
3) 규정에 따라 표면의 감염을 예방하기 위하여 표면관리를 수행한다.

3. 기구 감염관리

▶ 기준

- 의료기구의 세척, 소독, 멸균과정 및 오염세탁물을 적절히 관리한다.

▶ 조사목적

- 치과병원은 의료기구의 적절한 세척, 소독, 멸균 및 오염세탁물 관리를 통해 의료관련 감염발생 위험을 최소화하기 위해 노력하여야 한다.

▶ 조사항목

	조사항목	조사방법	구분	조사결과
1	기구의 세척, 소독, 멸균 및 오염세탁물 관리에 대한 감염관리 규정이 있다.	DR	S	□ 상 □ 중 □ 하
2	[시범]사용한 기구는 안전하게 수거한다.	ST	P	□ 상 □ 중 □ 하
3	사용한 기구의 세척, 소독 및 멸균을 수행한다.	ST	P	□ 상 □ 중 □ 하
4	멸균기를 정기적으로 관리한다.	ST	P	□ 상 □ 중 □ 하
5	소독 및 멸균물품을 관리한다.	ST	P	□ 상 □ 중 □ 하
6	직원은 세척, 소독 및 멸균 시 보호구를 착용한다.	ST	P	□ 상 □ 중 □ 하
7	오염세탁물을 적절하게 관리한다.	ST	P	□ 상 □ 중 □ 하

▶ 기준의 이해

등급분류	정규
	ME 2 : 시범
평가대상	공통

1) 기구의 세척, 소독, 멸균 및 오염세탁물 관리에 대한 감염관리 규정에는 다음의 내용을 포함한다.
   - 사용 후 기구 수거방법
     - 수거 및 운반 시 청결 또는 멸균 물품과 별도 분리
     - 오염기구 전용용기와 멸균기구 전용용기 구분 사용
     - 기구 사용 후 도포 또는 오염기구 전용용기 등을 이용하여 운반

- 기구세척, 소독 및 멸균
  - 직원의 보호구 착용(예시 : 방수가운, 마스크, 장갑, 보안경 등)
  - 세척, 소독 및 멸균 구분
    - · 세척 : 장소, 방법
    - · 소독 : 소독제 종류 및 선택, 희석농도, 희석액 교환
    - · 멸균 : 고압증기멸균, Ethylene Oxide gas(EO gas) 멸균 등
- 멸균기 관리
  - 멸균기 관리를 위한 효과측정 방법 및 주기 : 기계적/물리적 확인(Mechanical Indicator, MI), 화학적 표지자(Chemical Indicator, CI), 생물학적 표지자(Biological Indicator, BI)
  - 효과측정 판정결과에 따른 관리
  - 일상점검(예시 : 멸균기 챔버 내 배수거름망(Chamber Drain Strainer)의 이물질 유무 확인 등), 정기점검 시행(관련기준 : 11.2.4 의료기기 안전관리)
- 멸균물품 관리 : 중앙공급실, 중앙공급실 이외
  - 중앙공급실
    - · 소독물품 보관실(중앙)의 습도 및 온도관리 : 상내습도 70%미만, 온도 24℃이하 유지
    - · 멸균물품 포장외부에 멸균 표시, 유효기간 표시 및 관리
    - · 선입선출 관리
    - · 오염된 물품을 반납하는 창구와 멸균 및 소독이 완료된 물품의 불출창구 구분
    - · 외부인 출입통제

※ 권고사항

· 양압을 유지하여 오염된 외부공기가 유입되지 않도록 관리

· 멸균물품 보관 카트(장) 관리: 바닥에서 20~25cm, 벽에서 5cm, 천정에서 45cm 떨어져서 보관

  - 중앙공급실 이외 장소
    - · 개방되지 않은 장소에 멸균물품과 멸균되지 않은 물품 분리 보관
    - · 멸균물품 포장외부에 멸균 표시, 유효기간 표시 및 관리
    - · 선입선출 관리

※ 참고 : 의료기관세탁물 관리규칙

- 오염세탁물 정의 :
  법정감염병 환자가 사용(착용)한 세탁물, 병원균의 오염이 우려되는 세탁물, 환자의 체액 및 분비물에 오염이 되었거나 오염의 우려가 있는 세탁물 등
- 오염세탁물 수집 용기 :
  뚜껑이 달린 용기를 사용, 젖은 세탁물의 경우 새지 않는 수집용기 사용, 오염세탁물과 기타세탁물의 분리보관 및 표식
- 세탁물 운반 : 오염세탁물은 밀봉한 후 기타세탁물과 구분하여 이동

2) 규정에 따라 사용한 기구는 안전하게 수거한다.
3) 규정에 따라 사용한 의료기구의 세척, 소독 및 멸균을 수행한다.
4) 규정에 따라 멸균기를 관리한다.
5) 규정에 따라 소독 및 멸균물품을 관리한다.
6) 규정에 따라 직원은 세척, 소독 및 멸균 시 보호구를 착용한다.
7) 규정에 따라 오염세탁물을 적절하게 관리한다.

4. 부서 감염관리-1

▶ 기준

- 수술장 감염관리 활동을 수행한다.

▶ 조사목적

- 의료관련 감염발생의 위험을 예방하기 위해 적절한 수술장 감염관리활동을 수행한다.

▶ 조사항목

	조사항목	조사방법	구분	조사결과
1	[입원]수술장 감염관리 규정이 있다.	DR	S	□ 상 □ 중 □ 하 □ 미해당
2	[입원]수술기구의 멸균과 소독을 수행하고 관리한다.	ST	P	□ 상 □ 중 □ 하 □ 미해당
3	[입원]수술장의 환경을 관리한다.	ST	P	□ 상 □ 중 □ 하 □ 미해당
4	[입원]수술장 인력의 복장 및 보호구 착용을 관리한다.	ST	P	□ 상 □ 중 □ 하 □ 미해당

▶ 기준의 이해

등급분류	정규
평가대상	입원

※ 외래만 운영하는 치과병원 : ME 1 ~ 4 미해당

1) 수술장 감염관리 규정에는 다음의 내용을 포함한다.
- 수술 전 손위생(관련기준 : 1.1.5 손위생 수행)
- 수술기구의 멸균 및 소독 관리
  - 기구의 세척 및 보호구 착용
  - 수술장 내 멸균시설이 있는 경우, 멸균기 관리
  - 수술기구에 대한 멸균과 소독
  - 멸균/소독된 수술기구의 보관

- 수술장 환경관리
  - 수술장의 제한구역 구분
    - · 제한구역 : 수술실, 스크럽(Scrub) 지역, 소독물품 보관실, 마취준비실, 수술준비실 등
    - · 제한구역 제외 장소 : 직원휴게실, 마취과 의사실, 의국 등
  - 수술장 공기정화설비
  - 수술진행 중 출입문 닫힘
  - 수술 중임을 알리는 표식
  - 수술장 청소 등
- 수술장 인력의 복장 및 보호구 착용
  (예시 : 수술복, 마스크, 모자, 눈보호구, 안면보호구 등)

2) 규정에 따라 수술기구의 멸균 및 소독을 수행하고 관리한다.
3) 규정에 따라 수술장 환경을 관리한다.
4) 규정에 따라 수술장 인력의 복장 및 보호구 착용을 관리한다.

4. 부서 감염관리-2

▶ 기준

- 적절한 조리장 관리를 통해 의료관련 감염발생의 위험을 감소시키기 위해 노력한다.

▶ 조사목적

- 치과병원은 적절한 식재료, 식기, 조리기구, 냉장고, 환경관리를 통해 의료관련 감염 발생의 위험을 감소시키기 위해 노력하여야 한다.

▶ 조사항목

	조사항목	조사방법	구분	조사결과
1	[입원]조리장의 감염관리 규정이 있다.	DR	S	☐ 상 ☐ 중 ☐ 하 ☐ 미해당
2	[입원]식재료를 관리한다.	ST	P	☐ 상 ☐ 중 ☐ 하 ☐ 미해당
3	[입원]조리장 기구, 장비 및 환경을 관리한다.	ST	P	☐ 상 ☐ 중 ☐ 하 ☐ 미해당

▶ 기준의 이해

등급분류	정규
평가대상	입원

※ 외래만 운영하는 치과병원 : ME 1 ~ 3 미해당

※ 평가대상 : 환자의 식사를 제공하는 치과병원의 조리장

1) 조리장의 감염관리 규정에는 다음의 내용을 포함한다.

- 식재료 관리
  - 식재료 검수 : 검수일지 작성, 제품 상태 유지 여부
  - 식재료 보관 : 종류별 분리 보관, 보관 일자 및 내용표시, 선입선출 관리, 보관 장소의 환경관리
  - 경관유동식 관리 : 제조사의 지침을 참고
  - 음용수 관리

- 조리장 기구 및 장비 관리
  - 식기 및 조리 기구 관리 : 식재료별 분리 사용, 소독, 보관 등
  - 배식차 관리
  - 식기세척기 관리
  - 냉장고, 냉동고 관리 : 온도 관리, 식재료 종류별 분리보관, 청소 등
- 조리장 환경 관리
  - 청소
  - 구획 구분
    - · 오염구역 : 검수구역, 전처리구역, 식기세척구역
    - · 위생구역 : 조리구역, 상차림구역
  - 음식물 쓰레기
  - 구충, 구서

2) 규정에 따라 식재료를 관리한다.

3) 규정에 따라 조리장 기구, 및 장비 환경을 관리한다.

치과임상을 위한 **감염관리학** 3판

인 쇄 일 2020년 8월 27일
발 행 일 2020년 9월 05일
저 자 권정림 외 13인
발 행 인 봉 기 철
ISBN No 978-89-97113-68-2 93510
출판등록번호 제 9-146호
발 행 처 도서출판 웰
서울 강북구 삼양로 118길 22 1층
TEL (02) 907-2872
FAX (02) 907-2873
www.wellpub.net

정가 : 38,000원